# 中国控烟

主　编　杨功焕

U0218726

中国协和医科大学出版社

**图书在版编目（CIP）数据**

中国控烟／杨功焕主编．—北京：中国协和医科大学出版社，2018.5
ISBN 978－7－5679－1067－6

Ⅰ．①中…　Ⅱ．①杨…　Ⅲ．①戒烟－中国　Ⅳ．①R163

中国版本图书馆 CIP 数据核字（2018）第 086411 号

### 中国控烟

主　　编：杨功焕
责任编辑：顾良军　雷　南

出版发行：中国协和医科大学出版社
（北京东单三条九号　邮编 100730　电话 65260431）
网　　址：www.pumcp.com
经　　销：新华书店总店北京发行所
印　　刷：中煤（北京）印务有限公司

开　　本：787×1092　1/16 开
印　　张：23.75
字　　数：370 千字
版　　次：2018 年 5 月第 1 版
印　　次：2018 年 5 月第 1 次印刷
定　　价：150.00 元

ISBN 978－7－5679－1067－6

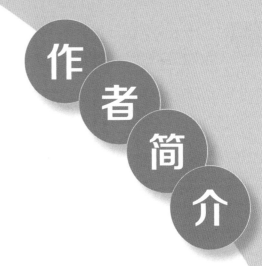

作者简介

（排名按本书章节顺序）

杨功焕　公共卫生和慢性病流行病学资深专家。中国协和医科大学基础医学研究院特聘教授和全球控烟研究所中国分中心主任。杨功焕教授组织了1996、2002和2010年全国烟草使用流行病学调查及通过队列观察，评估烟草使用对中国人群的健康危害。参加烟草控制框架公约谈判，组织实施多个烟草控制项目，评估中国烟草控制绩效，推动无烟立法，反击烟草业干预，促进中国的烟草控制。2006年获世界卫生组织烟草控制杰出贡献奖。e-mail：yangghuan@vip.sina.com

王春晖　资深媒体人，现任"食通社"（FoodThink）内容统筹，倡导环境友好型、社区友好型的可持续农业理念。2014～2015年在英国伦敦国王学院社会科学与公共政策学院攻读公共政策专业，获得公共政策硕士学位。论文方向是研究中国控烟政策制定过程中的央地关系及动态。王春晖在中国有超过10年的新闻媒体经验，曾经在新京报、搜狐网、财新网等媒体担任记者和编辑。并在无烟草青少年行动中国办公室担任媒体顾问及项目协调官员6年。Email：chunhui@foodthink.cn

杨　杰　医学博士/研究员，硕士研究生导师。现就职于中国疾病预防控制中心控烟办公室。长期从事控烟政策的推广和研究工作，组织推动多个城市的控烟立法和执法工作，为城市控烟立法做出了积极的贡献。参与了世界卫生组织《烟草控制框架公约》有关条款议定书和实施准则的制定工作。中国履约报告和年度控烟报告的主要组织者和编写者。并主编《国外无烟环境法律法规汇编》和《中国城市控烟执法工作调研报告》等著作。E-mail：bjyangjie@163.com

　　黄金荣　现为中国社会科学院法学研究所副研究员。2004年获中国社会科学院研究生院法学博士学位；2004年 - 2007年曾在中国社会科学院社会学所做博士后研究。主要研究方向为法理学、人权理论和公益诉讼。主要著作包括《司法保障人权的限度——经济和社会权利的可诉性问题研究》（独著，2009年）、《〈经济、社会、文化权利国际公约〉国内实施读本》（主编，2011年）、《天下的法——公益法的实践理性与社会正义》（合著，2012年）；译作主要包括《司法能动主义》（2004年）和《人权与中国思想》（合译，2012年）。其曾在北京市东方公益法律援助律师事务所担任兼职公益律师（2005～2012年），2009年开始参与烟草控制的研究和实践工作，具有多年从事控烟公益诉讼经验。E-mail：huangjr127@sina.com

　　万　霞　博士，研究员，就职于中国医学科学院基础医学研究所 / 北京协和医学院基础学院流行病与卫生统计学系。2014年 - 2016年美国华盛顿大学健康测量评估研究所访问学者。主要研究方向为疾病负担及烟草控制。在烟草控制方面，主要从事烟草流行，尤其是女性流动人群的吸烟问题，控制政策执行绩效评估指标和工具包发展。2013年被美国约翰霍普金斯布隆伯格公共卫生学院评为"全球烟草控制杰出校友奖"。Email：wanxiasnake@163.com。

　　夏志森　美国疾病预防控制中心人口健康所的高级统计师。他的主要研究兴趣是与慢性疾病相关的监测方法及将生物统计方法应用于医学研究。他在过去的25年里设计了许多复杂抽样调查，并参加设计2010年全球成人烟草调查，并为中国调查部分提供主要技术支持。Email：zxx1@cdc.gov

　　甘　泉　加州大学伯克利分校公共卫生学院的环境健康科学博士以及南开大学环境科学理科学士。现任国际防痨和肺部疾病联合会（以下简称联合会）的控烟部主任，负责在烟草危害负担最重的20多个国家实施联合会的烟草控制项目。甘泉于2009年加入联合会，担任控烟技术顾问。2014年至2016年期间担任联合会中国办公室主任。从事烟草控制领域的工作超过十年，在政策宣传、项目管理和研究方面有着丰富的经验。E-mail：qgan@theunion.org

　　郭寒冰　国际防痨和肺部疾病联合会中国办公室项目官员，主要负责烟草控制研究及政策倡导。研究内容包括中国电子烟行业调查。同时也为支持国家公共场所无烟立法搜集证据，并曾协助设计及开展研究为上海市无烟立法提供佐证。E-mail：hguo@theunion.org

吴宜群　研究员，博士生导师。原中国预防医学科学院副院长，新探健康发展研究中心常务副主任。近十多年来积极投入烟草控制工作，宣传世界卫生组织《烟草控制框架公约》，开展媒体培训，举办多期控烟热点研讨会，组织专家对我国控烟工作提出积极建议，倡导健康生活方式，推动政府制定控烟政策，促进履约。2010年获世界卫生组织控烟突出贡献奖。E-mail：wuyq1946@sina.com

郑频频　复旦大学公共卫生学院教授，复旦大学健康传播研究所控烟研究中心负责人。主持多项由国家自然科学基金、世界卫生组织、美国国立卫生研究院、布隆伯格全球控烟项目基金资助的控烟项目，研究内容涉及无烟环境、戒烟干预、烟草广告监测、烟草业追踪以及控烟健康传播等多个方面。参加多部国家级教材控烟相关篇目的编写。在国内外期刊发表控烟相关文章近百篇。E-mail：zpinpin@shmu.edu.cn

肖琳　博士，研究员，就职于中国疾病预防控制中心控烟办公室。现任中国控制吸烟协会理事，专家委员会委员，中华预防医学会慢病分会青年委员会常务委员。组织开展全球青少年烟草调查中国项目、全球成人烟草调查中国项目、中美无烟企业项目、中国青少年烟草广告研究等多项工作。作为技术专家，参加了全国公共场所控制吸烟条例（送审稿）的起草和论证、参加了广告法修订专家论证会、参加《中国履行世界卫生组织烟草控制框架公约国家报告》、《中国控烟与未来》、《中国控制吸烟报告》等多项重要控烟报告的撰写工作。此外，作为中国代表团成员多次参加世界卫生组织烟草控制框架公约相关会议。E-mail：xiaolin201304@126.com

王帆　复旦大学公共卫生学院讲师，复旦大学健康传播研究所所长助理、秘书长，研究领域为医患沟通、健康传播、新媒体健康动员、控烟等，主持国家社科基金项目、国际合作项目等多项课题，多篇成果发表在SCI期刊及媒体杂志上，近年来，他尝试将互动心理剧应用于中国青少年心理健康促进实践中，取得

了可喜的成果。E-mail：wangfan512@126.com

郑　榕　对外经济贸易大学教授，世界卫生组织烟草控制与经济政策合作中心主任，世界银行卫生与税收政策顾问。研究领域包括与健康和公共卫生相关的财税政策，尤其是烟草税、酒税和糖税等；烟草经济与烟草行业分析，财税理论与政策。她积极投身于提高烟草税的全球行动，参与了包括中国与多个发展中国家提高烟草税的研究与政策推动工作。E-mail：rosezheng@uibe.edu.cn

## 对控烟的立场和态度，反映我们的发展是否真正为了人民的利益

韩启德

北京大学医学院教授，中华医学会名誉主席

　　大约 6 年多前，我为杨功焕教授和胡鞍钢教授主编的《控烟与中国未来，中外专家对中国烟草使用和烟草控制的评估报告》（以下简称报告）一书作序，推动中国的烟草控制。当年《报告》建议，"国家公务人员要带头禁止吸烟，起到示范作用"，已在 2013 年 12 月，由中共中央办公厅和国务院办公厅联合通知中实现了。通知要求领导干部带头在公共场所禁烟。该通知还要求领导干部带头遵守现有的控烟条例，提高对吸烟危害和公共场所禁烟重要意义的认识，并在各级党政机关公务活动中禁止吸烟和提供烟草制品。2015 年 5 月，中国财政部宣布提高烟草税，2015 年 9 月 1 日起生效的国家《广告法》修订版，对烟草广告加以更严格的限制。这一切都表明，今天，比起 2011 年，中国的烟草控制有了一定的进展；但是和国际上多数国家相比，中国的控烟是落后的，和烟草流行的现状相比，中国在控烟方面的努力也是远远不够的。

　　杨功焕教授主编的《中国控烟》一书，回顾了中国过去 30 年的控烟历史，描述了中国控烟成功和失败的案例，更重要的是，从中国经济发展进入新常态，提出如何从持续发展的角度来理解烟草控制，以及如何从制度建设的角度，遏制中国烟草业对控烟的阻碍。本书对影响中国控烟的四个主要因素和八点建议非常

有启发性，值得我们大家深入思考。

我认为，转变经济发展方式，一定要坚持把保障和改善民生作为根本出发点和落脚点，对控烟的立场和态度，反映出我们的发展是否真正为了人民的利益。感谢杨功焕教授为首的专家们对烟草控制的执着，完成了这样一部学术力作。中国控烟的历史是值得记录的，这是我们中国公共卫生史的重要组成部分。

## 控烟有益于建设一个健康和富强的中国

Dr Judith Mackay 博士、教授
亚洲反吸烟咨询有限公司主管
"卫健策略"资深顾问
世界卫生组织资深政策顾问

记录中国的控烟历史和现状是一项十分必要且重要的任务。世界上每燃烧三支卷烟，就有一支在中国。要想成功控制全球烟草的流行，减少中国吸烟者的数量是关键。

中国，作为世界上最大的烟草生产国和消费国，开展烟草控制已有很长的历史了。最早可以追溯到 20 世纪 80 年代，在中国开展的首次全国吸烟流行病学调查，以及在天津召开的控烟大会。随后，有数篇关于烟草流行和烟草控制的研究文章发表，开始部分限制公共场所吸烟和烟草广告，开展公众教育活动，并批准了世界卫生组织《烟草控制框架公约》，但控烟的进展依然缓慢。正如本书指出的，国有烟草企业依然是烟草控制的主要障碍。其他障碍还包括烟草产业对中国经济重要性的错误认识。中国的研究明确显示，如果农民种植其他作物，他们的收入将远远高于种植烟草。烟草使用导致的其他重大经济损害包括，吸烟带来的火灾损失，每天必须清理的大量垃圾，占用产粮耕地，以及对吸烟者及其家庭成员的经济影响，包括购买卷烟的成本减少了用于家庭食物、健康和教育的支出；患重大疾病、不能工作甚至早死带来的经济损失；以及二手烟对吸烟者家人和同

事的健康及经济影响。

近年来，烟草控制工作逐渐提速。中共中央党校，共产党的意识形态智库，曾于 2013 年发表了有关烟草控制的专著。紧接着有一系列的控烟行动：中共中央、国务院办公厅发出通知，要求领导干部带头在公共场所禁烟；教育部和人民解放军也相应支持烟草控制，健康城市标准中也涉及烟草控制相关规定；国家广告法和慈善法中也禁止了绝大多数的烟草广告、促销和赞助；北京、上海和深圳等城市也立法严格禁止了室内公共场所和工作场所，以及公共交通工具禁止吸烟，并通过轰轰烈烈的公共教育促进法规的执行；提高烟草税；以及正在推动国家无烟法规的制定（虽然这个法规在国务院已搁置很久了）。

中国必须在新近发展的基础之上，认可经济学研究证据所证实的烟草对中国经济的危害；实施强有力的全面控烟立法；通过增加税收提高卷烟的价格，以及最具挑战性的一点，废除国有烟草垄断企业在烟草控制方面的权力和影响。

祝贺杨功焕教授以及各章的作者编写了如此详细的中国控烟史。让我们共同希望，它能够起到唤醒的作用，促进实施更有力的烟草控制政策。健康和经济学知识已经摆在眼前，而本书则吹响了行动的号角。

# 《中国控烟》将为终结中国烟草流行贡献力量

Jonathan M. Samet 教授

美国科罗拉多大学公共卫生学院院长

初识杨功焕教授是在 1995 年，我第一次访问中国，深刻知道中国吸烟群体的庞大，虽然很早就参与美国的烟草控制，但我在美国以外发生的事情却所知有限。那次访问是应约翰·霍普金斯大学的一位同事 Carl Taylor 博士的邀请，Carl Taylor 博士是全球卫生领域的一位巨人，20 世纪 80 年代曾担任联合国儿童基金会（UNICEF）的中国代表。他的好几位中国朋友和同事，包括时任卫生部长的陈敏章教授，发起组建了中国吸烟与健康协会（如今改名为中国控制吸烟协会）。中国当时正准备举办 1997 年世界吸烟或健康大会，陈敏章部长和中国吸烟与健康协会在筹备此次大会，希望动员和展示中国的控烟运动；同时上一次吸烟流行病学调查是在 1984 年，希望这次大会能够报告中国人群烟草使用流行现状。杨功焕教授负责领导这次调查工作，但手上的资源却极为有限。

20 世纪 90 年代，美国在烟草控制方面已有长足的进步，而中国烟草使用的流行依然十分严重，与 20 世纪 50 年代的美国相似，全国范围内的控烟工作尚未开始。我第一次到中国时，虽然女性吸烟者很少，但绝大部分男性都吸烟；没有人关注吸烟对室内空气的影响，也无室内清洁空气相关法律；卷烟在社会生活中被赋予了正面的角色，甚至当做礼物送给客人。当我第一次访问中国预防医学科学院时，中国预防医学科学院副院长初次见面就给我递上一支烟时，我感到无比震惊。

这次到访，杨功焕教授和我形成了稳固的合作关系，根基便是我们对控烟的执着和热情，并且共同期望通过我们的努力，减少中国的烟草消费。Judith Mackay 和 Richard Peto 都已经反复强调了中国肆虐的吸烟热潮导致的风险，呼吁中国政府采取措施，避免吸烟所致的肿瘤和其他疾病对中国人民带来的健康危害。从 1995 年开始至今，二十多年来，功焕教授以及北京协和医学院、中国疾病预防控制中心的同事，与我和约翰·霍普金斯大学布隆博格公共卫生学院同事不断深化合作，完成了对吸烟和被动吸烟的人群流行病学调查，评估了中国吸烟者的血、尿和唾液中可替宁（尼古丁生物标记物）浓度，测定了室内空气所含尼古丁浓度，开展了人群水平的烟草控制干预。我们共同获得了美国国立卫生研究院 Fogarty 国际中心、布隆博格慈善基金和其他资助方的资助。

杨功焕教授不懈地寻找机会，通过研究发现影响政策的途径。之前我们认为只要充分了解中国的吸烟模式和烟草使用对健康的危害，就有充分理由开展全国性的行动。2000 年在北京举行了一次中外专家联席会议，讨论中国预防医学科学院、中国吸烟与健康协会、卫生部和世界卫生组织合作制订的中国控烟行动计划。然而计划虽然合理，却并未付诸行动。

《中国控烟》一书解释了为什么该控烟行动计划，以及中国批准世界卫生组织《烟草控制框架公约》后，依然未付诸行动的原因。书中阐述了中国烟草控制的复杂性，太多时候并不遵从必须开展控烟行动的科学证据。政府化身为国家烟草专卖局，本身就代表了烟草行业，依然通过烟草产品销售创造相当大的收入。国家专卖局成为控烟领导小组的一员，便是烟草控制的根本障碍，也是制定全国性政策时必须考虑的方面。当然，烟草控制的进展也是有的，中国很早就签署和缔结了世界卫生组织《烟草控制框架公约》。中国正在逐步履行对《公约》的义务。相比于 1995 年，全国范围内就只有杨教授等几名人员从事烟草控制工作，控烟队伍已经大幅扩充了。男性吸烟率已经从 65% 左右下降至 50%，女性吸烟率并未增加。北京和上海等城市已经做到无烟，人们对室内公共场所禁烟法律的遵守较前有所进步，不像过去吸烟者多不配合。

展望未来，前面的路还很长，多数烟草控制措施依然没有有效执行，关键原因依然是国家烟草专卖局／中国烟草总公司是一家全国性的垄断企业，且掌控了烟草控制的部分权力，而政府依然把烟草企业看作经济增长的重要产业。《中国控烟》讨论了继续推进中国烟草控制的关键问题。在描述烟草流行程度及其后果时，它肯定了积极推行烟草控制的必要性。在《烟草控制框架公约》的基础上，本书绘制了应当遵循的行动蓝图。本书应该全面推广，它所面向的不仅仅是烟草控制和公共卫生领域，政府部门的决策者也应当阅读，他们需要了解获得利润的代价背后，是大量卫生费用的支出和多个家庭的因病致贫，对社会带来的巨大负担。

回首过去，与杨教授合作最大的成果之一便是美国国立卫生研究院 Fogarty 国际中心和布隆博格慈善组织先后资助的控烟队伍建设。看到我们培养的人出现在本书的作者名单中，我倍感欣慰。祝贺杨功焕教授长期带领的中国控烟界能够长足发展、硕果累累。未来的路还很长，而《中国控烟》在将来会是极为珍贵的资源，为继续推动中国烟草流行的终结贡献力量。

## 当前中国控烟最重要的是阻断支持烟草业的干扰

Lincoln C. Chen，医学博士
美国中华医学会主席

2006 年 1 月，中国批准的世界卫生组织《烟草控制框架公约》在中国正式生效时，人们终于可以憧憬一个无烟世界的到来。

毕竟中国有 13 亿人口，是全世界最大的烟草生产国和消费国，每年生产卷烟 25000 亿支，占全球总产量的 40%。中国 50% 以上的成年男性都是吸烟者，吸烟者数量超过 3 亿，还有 7.4 亿非吸烟者暴露于二手烟烟草烟雾。在中国，烟草可以说是慢性非传染性疾病巨大负担的罪魁祸首。据估计，烟草引起的过早死亡已逾百万，预计 2030 年将达到 200 万，2050 年达到 300 万。

在本书中，杨功焕教授及其同事使用确凿的科学证据，讲述了中国的烟草流行及其危害。以公共卫生专家的责任和热情所驱使，作者们也讲述了中国的烟草控制运动如何奋力保护和推进中国人民的健康。通过 14 个章节，他们全面回顾了当代中国的烟草控制证据，说明中国的烟草控制必须战胜很多，有些甚至非常强大的利益集团。中国控烟欠缺的不是认识，不是科学证据，而是支持烟草控制的政治意愿。本书作者从政治体制、经济和文化等方面，分析了影响中国控烟运动进展缓慢的"深层原因"。

与所有国家一样，支持烟草的利益集团会针对烟草控制进行反攻。在中国，烟草是一个盈利的政府垄断行业。2015 年，烟草行业为中央政府贡献了 11 000

亿元，占财政收入的 6.5%。在每一个关键环节，相关的一些政府部门不同程度站在烟草业一边，反对多种控烟法规的执行，包括防止二手烟、帮助戒烟、烟盒包装警示、烟草制品管制法规、全面禁止广告、推广和赞助，以及提高烟草税。这就是为什么《烟草控制框架公约》缔结后的前 5 年没有多少进展的原因。据估计，在世界卫生组织《烟草控制框架公约》的实施上，中国尚处于后 20% 的水平。2015 年之后，制定了一些积极的政策，包括烟草加税，禁止烟草广告、促销和赞助，以及拓展无烟公共场所方面。

为了进一步促进烟草控制，该书作者对烟草控制提出了系列建议，重中之重是国家领导人的政治意愿和控烟决心。2016 年习主席在第九届全球健康促进大会上号召"将健康融入所有政策"，随后中共中央委员会和国务院便拓展了无烟公共场所，这便是一个很好的开端。中国必须从"有害健康的经济"过渡到"有益健康的经济"。中国应当严格履行世界卫生组织《烟草控制框架公约》。虽然可以看到一些进步，但差距依然很大。当务之急是禁止所有室内公共和工作场所吸烟法规的出台，公布 2016～2020 年的全国控烟计划，加强公众教育；培训医生和医务人员，并定期监测和评价进展。

最重要的是削弱支持烟草业的利益集团，其中包括政府和企业的联合体，即国家烟草专卖局 / 中国中烟公司。很多时候，履行世界卫生组织《烟草控制框架公约》是卫生部门与烟草行业之间的博弈。国家部际间烟草控制指导委员会应当调整其成员，让国家烟草专卖局出局，弱化反对烟草控制的力量。要赢得这场控烟战争，则必须掌握政治和经济两方面的控烟资源。社会各界必须联合起来，尤其重要的是新闻界 / 媒体、民间社会组织，以及世界卫生组织和慈善机构的国际支援。

无论是在中国还是全球范围内，如果你对烟草控制感兴趣，则《中国控烟》是你不容错过的好书。中国的控烟史的确是全球控烟工作的核心。本书的主编是中国公共卫生界的一位领军人物，已投身烟草控制 25 年。她和另外十几名作者讲述了一个令人信服的中国烟草流行和烟草控制的故事，这些作者也都是来自中国机构的中国专家和学者，他们的行动值得我们喝彩。

## 关于控烟的感言

陈四益
新华社高级编辑,《瞭望新闻周刊》原副总编

杨功焕教授主编的《中国控烟》一书出版了。

这部著作,对中国过去 30 年的烟草控制工作,尤其是 2005 年世界卫生组织《烟草控制框架公约》生效后,作为早期批准公约的国家之一的中国,履行公约实施控烟的主要措施、难点剖析、效果评估、前景展望,作了全面记述与评析。成败得失,历历在目。

杨功焕教授是中国烟草控制的主要研究者之一,也是中国烟草控制的一位重要的推动者与实践者。从参与《烟草控制框架公约》的制定,到推动中国控烟履约的每一个阶段,她都亲力亲为。参与此书撰写的,也都是在中国研究并实际推动控制烟草使用的公共卫生、法律和媒体专家。因此,由她主编的这部著作,既有深入的理论分析,又有丰富的实践印证,对了解中国烟草控制的进程,对在中国进一步控制烟草使用、保护民众健康,都具有重要的作用。

中国是世界上最大的烟草制品生产国,也是最大的烟草制品消费国。吸烟人数之众,约为 3.15 亿,占了中国 15 岁以上成人中的 27.7%。每年超出 100 万人死于吸烟所致疾病。烟草危害之烈,由此可见。

对于烟草控制工作,书中历历详述,我只是此书的一个读者。功焕教授要我为这部著作写几句感言,大概只是因为我曾经是一个吸烟者,后来又成了一

个成功的戒烟者。有了这两面的经历，对吸烟的危害与戒烟的获益，都有些切实的体会。

现在的风气，一说什么事，便道"自古以来"如何如何，好像越是古老，越是了得。对烟草使用也是如此。不论卖烟的还是吸烟的常把这话挂在嘴上。好像一"自古"，便从来如此，便理所当然。这不禁让我想到鲁迅《狂人日记》中"狂人"的一句问话："从来如此，便对么？"何况，吸烟并非"自古"。中国"自古"是不吸烟的，中华大地也并无烟草生长。大概为了找到"自古"的证据，这些年中国烟草业花了不少钱，请了不少人，寻找中国"自古以来"就有烟草种植、使用的证据。结果立了项，花了钱，还是无功而返。这个"自古梦"，终于不曾做成。其实，"自古"又怎样？烟草种植的发源地应当是美洲大陆，印第安人可能是最早的烟草使用者，但在这"自古"的吸烟之地，控烟也已成潮流，吸烟者日益减少，因为烟草使用的危害，并不因"自古"便稍有"宽容"。奉劝中国烟草业，不要空费财帛，做这种"可怜无补费精神"的傻事了。

烟草是"舶来品"，大约明代中晚期才传入中国，也就是三四百年光景。至于卷烟，更是到了民国初年（20世纪初）才由外输入，开始流行。不料短短一百来年，竟风行全国，使中国成为世界最大的烟草生产国和消费国，吸食烟草带来的危害也全球称冠。这在功焕教授这部著作中，都有详实的证据。大多数中国人，包括高层领导都不了解烟草危害。记得上个世纪50年代，前苏联伏罗希洛夫元帅访华，劝陈毅元帅不要再吸烟，陈毅元帅回答："我抽的是爱国烟"。一时传为美谈。几十年后回头想想，从经济利益考量，外烟与国烟虽有不同，但吸烟的危害却不分产地、国别，都是一样的。只是那时对吸烟的严重危害尚未如今日之明了罢了。陈毅元帅终因与吸烟相关疾病，过早地离开了他所钟爱的国家。哀哉！

我开始吸烟，在60年前。那时还在大学读书，因为什么都要"跃进"，低年级学生也要放"科研卫星"，所以白天上课，晚上就在资料室查找资料，抄录卡片，实在困乏得紧。资料室的老师也每晚奉陪，看到我趴在桌上睡着，便走过来敲敲桌子，唤道："陈四益，干劲不足啊！"见我那副睡相，他掏出卷烟递我一支，说："提提神"。第一支烟仅吸了一口便呛得我涕泪齐下，却也呛得清醒过来。有了第一次，后来遇到有人递烟，就来者不拒，但也只是偶一为之，并未成瘾。吸烟成瘾，是在所谓"三年困难时期"。那时物资紧缺，什么都要凭票、限量。粮、油、布、糖不说，买点心要点心票，买烟自然也要烟票了。那时上海吸烟者一个月可以有一张甲级烟票，三张乙级烟票，六张丙级烟票。甲级为牡丹、上海、凤凰一类；乙级为大前门、青岛、光荣一类；丙级为大联珠、大生产一类。因为数量有限，朋友间相互递烟就少见了。倒是许多偶一为之的吸烟者都领取了烟票，即便自己当时吸烟无多，烟票送人也算一分人情。不久，如我这样偶吸一支的，也因与人互递，不愿"浪费"烟票，成了真正的吸烟者。

吸烟成习，带来的是疾病缠身。不断感冒，咳嗽连连，日渐消瘦，肺疾复发。但一朝成习，戒断甚难，于是往往以"危害未必如此之巨"自欺，亦以此欺人。

我是读文学的，文人中吸烟者众。譬如鲁迅，许多照片或同时代朋友的记述中，都记录了他吸烟的形象。起初觉得他吸烟的姿态颇为潇洒。那时，"灵感"一词的音译是"烟士披里纯"，我们便戏称可以译作"烟是笔里春"，以为一烟在手，文思泉涌。后来也听人说，文章是卷烟"烧"出来的，但我心里明白，只是文思艰涩时才会因无聊点上一支烟，真若"文思泉涌"之际，哪里还有吸烟的闲情！后来细读鲁迅，才知道他深为吸烟所苦：

"我其实无病。自这几天经医生检查了一天星斗，从血液以至小便等等，终于决定是喝酒太多，吸烟太多，睡觉太少之故。"（鲁迅 1925 致许钦文信）

"今天我发见我的手指有点抖，这是吸烟太多了之故，近来我吸到每天三十支了，从此必须减少。"（鲁迅 1926 年致许广平信）

此类记载很多，足见他深知烟害。只是烟草是一种致瘾性物质，一旦成瘾，难以戒断，即便伟大如鲁迅，也不免受其所累。这也是烟草可恶之处。最后导致鲁迅过早死亡的一个重要原因，便是吸烟过多，这是有医生科学判断证据的。中国烟草业至今还以鲁迅等伟大人物吸烟的事例来诱导吸烟，实在是十分无聊也十分残忍的。

　　吸烟的文化人中，觉醒者也多有人在。梁实秋就是一位。他在决心戒烟之后，写道："我吸了几十年烟，最后才改吸不花钱的新鲜空气。如果在公共场所遇到有人口里冒烟，甚或直向我的面前喷射毒雾，我便退避三舍，心里暗自自嘲：'我过去就是这副讨厌的样子！'"真希望有更多这样的自省。

　　我之戒烟，也是因为医生的劝告和疾病缠身。戒断之后，才有了神清气爽之感，而两度复发的肺疾竟也随烟遁去。

　　2003 年世卫组织制定的《烟草控制框架公约》，实在是一个救人性命的《公约》。中国政府决定加入，成为缔约方，是一个救人性命的决定。当然，加入只是起步，履约才是拯救。一方面是数以亿计的吸烟受害者，一方面是一年近万亿的烟草利税，如何权衡，考验着领导者的睿智与良知。烟草使用的成瘾性，决定着控烟将是一个渐进的过程；而烟草使用的严重危害，又决定着控烟不能趑趄不前。功焕教授的著作，对中国控烟的成绩与不足都有客观的评述。这部学术著作，必然会引起学界的重视。我却同时希望这部著作能引起领导人与政府相关部门的共同关注，因为这样一个关系到亿万国人健康与生命的公共卫生问题，单靠学界的研究和呼吁是不行的，真正的推动必须是政府明智的决策与切实有力的措施。

　　佛家有言：救人一命，胜造七级浮屠。控烟所要拯救的，不是一命，而是千百万人之命。如此功德，善莫大焉，人民政府，责无旁贷。

# 前言

2015年10月，我收到了一份来自 Springer 的邀请，邀请我撰写或主编一本有关中国控烟的书。我作为一名中国的公共卫生专家，从事中国的控烟工作超过25年。随着控烟时间的延长，我却越来越迷茫。中国为什么不能像其他国家那样积极控烟？我很愿意借助这个机会，回顾梳理中国的控烟历史，为中国控烟落后寻求到一些答案。因此我非常高兴地接受了 Springer 的邀请。该书命名为"Tobacco Control in China"。作为该书的中文版，命名为《中国控烟》，但这并不是简单的翻译本，是在英文书基础上的再创造。该书中文版由中国协和医科大学出版社出版。

中国控烟是落后的，这是不争的事实。中国不仅是烟草生产第一，消费第一；高居不下的男性吸烟率和3.5亿吸烟者；和多个国家相比，排名第一的二手烟暴露率和7.4亿二手烟的受害者，以及每年高达100万人的吸烟所致死亡；还有我们国家便宜的卷烟、漂亮的烟盒，想戒烟的人得不到帮助，有35%的吸烟者都是戒过烟又复吸的；"烟草院士"、"烟草希望小学"，等等在中国频频发生的国际丑闻；在国际履约会议上，中国代表团内的烟草业界的代表以及恣意反对履约条款的荒唐发言，并多次获得国际非政府组织授予的脏烟灰缸奖。还有以政府名义发布的"履约"规定，竟是烟草业对付《公约》的对策，这种让企业利益绑架国家公权的典型案例在中国控烟领域公开上演。

那么，中国控烟落后是缺乏控烟意识？不是的。早在上世纪80年代，以时任卫生部部长的陈敏章教授为首的中国的公共卫生和医学专家，就开始关注中国的控烟，在上世纪90年代初成立了中国吸烟或健康协会。2005年，中国批准了世界卫生组织《烟草控制框架公约》（以下简称公约），2006年1月8日，《公约》在中国生效。和其他发展中国家相比，中国的烟草控制运动，起步并不晚。是中国缺乏烟草危害健康和经济的证据？也不是，从上世纪80年代中国就开启了烟草对健康危害的研究，从几个国家级的大型的前瞻或病例对照研究（研究结果均发表在著名医学杂志上）的发现都反复证明中国每年有100多万人死于烟草使用，如不采取行动大幅降低吸烟率，这一数字到2030年将增至每年200万人，到 2050 年增至每年 300 万人。烟草使用是慢性病发生和死亡的最重要的危险因素，是最大的公共卫生问题和健康安全问题是得到反复验证的科学结论。中国卫生界对吸烟所致健康危害证据的提供在发展中国家处于领先地位。那么如何来看待中国控烟落后的问题呢？以上的情况提示我们，需要有更广阔的视野来理解中国的控烟。为此，我邀请了中国医学科学院基础医学研究所 / 北京协和医学院基础学院、对外经济贸易大学、复旦大学以及中国社会科学院的学者，中国和美国疾病预防控制中心，国际防痨和肺部疾病联合会、新探健康发展研究中心的专家，原无烟草青少年行动中国办公室媒体顾问共同撰写了《中国控烟》一书。这些专家在控烟某一领域有深入地实践体验，也有一定的理论思考。我们共同讲述了在中国这样一个特定的政治、社会、经济和文化背景国家中，过去 30 年发生的控烟故事。所有这些都包括在本书 14 个章节中。

第一和第二章描述了中国在世界卫生组织《烟草控制框架公约》谈判的态度和立场，以及有关烟草使用对中国人群健康的危害的研究，试图说明"控烟"为什么是一个重要的社会公共话题。第三至第七章讨论了，中国的政治体制和社会是如何接受烟草控制的，社会精英和国际社会如何协同推动中国的烟草控制，以及中国烟草控制的能力建设、公共教育、法律行动和监测评估。本书的第八 - 十三章分别从保护中国免受二手烟危害、支持吸烟者戒烟、烟草制品上的健康警示、烟草制品管理和烟草业的干预，全面禁止烟草广告、促销和赞助，以及烟草税和烟草经济，阐述了这些策略在中国的进展，面临的挑战和未来的行动。本书第十四章总结了这些发现的基础上，提出了影响中国控烟的四点原因和八条建议。

过去 30 年，随着中国经济高速发展，中国烟草业也快速发展，成为卷烟产量占全球产量 40% 以上的全球最大的烟草企业。这样一个强大的烟草企业，加上其独特的政企合一特点，成为中国烟草控制最主要的障碍。本书第三章，总结了国家烟草专卖局 / 中烟公司反对烟草控制的 7 大策略。过去 10 多年中，由于烟草专卖局负责进入了履约协调领导小组，负责履行公约第 9、10 和 11 条，给了他们破坏《公约》履行的机会，导致这几条条款在中国毫无进展。这在本书相应章节有详细的描述。

总的来说，中国的控烟在前五年进展微弱，曾被《控烟与中国未来》评价履约绩效为百分制的 37.3 分，引发社会热议。后续七年，特别是 2015 年后，烟草控制政策中有较为明显的突破，包括 2015 年的烟草加税、修订广告法，"禁止领导干部在公共场所吸烟"的中共中央和国务院的两办通知，覆盖十分之一人口的地方无烟立法，等等。但与中国人群的健康需求相比，与履约的要求相比，中国的控烟履约依然大大落后于世界各国控烟进程，而且最近杭州的无烟条例的倒退，表明控烟如逆水行舟，不进则退。

本书在分析梳理 30 年控烟历史的基础上，尤其是回顾近 10 年中国执行控烟履约系列政策中面临的困难和挑战上，发现政企合一的烟草企业利益集团夺取了中国烟草控制的部分领导权，经济唯上的发展理念，GDP 至上的绩效评估思想，以及政治和财政资源等因素，是制约中国控烟运动正常发展的主要因素，如果中国政府不改变其发展观，像《公约》陈述的那样"优先考虑其保护公众健康"，中国的烟草控制必然会面临巨大的挑战。其中最重要的是烟草企业利益集团的阻碍。在此基础上，本书提出了改进中国控烟现状的八点建议，包括把烟草控制纳入政府绩效评估，重组公约协调机构，定期发布国家控烟行动计划，加快推进《公共场所控制吸烟条例》出台，强化公共教育，图形警示上烟盒；定期监测评估，报告控烟政策执行进展；加强控烟人力资源建设，保障控烟工作经费的持续投入和扩大控烟联盟。根据国家烟草专卖局 / 中烟公司过去 10 多年在履约协调领导小组里的所作所为，根据《公约》5.3 条，国家烟草专卖局 / 中烟公司是不应该再留在履约协调领导小组里了。重组履约协调领导小组是本书提出的 8 条建议中最关键的一条。

所幸的是，2018 年中国人大已经批准了国务院机构改革的方案。根据该方案，工业和信息化部牵头的《烟草控制框架公约》履约工作职责已经划归国家卫生健康委员会，这是一个非常好的契机。殷切希望国家卫生健康委员会利用此良机，重组一个有效率的《烟草控制框架公约》履约工作部际协调领导小组，为有效履约控烟，促进中国人民的健康做出应有的贡献。

最后，本书得以完成，感谢 Springer 出版社的邀请，是你们很有眼光的选择了《中国控烟》这个题目，感谢中国协和医科大学出版社的积极努力，使中文版在快速的时间内推出。更要感谢中华医学基金会（CMB）项目基金的支持，因为这个研究也是我们在推广疾病负担研究结果，促进政策改变的一部分工作。对 CMB 的长期持续的支持表示诚挚的感谢。同时也感谢中国医学科学院医学与健康科技创新工程 (2016-I2M-3-001) 基金的支持。

杨功焕

2018 年 4 月 15 日

# 目录

## 第七章　监测中国烟草使用及烟草控制政策的执行

## 第八章　保护中国免受烟草烟雾危害

## 第九章　支持吸烟者戒烟

## 第十章　烟草制品监管与烟草业干扰

## 第十四章  结论与建议

# 第一章

# 引言：中国和世界卫生组织《烟草控制框架公约》

杨功焕

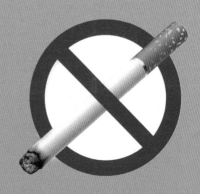

## 摘要

这章作为全书引言，介绍国际社会对烟草大流行的应对，以便从国际视角来理解中国的烟草控制。烟草流行是一个全球性的问题，必须在全球水平上来解决；传统的公共卫生策略已无法解决，全球烟草流行的问题；而要利用国际法，从法律层面上解决问题。世界卫生组织《烟草控制框架公约》就是在全球化浪潮下，应对烟草流行的重要武器。中国在公约谈判中的态度和行为，显示中国积极参加公约谈判的主要目的更多是追求国际社会的认同，而不是关注公众健康和安全。这预示该国际公约在中国执行时会遭遇巨大挑战。对过去 10 年世界各国履行公约的巨大进展的简述，作为一面镜子，映照出后续章节中描述的中国烟草控制现状。

关键词：WHO《烟草控制框架公约》、全球化、履约、中国

## 一、烟草使用：全球严重的公共卫生问题

1951，Richard Doll 和 Bradford Hill 启动了英国医生吸烟和健康的队列研究。研究证明，轻度吸烟者比不吸烟者患肺癌的可能性高出 7 倍，而"中度"吸烟者的风险则高出 24 倍。[1]20 世纪 50 年代末和 60 年代初，美国和英国政府组织的专家委员会正式审查和评估了这些大量上升的吸烟对健康影响的证据。1962 年英国皇家医师学会的评估报告明确，吸烟是导致肺癌和支气管炎的病因，也是导致冠心病的一个重要因素。[2]1981 年，Takeshi Hirayama 教授发表了有关 91 540 名配偶吸烟的不吸烟的日本妇女的健康状况的前瞻性队列研究。对非吸烟妻子的死亡情况，包括肺癌死亡率进行了 14 年的队列追踪。肺癌的死亡风险与配偶吸烟水平有关，从而发现有统计学意义的暴露反应关系。[3]这是首次对被动吸烟可能是肺癌发病的原因之一的评估研究。

1964 年，美国卫生总监报告，作为正式的官方科学报告指出：吸烟，几乎与身体所有器官的疾病都存在因果联系，影响总体健康状况，并危及胎儿健康。从首次卫生总监报告发布后 50 年，吸烟和疾病之间的关联研究发现，很多常见疾病，如糖尿病、类风湿性关节炎、结肠直肠癌都与吸烟有关。[4]暴露于二手烟也可能导致癌症、呼吸和心血管疾病，对婴幼儿的健康造成不良影响。[4]

到上世纪 90 年代，烟草流行已经是导致过早死亡的主要原因，成为一个严重的公共卫生问题。全球吸烟或其他形式的烟草使用增加，仅 1998 年，全球至少 350 万人因烟草使用而丧失生命，到 2030 年，预计至少 1 000 万人因吸烟而

死亡，其中 70% 发生在发展中国家。[5] 烟草使用不仅导致疾病和死亡显著增加，而且降低劳动生产力，增加医疗服务成本。

## 二、应对全球烟草流行：世界卫生组织《烟草控制框架公约》

国际社会认识到，遏制全球烟草流行的努力已经证明是有效的。在烟草生产和贸易导致的巨大利益驱动下、跨国烟草公司大力推动下，烟草流行快速从发达国家向发展中国家蔓延。全球化削弱了国家控制烟草使用的努力。减少烟草使用的传统公共卫生方法抵挡不住烟草工业的力量、跨国倾销的能力和强大的资源。国际专家建议，世卫组织应使用宪法权力，制定一项超越国界，涵盖烟草控制关键措施的国际框架公约，改变烟草控制规则。布伦特兰博士，作为 1998～2003 年世界卫生组织总干事，安排了足够的资源来支持持久的、复杂的准备工作，为各成员国开始世界卫生组织《烟草控制框架公约》（以下简称《公约》）的制定工作提供了保障。[6]

布伦特兰夫人，这位世界卫生组织前总干事说"通过媒体、影视等娱乐业广泛传播，通过市场营销，特定产品直接推介，导致吸烟行为在全世界广泛蔓延。烟草全球贸易过去几年显著增加。跨国烟草公司与发展中国家的合作也在显著增加。一些来自发达国家的跨国公司和新兴市场国家的政府每隔几个月就宣布成立新的合资企业"。她继续指出，"仅仅通过一个国家政府的努力、非政府组织和媒体的倡导，烟草控制不可能成功。我们需要一个能够促进跨国界执行的，包括烟草控制的关键措施的国际框架公约。公约应该强调烟草控制的关键领域，包括对烟草产品的相对一致的税收，打击走私、取消免税烟草产品，全面禁止烟草广告和赞助，规范国际贸易，规范烟盒包装设计和标签，和农业多样化替代烟叶种植"。[7] 这就是说**烟草流行是一个全球性的问题，必须在全球水平来解决！不能用传统的公共卫生策略解决，而要利用国际法，在法律层面上来解决问题！**

经过六轮谈判，2003 年《公约》终于，以协商一致的原则，形成最后文本，并在 56 届世界卫生大会上，192 个成员国全票批准《公约》文本。《公约》从启动谈判到生效，前后只花了 7 年时间，是谈判、批准和生效过程中均最快的国际条约之一。该条约从世界卫生大会一致通过，到成员国踊跃签署，并迅速在 2005 年 2 月生效，均意味着各国政府承诺要为我们的子孙后代创造一个健康的、无烟的新世界。正如《公约》序言中指出的，"本公约缔约方决心优先考虑其保护公众健康的权力，认识到烟草的广泛流行是一个对公众健康具有严重后果的全球性问题，呼吁所有国家就有效、适宜和综合的国际应对措施开展尽可能广泛的国际合作；虑及国际社会关于烟草消费和接触烟草延误对全世界健康、社会、经济和环境造成的破坏性后果的关注……"。当 2004 年 6 月 29 日公约关闭签约程序前，已经有 168 个国家政府签署了公约，使该公约成为联合国历史上最受欢迎的国际条约。这表明，各国政府认同遏止烟草消费是保护人民健康的优先重点之一，关注民众健康是"以人为本"发展目标的基本组成部分，各国政府都认同"以人为本"的社会发展目标。

《公约》包括了烟草控制的关键条款。降低烟草需求的核心条款列在公约6 ~ 14 条，包括提高烟草制品的价格和税收措施，以及非价格措施：保护人们避免接触烟草烟雾，管制和披露烟草制品成分，烟草制品包装和标签，教育、交流、培训和公众意识，全面禁止烟草广告、促销和赞助，降低烟草依赖和帮助吸烟者戒烟的有关措施。减少烟草供应的核心条款列在第 15 ~ 17 条，包括禁止烟草非法贸易活动，禁止青少年吸烟和售烟，提供经济上可行的替代措施，减少烟叶种植。公约也包括了其他一些基本条数，例如与公约有关的责任条款，缔约方需要履行的一般义务，特别在制定和实施烟草控制方面的供给卫生政策时，各缔约方应根据国家法律采取行动，防止这些政策受烟草业的商业和其他既得利益的影响，保护环境、建立国家协调机制、国际合作、报告和信息交流以及体制安排等方面的责任（见公约第 5 条和 18 ~ 26 条）。

## 三、中国和世界卫生组织《烟草控制框架公约》谈判

中国在公约谈判中的态度和行为是中国卫生部门和烟草业之间博弈的结果，但最终反映出中国政府在国际事务中的基本立场。

从 1979 年改革开放以来，中国开始融入国际社会，以成为国际社会的合作者为荣。为了成为全球治理中一个负责任的大国，中国政府高度重视其在国际社会的形象。

同时，中国卫生界非常积极地支持世界卫生组织牵头制定一项国际公约。1997 年在中国北京举行的第 10 届吸烟或健康国际大会上，呼吁制定一部国际公约，遏制烟草流行。[8] 中国卫生部（MOH）积极参与第一部全球公共卫生条约

谈判。然而，作为一个国有大型烟草生产和消费国，中国政府一直担心，烟草消费下降会损害中国经济。

2000年夏天，卫生部组织了一个研讨会，邀请国务院所属各部委的官员参加。[1] 在该研讨会上进一步澄清了有关烟草控制中的几个关键点。

首先，中国烟草使用流行十分严重，势必造成严重的健康危害。中国烟草使用的流行导致严重健康风险，将不可避免地导致医疗成本增加，加剧贫困和社会不稳定。此外，烟草控制的一项重要措施是增加烟草制品的税收和价格，这项措施既对人民的健康有利，也会增加国家的财政收入。1999年世界银行报告得出结论，烟草控制不仅有益于人民健康，也有利于国家经济发展。[9]

第二，根据国际经验，即使实施有效的烟草控制措施，吸烟流行率每年一般只会下降1%左右。同时预计，2000～2020年间，中国人口增长率大约为1%左右。这意味着即时吸烟率下降，短期内吸烟者的数量不会减少。[10] 因此，中国烟草企业有20到30年的时间来完成企业转型。中国正在积极调整产业结构，而烟草企业作为健康危害产业的代表，应按照国家产业结构调整的政策，进行转型或改造。国家发展改革委员会（NDRC）认为，烟草行业作为一个"对环境、健康有危害的产业……，在未来的产业布局中的重要性必然会逐步降低。"[11]

赴日内瓦之前，中国代表团接到明确的指示，积极努力促成世界卫生组织《烟草控制框架公约》，不要纠缠于公约文本的措辞。来自国务院的这个指示，实质上是确定了中国代表团的努力方向，也批评了国家烟草专卖局（STMA）的官员对公约的顽固反对的态度。

第一次公约谈判会议上，中国代表团团长说，中国政府支持《公约》的框架，也对两个工作组会议的进展进行了评述。控烟倡议已经影响了中国的立法。同时中国也承诺，积极参与为期3年的公约谈判。[12]

中国代表团一再表示"中国一心一意地支持世界卫生组织的控烟工作，充分赞扬烟草控制框架公约的重大意义，并表示，作为一个负责任的大国，对公约谈判采取完全合作的态度。"[13]

但是，中国国家烟草公司（CNTC）并不希望制定这样一个国际烟草控制框架公约。中烟公司，作为一家国有垄断企业，同时又是一家政府部门。CNTC和STMA是同一家机构，负责烟草制品的生产和管理。2000年10月，世界卫生组

1　作者作为亲历者见证

织举行《公约》听证会，CNTC 明确表达了对公约的意见："第一，烟草作为一种合法的产品，要有合理的市场定位，而不能随意地"封杀"；……第二，对控烟的形式、范围、程度应尊重各个国家的不同情况和不同选择，不应干预国家主权范围以内的事项。世界各国的具体国情不同，经济发展水平不同，在承认烟草作为合法产品以及加强控烟力度的前提下，各国政府有权决定自己国家的烟草发展政策和控烟政策。"[14] 中烟公司还描述了其他策略和意见（见后面的讨论）。中烟公司的意图是，任何烟草控制的形式、范围和规模，应该考虑到每个国家的不同情况，选择尊重，而不应该干涉国家主权。

中国烟草控制框架公约谈判团，是唯一一个有烟草行业人士参加的代表团，[1] 这导致了与会者普遍质疑中国代表团参加《公约》谈判的真实立场。[15] 特别是来自国家烟草专卖局的代表，发言建议删节"包括使用图片或文字说明烟草使用的有害健康后果"的内容，[16] 并说，"中国的法规只规定健康警语覆盖包装面积的 10%，我们要尊重国内法律和习惯做法，而不能同意框架公约的要求"。由于中国代表对放置图片或文字健康警告的立场，被参加大会的非政府组织授予"脏烟灰缸奖"。

对这种明确反对烟草控制的观点，中国代表团团长却解释为，中国的目的是为了让更多的成员国接受该框架公约。因此公约应该是充分概括的，灵活的，允许各国根据不同社会经济情况的国家，视情况履行烟草控制措施。[16] 这个解释在逻辑上是荒唐的，和中烟公司在听证会上的观点类似。

一方面，由于卫生界的大力倡导和卫生部的努力，加上中国政府希望在国际事务中被赞誉为"负责任的大国"，中国政府积极参加烟草控制框架公约的谈判；另一方面，中国政府不愿意接受一项包含严格烟草控制措施的条约，因为它认为烟草业是政府收入的一个重要来源，因此在谈判中总希望弱化对控烟的措施，不断强调各国的主权。换句话说，中国政府更倾向于把烟草控制视为一个内部的经济问题，而不是一个公众健康问题。

不管谈判过程中的争论或妥协，中国驻联合国大使王光亚代表中国政府于 2003 年 11 月签署了该条约。王光亚表示，中国在烟草控制框架公约谈判中起了积极和建设性作用。通过签署国际公约，中国再次向世界展示对世界卫生组织的支持，以及中国政府控制烟草流行的决心。[17] 中国最高立法机构，全国人民代表大会常务委员会于 2005 年批准了公约，[18] 这意味着，中国必需按照《公约》

---

1　List of participants from A/FCTC/INB1-INB6

履行法律义务。

然而，国际卫生法规在多大程度上能融入到中国政策中并有效执行，还有待观察。正如国际专家已经注意到，"实际上，中国的政策制定者试图利用政策制定作为谈判工具，促进国家在世界上地位的提升。然而，当进入执行阶段，全球监管标准会被弱化，甚至通过任意执行而被消解。因此，国际规范多大程度融入中国，并能维持稳定发展仍然不确定"。[19]公约在中国生效后的履约情况，已经证实这个担心是十分有道理的。

## 四、世界卫生组织《烟草控制框架公约》的履行

世界卫生组织《烟草控制框架公约》于2005年2月生效。截至2015年3月，180个国家和地区成为该公约的缔约方，覆盖90%的世界人口，这些都证明《公约》是联合国历史上被最广泛接受的全球健康规范。[20]

同时，《公约》的主要执行机构——缔约方会议和公约常设秘书处已经建立，功能也在逐步完善。六轮缔约方会议已经正式通过了第一份议定书和针对公约10多个条款的实施准则，《公约》第6条实施准则在第六次缔约方会议通过。公约履行的报告制度也已建立，80%以上缔约方提交了他们的履约报告，公约秘书处分析了这些报告，并定期发布履约进展报告。公约的执行已步入正轨。

为了进一步打响对烟草流行的战斗，世界卫生组织引入了控烟六策（MPOWER）政策包，促进《公约》中最关键的条款的执行，包括监测烟草使用和预防政策，保护人们免受烟草烟雾危害，提供戒烟帮助，警示烟草危害，确保禁止烟草广告、促销和赞助，以及提高烟草税。[21]

世界卫生组织烟草控制框架公约生效10年，引入MPOWER控烟六策协助缔约方履行公约义务的7年以来，全球烟草控制已经取得稳定的发展。今天，至少高水平地执行了MPOWER措施一条（不包括监测和大众媒体的措施）的国家数已经达到103个国家，覆盖28亿人，占世界人口的40%。[22]从2007年以来，有效履行公约的国家数额大幅度增加。这证明了世界各国，无论大小、无论穷富，都能为战胜全球烟草流行、保护人民的健康和生命贡献力量。

2010、2012、2014和2016公约全球履约进展报告表明，缔约方已经采取了立法或行政措施开展烟草控制，履行公约。大多数缔约方已经在规定的执行期限内，完成《公约》的要求，特别是有关保护人们免受二手烟的危害、图形健康警

语和全面禁止烟草广告、促销和赞助方面的要求。不过，依然还有三分之一缔约方尚未按照规定的期限履行公约。[23]

公约条款平均执行率（按报告周期国家数调整）稳步上升，从 2010 年的 52% 上升到 2012 年的 56%，2014 年的 59% 和 2016 年的 65%。然而，不同的条款进展是不平衡，2016 年公约各条款执行率从 15% 到 88% 不等，但三分之二的条款的执行率超过 50%，公约 8 条的执行率最高（88%），其次是公约 11 条（76%）。[24] 各缔约方之间的执行情况差异也很大。

### 1. 一般义务（公约第 5 条）的执行

强化烟草控制国家能力和立法是国家履约中的基本义务；是缔约方履行《公约》的第一步。烟草控制能否成功取决于国家层面和地方层面对烟草控制框架公约的解释和实施。

公约第 5 条要求缔约方，按照公约和议定书，制定、实施、定期更新和评估国家多部门烟草控制战略、国家行动计划；为此，每一缔约方应按照其能力：① 建立或加强，并有财政安排的国家协调机制或烟草控制负责部门；和 ② 批准和实施有效的立法、规定、行政管理措施和 / 或采取其他措施，必要情况下，与其他缔约国联合发展预防和减少烟草消费，尼古丁成瘾和接触烟草烟雾的政策。

根据《公约》全球系列进展报告，自批准公约以来，报告制定和执行全面的、国家多部门综合烟草控制战略、计划和规划（公约 5.1 条）的缔约国逐年上升，从 2010 年的 49%，2012 年的 59%，2014 年的 67%（130 个国家中的 88 个），到 2016 年 73%（133 个国家中 97 个国家）。[23] 这些国家从批准公约以来，已经强化了本国现有的控烟法规，或制定了新的法规。

指定国家烟草控制协调负责人，强化国家协调机制和国际合作，是对履约具有总体影响的国家义务。大多数缔约方已经完成了这些基本工作。

### 2. 防止烟草业干涉控烟政策

《公约》缔约方已经认识到烟草业是烟草流行的主要推手。《公约》序言强调要警惕烟草业阻碍或破坏烟草控制工作方面的任何努力，并需掌握烟草业采取的对烟草控制工作产生负面影响的活动。

公约 5.3 条指出，"在制定和实施烟草控制方面的公共政策时，各缔约方应根据国家法律采取行动，防止这些政策受烟草业的商业和其他既得利益的影响"。

2008 年 11 月，第三届缔约方会议批准了公约 5.3 条实施准则，强调烟草业的利益与公共卫生政策之间存在根本的和无法调和的冲突。准则建议缔约方"制定措施限制与烟草业的交往，并保证发生的交往具有透明度"，以及"拒绝与烟草业建立伙伴关系和签署不具备约束力或无法执行的协议"等，特别强调"像对待其他烟草业一样对待国有烟草业"。

《公约》12 条 C 强调，促进公众了解烟草业活动的教育和意识的重要性。各缔约方同意"公众根据国家法律获得与本公约目标有关烟草业的广泛信息"。12条 E 再次重申"与烟草业无隶属关系的公立和私立机构以及非政府组织"才能参加"制定和实施部门间烟草控制规划和战略"。《公约》20 条 4C 也提到"与有关国际组织合作，逐步建立并保持全球系统，定期收集和传播烟草生产、加工和对本公约或国家烟草控制活动有影响的烟草业有关活动的信息"。

总之，各缔约方应监测烟草业干涉公共卫生决策制定的活动，提高缔约方的意识，控烟政策一定会受到烟草业的干扰意识，并规范烟草业称为"企业社会责任"的活动，建立限制政府雇员与烟草业交往的措施，确保发生的交往活动是透明的，以及按照国家法律，利用诉讼手段保护的烟草控制政策免受烟草业的商业和其他既得利益影响。

世界卫生组织一直努力监督和反击烟草行业干预公共卫生决策的活动，通过出版报告，建立记录烟草业破坏全球烟草控制的活动数据库。

2000 年世界卫生组织研究有关烟草公司文件的国际专家委员会发表了一份"烟草公司破坏世界卫生组织控烟行动的策略"报告。[25] 委员会发现很多证据，"表明烟草公司多年来一直在试图破坏世界卫生组织解决烟草问题的努力。"

世界卫生组织报告"烟草公司破坏世界卫生组织控烟行动的策略"描述烟草业干扰烟草控制的许多做法。其他一些报告基于烟草行业内部文件和公司的公开声明，提供了许多跨国烟草公司如何干预烟草控制的案例。[26-28] 世界卫生组织提供技术资源支持，分享实际案例和最佳实践，提供执行 5.3 条案例，协助缔约方履行《公约》5.3 条。[29]

超过三分之二的缔约方都提供了他们实施《公约》5.3 条的进展，包括发展促进和提高实施《公约》5.3 条的政府意识；制定公务员的行为准则和道德指南等措施。[24]

一些国家通过诉讼促进烟草控制。最近的一个案例是 2012 年 8 月 15 日澳大利亚最高法院判决"平装烟盒"成功立法。[30]2012 年 12 月，澳大利亚烟草制品都以纯橄榄绿包装出售，上面有健康警语，如口腔癌和其他与吸烟有关的疾病图片。

全球公共卫生界最近才对烟草行业干预控烟的范围和力度有进一步认识并开始采取防护行动。公约 5.3 条指南指出"像对待其他烟草业一样对待国有烟草业"，这切中了一些有国营烟草企业国家的要害，如中国。国家烟草专卖局是中国实施《公约》部际协调领导小组的成员，并具体负责公约第 9、10、11 和 15 条的执行。[31] 这就是中国控烟落后于世界上绝大多数国家的主要原因。但是并不是说，国家或地区内有国有烟草企业，就必然不能有效开展烟草控制。其他有国有烟草企业的缔约方已经找到一些办法，隔离烟草业和烟草控制与健康问题，如泰国。换句话说有国有烟草企业的缔约方也必须，也能做到把保护公众健康放到优先重点，保护烟草控制政策不受烟草业的干涉。

## 3. 降低烟草需求条款的执行

《公约》6~14 条 是降低烟草需求的策略，与世界卫生组织提出的扭转烟草流行六策政策工具包 MPOWER 的五条政策类似。

### （1）减少烟草需求的价格和税收措施

公约第 6 条鼓励价格和税收措施作为减少烟草需求的有效手段。这些措施包括增加烟草产品销售价格的消费税；禁止或限制销售免税烟草产品。《公约》第 6 条实施准则在 2014 年 10 月第六次缔约方会议通过。

总的来说，征收消费税的国家的比例继续增加，从 2010 年的 67%，2012 年的 85%，到 2014 和 2016 均达到了 92%。特种税和从价税也被广泛使用。烟草制品零售价中所有税所占比例从 2012 年的 57% 增加到 2014 年的 67%。[23]2016 年烟草制品简单平均税率占零售价比例为 58%，低于 2014 年的简单平均税率。而且，不同地区和国家的税率差别很大，（最低仅为 5%，最高达到 90%）。[24] 从 2012 年以来，7 个国家（孟加拉国、波黑、克罗地亚、基里巴斯、新西兰、罗马尼亚和塞舌尔）也增加烟草税率超过零售价的 75%，截止到 2015 年，总共有 33 个国家（覆盖了全世界十分之一的人口），烟草制品的税率超过零售价的 75%。[22]

### （2）防止接触烟草烟雾

公约第 8 条关于采取和实施有效措施，以防止在室内工作场所、公共交通工具、室内公共场所以及适当的其他公共场所接触烟草烟雾。2008 年，缔约方第三次会议通过了执行公约第 8 条的实施指南，其中要求每一缔约方都应在《公约》生效五年内提供普遍保护。[32]

根据 2016 年《公约》全球进度报告，公约所有实质性条款中，第 8 条的平均执行率历年最高，且呈上升趋势，从 2012 年的 78%，2014 年为 84%，到 2016

年的 88%。一个值得注意的趋势是禁止吸烟的公共场所正在增多，在澳大利亚，加拿大，新加坡，新西兰，南非，斐济等国家，禁止在海滩、公共交通车站、公园、露天咖啡馆、走廊和医院的户外场所，露天市场，甚至一些街道、监狱、载着孩子的私人车辆吸烟。虽然酒店业是无烟政策覆盖最少的部门，到 2014 年，有接近 50% 的国家，规定酒吧和餐馆为完全无烟场所。

截止到 2016 年，55 个国家，已经实施了全面无烟立法，覆盖人口达到 15 亿，占世界人口的 20%。[33]

### （3）烟草制品管理

公约第 9 条是关于处理烟草制品成分和释放物的检测和测量及其管制问题，第 10 条则处理向政府当局和公众披露有关这些成分和释放物的信息问题。截止到 2016 年，只有约半数的缔约方对烟草产品的成分和释放物进行管理，不到一半的国家要求对烟草制品成分和释放物的检测和测量。60% 以上的缔约方要求烟草业向政府当局披露这些信息，而向公众披露烟草制品相关信息的国家比例大约为 50%。

### （4）烟草制品的包装和标签

一般来说，大多数缔约国都非常积极地履行关于烟草制品包装健康警示的公约 11 条，越来越多的国家要求更大的健康警示，更多使用图形警示。并且越来越多国家考虑使用平装烟盒。根据 2016 年公约秘书处发布的履约进展报告，公约 11 条的平均执行率达到 76%。接近 90% 缔约方，在公约生效三年内，已经按照公约要求，实现字体清晰可见的，并经国家当局批准的健康警语，四分之三的缔约方的健康警示超过烟盒正面 30% 的面积；自 2014 年以来，越来越多的缔约方要求健康警语覆盖主显示区 50% 以上的面积。2016 年，已经有 58% 的缔约方（74 个国家）的烟草产品包装放置了图形警示。

### （5）全面禁止烟草广告、促销和赞助

烟草广告、促销和赞助（Tobacco Advertising Promotion and Sponsor），简称为 TAPS。《公约》13 条要求缔约方在公约生效后五年内，履行全面禁止所有的烟草广告、促销和赞助的责任。

根据《公约》秘书处 2016 年全球进展报告，公约 13 条的平均执行率逐年增加，从 2012 年的 59%，2014 年的 63%，到 2016 达到了 71%。2014~2016 报告周期内，96 个缔约方报告全面禁止了烟草广告、促销和赞助，但未报告互联网上的广告。实际上，只有 34 个国家禁止了国际互联网上的 TAPS；[24] 这和世界卫

生组织 2017 年全球烟草流行报告中报告的，不足 20%（37 个国家或地区）做到了全面禁止 TAPS 相一致。[34] 除这一点外，在其他方面的进展明显：2016 年已经有 108 个缔约方（占报告国家的 83%）禁止了烟草赞助行为；禁止烟草销售点的烟草制品展示，相比比例最低，也达到了 56%，即有 75 个缔约方已经禁止了这类烟草广告行为。

**（6）与烟草依赖和戒烟有关的降低烟草需求的措施**

根据 18 个指标计算的公约 14 条的平均执行率是 50%。[24] 其中有些指标的执行比例是很高的。大多数缔约方（超过 75%）利用无烟日等时机，或通过媒体促进吸烟者戒烟外，更重要的是，2016 年报告进展的 133 缔约方中，69% 的国家制定的本国烟草控制战略、计划和规划中包括了有关烟草依赖诊断、治疗和咨询服务的内容，并把该服务融入到卫生服务体系中。78% 缔约方通过公共资金或报销计划全额或部分地支付初级保健服务中心戒烟咨询和治疗费用。79 个（59%）缔约方报告提供援助，以改善戒烟药物，包括尼古丁替代疗法（NRT），安菲拉酮和伐尼克兰的可及性和可负担性。

## 五、结束语

为了应对烟草使用的全球流行，拯救全世界因烟草流行带来的巨大健康损失，制定了《公约》。制定过程充分体现了国际社会、各国政府对民众健康的关心，也展示了利用国际法，应对全球化带来的负面效应的决心和智慧。于 2005 年 2 月 27 日生效的《公约》很快成为联合国历史上最广泛接受的、具有约束力的国际法规。现在，《公约》作为应对全球烟草流行的有力武器，正在发挥着巨大的作用。

有《公约》的保障，烟草控制的很多困难就不再是不可逾越的。有了《公约》的指导，许多国家已经通过或正在更新和强化其国家立法和政策。世界各国已经普遍认同，烟草控制是一项重要的公共卫生优先事项，控烟措施在世界各国普遍推广；针对烟草控制的捐助者在增长；全球烟草控制队伍也在发展壮大，烟草控制能力持续提高。这些成就有助于有效保护世界各国的人民免受烟草的危害。框架公约制定、生效到有效执行的过程对如何促进本国的烟草控制，或对其他公共健康事件的运行都有启发。现在，通过烟草控制框架公约已经建立了世界的新秩序和新规则，所有的参与者按照新规则行事，必将改变这个烟草流行的世界。

当然，现在离欢庆胜利还为时过早，全球公共卫生社区不能放松警惕。烟草业继续兴旺发达，不断有号称"无害"的烟草制品推出，加剧了烟草利润与健康之间的矛盾。尼古丁成瘾继续控制了世界上三分之一的成年人，全球化通过贸易、旅游和通讯等手段不断促进烟草流行。

烟草控制需要公共卫生界长期不懈的努力，《公约》生效只是应对烟草流行的阶段性胜利；确保公约规定的义务和承诺成功地转化为国家和社区的有效行动，还有很长的路要走。

特别是中国，这个世界上最大的烟草生产国和消费国。中国 13 亿人口中，拥有 3.7 亿吸烟者，占世界吸烟者的三分之一，中国消费的卷烟量占世界总量的44%。中国是烟草流行的重灾区，因而成为全球遏制烟草流行工作的主战场。但是中国政府在烟草控制框架公约谈判中的态度和行为，显示中国重点是追求国际社会的认同，而不是关注公共健康和安全。这预示公约在中国的执行会受到巨大的阻碍。对比过去 10 年世界各国履行公约的巨大进展，作为一面镜子，映照出后续章节中描述的中国烟草控制现状。

## 参考文献

[1] DOLL R, HILL A B. The mortality of doctors in relation to their smoking habits: a preliminary report [J]. Br Med J, 1954, 1(4877): 1451-1455.

[2] BENJAMIN B. Smoking and Health. A Report of the Royal College of Physicians. [Pp. 70. London: Pitman Medical Publishing Co., Ltd., 1962. 5s. 0d.] [J]. Journal of the Institute of Actuaries, 1962, 88(2): 259-261.

[3] HIRAYAMA T. Cancer mortality in nonsmoking women with smoking husbands based on a large-scale cohort study in Japan [J]. Preventive Medicine, 1984, 13(6): 680-690.

[4] USA U S D O H, SERVICES H. How tobacco smoke causes disease: the biology and behavioral basis for smoking-attributable disease: a report of the Surgeon General [M]. 2010.

[5] WHO. WHA52.18 Towards a WHO framework convention on tobacco control. 1999. http: //www. who.int/tobacco/framework/wha_eb/wha52_18/en/(accessed 09 Dec 2009).

[6] WHO. History of the World Health Organization Framework Convention on Tobacco Control [M]. World Health Organization, 2010.

[7] GH B. Seminar on tobacco industry disclosures；implications for public policy [M]. World Health Organization, 1998.

[8] 翁心植 . 第 10 届世界烟草或健康大会在京成功召开 [J]. 心肺血管病杂志 , 1998, 01): 65-78.

[9] LISTED N. Curbing the Epidemic: Governments and the economics of tobacco control [J]. Tobacco control, 1999, 8(2): 196-201.

[10] 国家统计局 . 第五次人口普查数据 [M]. 2000.

[11] 熊必琳 . 烟草业在国民经济中的地位及其变化趋势 [M]// 刘铁男 , 熊必琳 . 烟草经济与烟草控制 . 北京经济科学出版社 . 2004. p. 175.

[12] WHO. Intergovernmental Negotiation Body on the WHO Framework Convention on Tobacco Control. 2000. http: //apps.who.int/gb/fctc/(accessed 19 Mar 2017).

[13] 中国 vs 公约：原则宽泛明智现实——访 FCTC 中国代表团团长、国家发展和改革委员会工业司副司长熊必琳 . 2003. http: //www.tobaccochina.com/people/interview/wu/20037/ 200372110472_164827.shtml(accessed 19 Mar 2017).

[14] 中国烟草总公司 . 中国烟草总公司关于对世界卫生组织制定《烟草控制框架公约》的基本意见 . 2000. http: //www.who.int/tobacco/framework/public_hearings/F6470640.pdf(accessed 19 Mar 2017).

[15] WHO. Intergovernmental Negotiation Body on the WHO Framework Convention on Tobacco Control, Second Session, A/FCTC/INB2/SR. 2001. http: //apps.who.int/gb/fctc/PDF/inb2/ FINAL_FCTC_INB2_SR_COMPILATION.pdf(accessed 19 Mar 2017).

[16] WHO. Intergovernmental Negotiation Body on the WHO Framework Convention on Tobacco Control, First Session, A/FCTC/INB1/SR. 2000. http: //apps.who.int/gb/fctc/(accessed 19 Mar 2017).

[17] 王光亚大使代表中国政府签署《烟草控制框架公约》. 2003. http: //www.china-un.org/chn/ czthd/t40621.htm(accessed 19 Mar 2017).

[18] 新华网 . 全国人大常委会批准了《烟草控制框架公约》. 2005. http: //news.163.com/05/0920/ 08/1U32OU4L0001124L.html(accessed 19 Mar 2017).

[19] HEILMANN S, SCHULTE-KULKMANN N. The Limits of Policy Diffusion: Introducing International Norms of Anti-Money Laundering into China's Legal System [J]. Governance, 2011, 24(4): 639-664.

[20] WHO. Parties to the WHO Framework Convention on Tobacco Control, . 2017. http: //www.who. int/fctc/signatories_parties/en/(accessed 19 Mar 2017).

[21] WHO. WHO Report on the Global Tobacco Epidemic, 2008[M]. 2008.

[22] WHO. WHO Report on the global Tobacco epidemic, 2015: Raising taxes on tobacco [M]. 2015.

[23] FCTC W. 2014 global progress report on the implementation of the WHO Framework Convention on Tobacco Control [M]. Geneva: WHO, 2015.

[24] FCTC W. 2016 global progress report on implementation of the WHO Framework Convention on Tobacco Control [M]. Geneva: WHO, 2017.

[25] DOCUMENTS C O E O T I. Tobacco industry strategies to undermine tobacco control activities at the World Health Organization [M]. WHO, 2000.

[26] WHO. Tobacco industry and corporate responsibility ... an inherent contradiction [M]. WHO, 2004.

[27] NORBERT HIRSCHHORN M. Evolution of the tobacco industry positions on addiction to nicotine [M]. Geneva: WHO, 2008.

[28] WHO. The tobacco industry documents. What they are, what they tell us and how to search them. A practical manual [M]. WHO, 2004.

[29] WHO. WHO Technical resource for country implementation of WHO framework convention on tobacco control article 5.3 on the protection of public health policies with respect to tobacco control from commercial and other vested interests of the tobacco industry [M]. Geneva: WHO, 2012.

[30] GRUBEL J. Australian court approves tobacco pack logo ban [N]. HEALTH NEWS, 2012-.

[31] Reply from State Council on agreement to set up the Interministerial leading group to be in charge of FCTC implementation State letter No. 41 2007. http: //www.360doc.com/.

[32] WHO. 世界卫生组织烟草控制框架公约 , 第 8 条实施准则 , 防止接触烟草烟雾 [M]. 2011.

[33] WHO. WHO report on the global tobacco epidemic, 2017: Monitoring tobacco use and prevention policies [M]. Geneva: WHO, 2017.

[34] ORGANIZATION W H. monitoring tobacco use and prevention policies [M]. WHO report on the global tobacco epidemic. Geneva；World Health Organization. 2017.

# 第二章

# 中国人群的烟草流行和健康风险

杨功焕

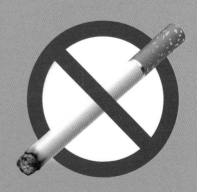

## 摘要

中国男性的吸烟流行水平从上世纪80年代已经达到峰值，但是30年来，吸烟率只下降了大约10%，特别是2002年以来，标化现在吸烟率仅下降1.4%。开始吸烟年龄提前，20岁后年轻人的吸烟率达到50%以上，且过去10多年下降幅度微弱；女性人群吸烟率一直处在低水平。到2015年，WHO烟草控制框架公约生效10年后，在家中和公共场所二手烟暴露水平分别下降到46.7%和54.3%，依然有一半左右的非吸烟者在家中或公共场所遭受二手烟的暴露。回顾从上世纪80年代到2005年间，在中国不同城市和农村地区进行的多起病例对照或前瞻性队列研究，以及来自世界卫生组织、全球疾病负担研究通过多个模型估计都证明，经过30多年的男性吸烟高流行期后，中国男性人群已经进入了吸烟所致疾病的死亡高发期。20岁前开始吸烟的城市男性吸烟者，或每天吸烟超过25支者的吸烟相关危险度（RR）已经是不吸烟人群的两倍，分别为1.98 (1.79～2.19)和1.93（1.75～2.12）。现阶段中国人群吸烟归因死亡超过100万已不是一个孤证，而是多个研究反复证明的科学结论。估计二手烟暴露所致肿瘤、心血管疾病和COPD接近10万人，2010年全球疾病负担研究（GBD2010）估计2010年中国非吸烟人群被动吸烟的全归因死亡人数为159 000人。虽然中国关于二手烟的健康危害的证据还有待于进一步探索和深化，但是全球的证据，以及中国目前二手烟暴露水平的证据，已经足够支持公共卫生干预。

**关键词：**流行病学、吸烟、二手烟、健康风险、中国

## 一、引言

吸烟和被动吸烟对健康的不良影响已成为社会共识，并促成了世界卫生组织《烟草控制框架公约》（以下简称《公约》）。当个体吸入烟草烟雾，不管是直接吸入还是二手烟，他们都吸入了7 000多种化学物质，其中有毒化学物质有几百种，至少有69种是已知致癌物。从1964年美国卫生总监报告指出吸烟是男性肺癌的原因[1]以来，主动吸烟和二手烟暴露引起几乎所有器官系统的疾病及健康损害。这已经建立坚实证据链。烟草使用几乎影响了身体的所有器官，危及健康，伤及胎儿。[2]

2010年美国卫生总监报告《烟草烟雾如何引起疾病：烟草归因疾病的生物

学和行为基础》，在回顾了大量研究文献的基础上，指出吸烟相关疾病的特定发病机制已经建立。[3] 在吸烟导致疾病发生的生物学过程中，这些化学物质在体内被细胞快速吸入，并引起细胞和基因水平的病理改变；同时也证明了烟草使用者对尼古丁成瘾的机制。许多新证据发现更多疾病与吸烟和二手烟暴露有关。

2014 年美国卫生总监报告发现，[4] 吸烟使老年性黄斑变性、糖尿病、结肠癌、肝癌、癌症患者和幸存者的健康状况更加恶化，结核，勃起功能障碍，婴儿唇腭裂、异位妊娠、风湿性关节炎、炎症和免疫功能受损。同时这份报告也指出，已经有充分的证据表明，1960 年以来，吸烟导致的肺腺癌发生的风险呈上升趋势，与 20 世纪 50 年代以来卷烟的设计和成分改变有关。

2010 年美国卫生总监报告指出，造成心血管疾病的烟草烟雾成分包括氧化物、尼古丁、一氧化碳及颗粒物。这些新的证据表明，诱发心血管疾病的风险和暴露时间和水平不呈线性增长的关系，即使低水平的暴露，如一天只吸几支烟、偶尔为之，或接触二手烟都足以增加心脏病事件的发生。[3]

本章讨论中国人群的烟草流行及其健康风险，包括中国人群烟草使用和二手烟暴露的流行情况，以及吸烟和二手烟所带来的健康风险。

## 二、中国人群烟草流行模式

### 1. 烟草流行和健康效应阶段模型

在西方高收入国家，男性和女性人群吸烟流行水平的上升下降与其归因死亡的变化前后有 20～30 年差距，如在美国、英国和澳大利亚等国家中观察到的那样。在此基础上，Alan D Lopez 和 Richard Peto 提出烟草流行和健康效应的四阶段模型，[5] 描述工业化国家烟草流行导致的高死亡现象（图 2-1）。定义流行阶段的标准是针对男性和女性，比较吸烟流行水平和烟草归因死亡而确定的。根据这个模型，青少年和年轻成人吸烟增加几十年后，中年人群吸烟归因死亡开始增加，这些事件被视为一个连续的过程进行描述。这个模型有利于各国看到本国的烟草流行处在哪一个特定阶段，在未来会如何蔓延。这个模型特别指出，即使烟草消费量开始大幅下降，但烟草归因死亡依然会大幅度上升并持续一段时间。

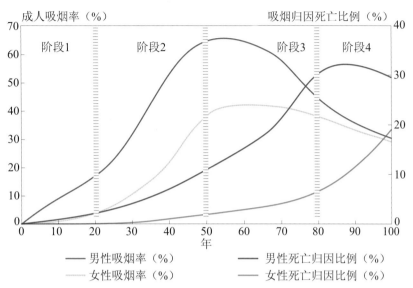

图 2-1　工业化国家人群吸烟流行与归因死亡模型示意图，1994
来源：Lopez AD，Collishaw N，Piha T． A descriptive model of the cigarette epidemic in developed countries． Tob Control 1994；3：242e7.

　　工业化国家人群吸烟流行特点和发展中国家人群的吸烟流行特点有所差别。这四阶段模型的标准不能直接应用到发展中国家，在发展中国家男性吸烟和吸烟归因死亡都非常高，但是女性吸烟流行水平并没有随着男性吸烟增加而增加，因而女性归因于烟草死亡的比例也非常小，例如中国和印度，社会对女性行为的影响十分明显。为了适应这种社会特征，模型进行了某些修订，即，在一个特定国家内，把男性和女性的吸烟流行特点分开进行分析。[6] 第二个差别是，其他危险因素，主要是室内燃煤等危险因素和吸烟及烟草烟雾所影响的疾病类似。Ezzati 等根据吸烟流行病学的描述模型，估计通常情况下，过去和当前的特定年龄－性别吸烟流行率，并按不同地区疾病流行病学特征进行调整。在此基础上，将将人群吸烟流行病学特征划分为五个阶段（早期、上升期、峰值或成熟期、下降期和晚期）。[7] 修订后的模型主要关注中年人群（定义为 35～69 岁）中的吸烟归因死亡比例，虽然模型也估计老年（大于 70 岁），以及所有年龄段的死亡归因分数。提出判断烟草流行阶段的参考指标包括年轻成人现在吸烟率，开始吸烟的年龄，35～69 岁人群全死因的吸烟相关危险度（RR）和 35～69 岁人群吸烟归因死亡分数（PAF）。该模型提出的青少年吸烟上升几十年后，中年人烟草归因死亡开始上升的规律，有利于估计特定时期的归因危险度（PAF），判断吸烟流行率相对风险（RR）的合理性。

## 2. 吸烟流行特点

中国在 1984、1996、2002、2010 和 2015 年进行了全国性吸烟流行病学调查，[8-12]2010 年调查是全球成人流行病学调查的一部分，称为 GATS-China。历次调查中对吸烟者、现在吸烟者、曾吸烟者（戒烟者）的定义是类似的。1996、2002、2010 和 2015 年均定义吸烟者为一生中吸烟等于或超过 100 支者。符合该定义的基础上，进一步询问接受调查的这段时间或过去 30 天是吸烟或不吸烟，则分别定义为现在吸烟者和戒烟者。调查表还包括吸烟频率、烟草制品类型、过去或现在吸烟的数量、开始吸烟的年龄、戒烟的年龄和戒烟的主要原因等问题。图 2-2 显示这 5 个年代不同年龄性别人群的现在吸烟率。

过去 30 多年进行的五次国家吸烟流行病学调查显示，中国男性吸烟模式相对稳定：从 15 岁到 30 岁，吸烟率开始上升，开始吸烟的年龄一直提前；30 岁后男性吸烟率开始稳定，45 岁以上吸烟率开始下降，30～60 岁之间男性吸烟率一直维持在相当高的水平，60 岁以后，由于疾病等原因，吸烟率略有下降。除了 15～19 岁年龄段外，每个年龄段人群吸烟率从 1984 年来都逐渐降低，2002 年后 20～39 年龄段人群吸烟率下降相对明显，但是男性吸烟率一直到 2015 年依然维持在 50% 以上，这预示 2010 年至 2030 年，烟草归因死亡将逐渐进入归因死亡高发期，2030～2050 年，烟草所致的归因死亡可能有一点下降，但依然会很高。（图 2-2A）

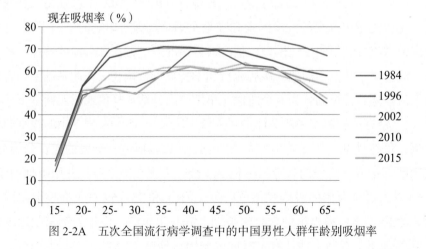

图 2-2A 五次全国流行病学调查中的中国男性人群年龄别吸烟率

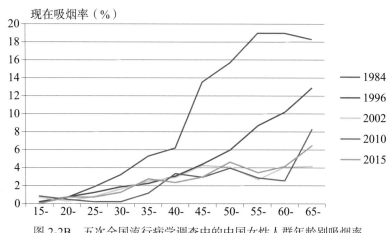

图 2-2B　　五次全国流行病学调查中的中国女性人群年龄别吸烟率
来源：作者根据 5 次调查结果重新作图

中国女性吸烟率一直很低，是同年龄男性吸烟水平的二十至三十分之一。1984 年和 1996 年调查显示，女性年龄越大，吸烟率越高。尤其是 1984 年调查显示，45 岁以后（1940 年以前出生）的女性，吸烟率特别高，达到 14% 到 18% 左右；1996 年调查显示，女性 45 岁后的吸烟率依然持续上升，但已经是 1984 年调查结果中的同年龄段女性吸烟率的四分之一，同一年代出生女性的二分之一。这个现象推测，中国 20～30 年代出生的女性的吸烟率可能高于 1940 年后出生的女性，同时，在 40 岁后吸烟率上升的速度也高于 1940 年后出生的女性。2002 年后的 3 次调查显示，女性吸烟率已经处于低水平，虽然随年龄增加有所上升，但 45 岁以后的女性吸烟率均在 6% 以下（图 2-2B）。根据中国女性的吸烟流行特点，女性吸烟相关疾病的归因危险度最高的时间段应该在 1990～2000 年之间，以后应该出现下降趋势。

### 3. 二手烟暴露水平和趋势

在中国，二手烟暴露一直是一个严重的问题。在 1984、1996、2002 和 2010 年的国家吸烟行为流行病学调查中，对二手烟暴露测量选择了类似的问卷进行测量。但是随着医学界对二手烟暴露的健康危害认识的深入，对是否暴露于二手烟的判断标准也愈加严格，随之而来测量的二手烟暴露水平也相应增加。如表 2-1 所示，由于二手烟暴露标准从"每天暴露 15 分钟以上"到"每周至少一天暴露 15 分钟以上"，二手烟暴露率从 1984 年的 39.8% 增加到 1996 年的 53.5%（2002

年的标准和结果都与 1996 年的相同）；从"每周至少一天暴露 15 分钟以上"到去除 15 分钟的限制，仅为"每周至少暴露 1 天以上"，二手烟暴露率从 1984 年的 38.5%，1996 年的 53.5% 上升至 2010 年的 72.4%。2015 年未报告总的二手烟暴露率。

表 2-1　五次国家吸烟流行病学调查中测量二手烟暴露的问题、标准和结果

| 调查时间 | 问题 | 选项 | 二手烟暴露判断标准 | 二手烟暴露率（%） | 在家中暴露率（%） | 在公共场所暴露（%） |
|---|---|---|---|---|---|---|
| 1984 | 你是否每天都会吸入吸烟者呼出烟雾 15 分钟以上 | 1= 是的<br>2= 不是，每天少于 15 分钟 | 每天超过 15 分钟 | 39.8 | | |
| 1996 | 通常情况下，你每周多少天吸入吸烟者呼出烟雾 15 分钟以上 | 1= 每天<br>2=3 天以上<br>3=1-3 天<br>4= 无 | 每周 1 天以上超过 15 分钟 | 53.5（53.2～53.8） | | |
| 2002 | 同上 | 同上 | 同上 | 53.9（50.9～55.8） | | |
| 2010 | 通常情况下，你每周多少天吸入吸烟者呼出烟雾 | 同上 | 每周 1 天以上 | 72.4（69.2～75.5） | 64.3 | 60.6 |
| 2015 | 同上 | 同上 | 同上 | 未计算 | 46.7 | 54.3 |

如果我们选择同样的标准，"每天暴露 15 分钟以上"，即 1984 年使用的标准，即暴露最严重的一部分人群。正如表 2-2 所显示的，我们可以从中分离出来标准相同的数据，除了 2010 年没有包括暴露时长限制，但是对于每天暴露于二手烟的这部分人群，时长限制与否，与暴露水平差别不大。从几次调查的结果显示，过去 25 年（1984～2010），尤其是《公约》生效 5 年来，严重二手烟暴露水平基本没有变化，而相对轻微的暴露，随着标准愈加严格，不吸烟者中暴露二手烟的比例也相应增加。这种情况无论男性还是女性，城市和农村均是这样（图 2-3A 和图 2-3B）。到 2015 年，《公约》生效 10 年后，在家中和公共场所二手烟暴露水平分别下降到 46.7% 和 54.3%，但是依然有一半左右的非吸烟者在家中或公共场所遭受二手烟的暴露。[12]

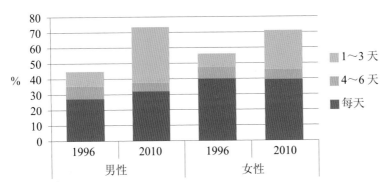

图 2-3A 15 岁以上不同性别成人每周暴露于二手烟的频率分布，1996 和 2010

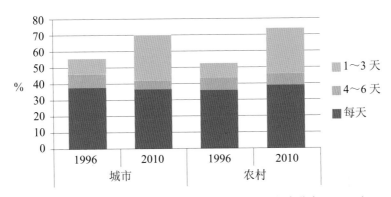

图 2-3B 15 岁以上不同地区成人每周暴露于二手烟的频率分布，1996 和 2010
来源：作者根据 1996 和 2010 年调查结果重新作图

## 三、中国吸烟归因死亡的流行病学研究

从 1980 年以来，中国在不同人群中进行了有关吸烟对人群死亡影响的流行病学研究。

### 1. 中国上海工人吸烟与健康 16 年的前瞻性研究

1978 年，中国改革开放早期进行的这个前瞻性研究是在中国上海 11 个工厂进行。这个研究包括了 9351 名 35 ~ 64 岁的成人（6494 名男性和 2857 名女性）。基线调查显示 61% 男性是现在吸烟者。在 16 年（1978 ~ 1994）的追踪期间，共有 881 名男性和 207 名女性死亡，研究结果显示，吸烟者总死亡率明显高于非吸烟者（RR 1.4；95% CI,1.2 ~ 1.7）。[13] 经其他危险因素调整后，25 岁以前吸烟者超量死亡几乎是不吸烟的两倍（RR,1.8；95% CI,1.5 ~ 2.2），肺癌、食管癌、肝癌、冠心病和慢性阻塞性肺疾患与吸烟相关的超量死亡风险都介于 1 ~ 3 倍之间

（RR-1）（详见表 2-2）。

## 2. 中国上海社区居民与吸烟相关的发病和死亡研究

该前瞻性研究是在中国上海居民社区中进行的，从 1986 年 1 月 1 日至 1989 年 9 月 30 日登记了 18 244 名男性居民，每年随访一次。到 1993 年 9 月 30 日有 852 名死亡，554 名发生癌症。研究结果显示，重型吸烟者死亡风险比不吸烟者高出 60%，癌症死亡风险是不吸烟者的 3.3 倍，而患心血管疾病的死亡风险是不吸烟者的 2~4 倍。经饮酒等危险因素调整后，重型吸烟者患肿瘤的风险是不吸烟者的 2.2 倍，特别肺癌，高达 9.4 倍。36% 的新发癌症和 21% 的死亡归因于吸烟。[14]

## 3. 中国西安工人吸烟与健康的前瞻性研究

这个研究通过随访 20 年的西安机械厂人群队列，评估吸烟者和非吸烟者人群的死亡情况。该队列于 1976 年 5 月建立，包括 1 696 名 35 岁以上人群（男性 1 124 人，女性 572 名）。该队列人群中，56% 男性和 12% 女性为吸烟者。到 1996 年 8 月 31 日，218 人死亡（173 名男性和 45 名女性）。经人口学因素和舒张压、血脂水平等调整后，相比于非吸烟者，男性和女性吸烟者全死因的相关危险度分别为 2.42 和 2.32。[15] 肿瘤、冠心病的相关危险度见表 2-2。

## 4. 中国 100 万人群吸烟与健康研究

1989~1991 年期间完成的 100 万人群的病例对照研究包括 429 852 例死亡病例和相应的对照。调查人员在 98 个地区访问了 1986~1988 年间去世的死者的家庭成员或亲属，除了回顾死者的死亡原因外，还了解死者及其对照在 1980 年前是否吸烟等健康情况。该研究首次在如此大的人群中报告了吸烟者相对于非吸烟者的主要疾病和死亡的相关危险度，包括各种癌症、呼吸系统疾病（特别是慢性阻塞性肺疾病，COPD）、心血管疾病（特别是中风和冠心病）。[16] 这是一项有关中国人群吸烟与健康影响的十分重要的研究。

死亡病例中 70% 男性吸烟，城市和农村女性中分别有 22.5% 和 12% 的吸烟者。35~69 岁男性和女性吸烟者死亡率高于非吸烟者的 23%（RR：1.23）。由于男性和女性吸烟率的差异，"男性总死亡率中的 13% 归因于烟草使用，而女性中只有 3% 人死亡归因于吸烟"；35~69 岁男性和女性吸烟导致肺癌死亡的相对危险度分别是 2.64 和 2.72。男性 52.3%，女性 19.4% 的肺癌归因于烟草死亡。根据该研究结果估计 1990 年中国有 60 万死亡归因于吸烟，按照目前的吸烟模式预测，到 2000 年归因死亡数达到 80 万，2030 年达到 200 万，2050 年达到 300 万。

### 5. 中国高血压调查中的烟草归因死亡

1991 年完成的中国高血压调查，包括 169 871 名 40 岁及以上的成人。基线调查使用标准调查问卷检查了调查对象的吸烟和其他危险因素情况。观察队列中 71.1% 男性和 9.9% 女性是吸烟者。1999 和 2000 对这个人群进行追踪，对期间死亡 17863 名的死亡医学证明书或医疗记录进行了回顾。经多风险因素调整后，男性吸烟与非吸烟的总死亡总风险比（RR）为 1.21（1.16～1.26），女性为 1.33（1.25～1.41）（P < 0.001）。2005 年男性和女性总死亡烟草归因危险度（PAF）分别为 12.9% 和 3.2%。除肺癌外，其他肿瘤、心血管疾病、呼吸系统疾病的相对危险度均在 1.5 左右；男性肺癌中 50% 以上归因于烟草使用，女性则为 14.8%。[17] 基于这项研究，估计 2005 年，在 40 岁或以上的成年人中，有673 000 人死亡归因于烟草使用。

### 6. 中国 25 万人群的吸烟与健康的前瞻性研究

中国 25 万人吸烟与健康的前瞻性研究在中国疾病监测系统中的 45 个监测点进行，1991 年 4 月 9 日到 1991 年 12 月 31 日进行基线调查。调查结果显示，74% 的吸烟者（73% 为现在吸烟者，只有 1% 为戒烟者），但这一代人的吸烟者很少比例在生命早期吸食机制卷烟。随访 40 岁及以上男性 225721 名（1950 年前出生）至 1999 年 12 月 31 日。截止到 1995 年年底，队列人群中共有 9233 名死亡，吸烟者中总死亡风险高于非吸烟者（风险比为 1.19；CI95%,1.13～1.25），12% 40～79岁男性死亡归因于烟草使用。相比于终身不吸烟者，1995 年吸烟者死于肿瘤，呼吸系统或血管疾病的相对危险度分别为 1.26、1.38 和 1.13，这些疾病中归因于烟草的比例分别为 16%、22% 和 9%。[18]1999 年，该队列人群的死亡人数达到 25 111人（城市：5 033，农村：20 078）相比于非吸烟者，城市和农村吸烟者死亡的相对危险度分别为 1.32 和 1.13，较 1995 年有所增加。1999 年城市和农村吸烟者死于几种主要疾病的相对危险度（RR）分别是：肺癌为 2.32 和 1.76，冠心病为 1.35和 1.13，COPD 为 1.42 和 1.25。城市吸烟者的相对风险大于农村的吸烟者。[19]

### 7. 中国 50 万人慢性病危险因素的前瞻性研究

一项大型的、以采集血样为基础的前瞻性研究（中国 Kadoorie 生物银行）

于 2004 年启动，目标是通过追访生活在四个城市和六个农村的 50 万人（男 210 222，女 302 669）评估生活方式、环境和遗传因素等慢性病危险因素的综合作用。基线调查于 2004~2008 年完成，目前随访截止至 2014 年 1 月 1 日。该研究以计算机辅助的问卷调查，收集烟草及其他危险行为因素数据，并对各项生理指标，身高、体重等进行了测量，并采集血样长期贮存。[20, 21] 研究发现，68% 男性和 3.2% 女性是吸烟者。截止到 2014 年 1 月，该队列已有 13 281 人死亡（城市 3 318，农村 9 963）。该队列 40~79 岁男性人群中，因烟草暴露的相关危险度在城市和农村分别为 1.65 和 1.26；该队列还报告了一些主要疾病，如肺癌、冠心病和 COPD 以及不同吸烟特点的相关危险度的变化。特别重要的是，20 岁前开始吸烟者，对总死亡的吸烟相关危险度（RR）已经达到 1.98。总的来说，男性人群吸烟归因危险度（PAF）达到 18.3%。由于不同出生年代的女性的吸烟率变化很大，PAF 相应递减，在这个队列人群中，女性只有 4% 的死亡归因于烟草使用。[20] 这个研究的发现促使更深入理解中国人群吸烟与健康的关系。

### 8. 1998 年香港成人死亡与吸烟的病例对照研究

香港地区成人死亡的病例对照研究涵盖了 1998 年前后的 27 507 例死亡病例，以及 13 054 例 35 岁以上的配偶或亲属作为对照。对于每一例死亡，都确定了死因，病例或对照都获取了 10 年前的吸烟相关信息。男性吸烟率在 60% 以上（病例为 69%，对照为 60%），女性吸烟率均在 10% 以上（病例为 21%，对照 13%）。研究详细地报告了吸烟者与非吸烟者相比的主要疾病的 RR 值，明显高于中国内地报告的结果。1998 年所有在 35~69 岁之间死亡的病例，男性烟草归因死亡的 PAF 大约为 33%，女性为 5%。[22]

### 9. 中国吸烟归因死亡流行病学研究的特点

表 2-2 汇总了近年来中国有关吸烟和人群健康的 8 项分析流行病学研究。其中 4 项（2 项上海、1 项西安和 1 项香港）的观察样本较小，西安的观察队列不足 2000 人，其余三项在 1 万~2 万人之间；上海和西安的研究为队列观察，香港研究是病例对照研究。另外 4 项研究属于大样本研究，覆盖人群从 17 万（高血压人群队列）、25 万（1990 年的队列研究）、50 万（2005 年的队列研究）和 100 万人的病例对照研究。从观察人群来看，4 项小样本研究主要集中在大城市；而另外 4 项大样本研究包括了中国较多的地区，高血压研究队列覆盖了 17 个省、

1990 年 25 万人群覆盖了 45 个地区、50 万人队列包括了 10 个地区，而 100 万人病例对照研究覆盖了 98 个地区。除了西安机械厂的研究，样本太小外，综合考虑地域、研究时间，这些研究结果是一致的。

　　这些 RR 值和其他亚洲国家和地区的研究结果也类似，[23] 基本上低于欧洲和北美研究的结果，[24-26] 目前中国研究中观察到的 RR 值和英国医生研究早期随访研究结果（1951～1971）[27] 类似。香港地区男性吸烟的健康影响和美国中年男性的结果类似。[28]

表 2-2　中国吸烟与健康研究 35 岁以上人群几种主要疾病的相关危险度和归因死亡分数汇总

| 研究文献编号° | 所有病因 | | 肺癌 | | 冠心病 | | 慢性阻塞性肺疾病 COPD | |
|---|---|---|---|---|---|---|---|---|
| | RR | PAF (%) | RR | PAF (%) | RR | PAF (%) | RR | PAF (%) |
| 1. 上海工厂 | 1.4 (1.2～1.7) | 20 (12～29) | 3.8 (2.1～6.8) | 63 (52～78) | 1.8 (1.0～3.2) | | 2.5 (1.4～4.4) | |
| 2. 上海社区 | 1.6 | 21 | 1.9* | | 2.0 | | | |
| 2. 上海社区 | | 34 | 9.4 | | | | | |
| 3. 西安工厂-男性 | 2.42 1.72～3.42 | | 2.50* 1.41～4.43 | | 3.61 1.35～9.67 | | | |
| 3. 西安工厂-女性 | 2.32 1.18～4.56 | | 1.98* 0.50～7.92 | | 4.67 0.78～27.8 | | | |
| 4.百万病例-男性 | 1.23 （0.01） | 13% | 2.72 （0.05） | 52.3 | 1.28 （0.03） | 14.7 | 1.43 （0.03） | 22.6 |
| 4.百万病例-城市男性 | 1.29 （0.03） | | 2.98 （0.05） | | 1.28 （0.03） | | 1.57 （0.03） | |
| 4.百万病例-农村男性 | 1.22 （0.02） | | 2.57 （0.08） | | 1.28 （0.05） | | 1.41 （0.03） | |
| 4. 百万病例-女性 | 1.23 （0.03） | 2.7 | 2.64 （0.08） | 19.4 | 1.3 （0.05） | 1.5 | 1.72 （0.05） | 9.3 |
| 4.百万病例-城市女性 | 1.40 （0.03） | | 3.24 （0.06） | | 1.37 （0.04） | | 2.51 （0.06） | |
| 4.百万病例-农村女性 | 1.14 （0.04） | | 1.98 （0.12） | | 1.22 （0.09） | | 1.50 （0.06） | |
| 5. 高血压调查-男性 | 1.28 （1.23～1.33） | 12.9 | 2.44 （2.01～2.96） | 50.6 | 1.21 （1.03～1.42） | 12.9 | 1.19 （1.05～1.35） | 12.1 |

续表

| 研究文献编号° | 所有病因 | | 肺癌 | | 冠心病 | | 慢性阻塞性肺疾病 COPD | |
|---|---|---|---|---|---|---|---|---|
| | RR | PAF (%) | RR | PAF (%) | RR | PAF (%) | RR | PAF (%) |
| 5. 高血压调查-女性 | 1.33 | 5 | 2.76 (2.18~3.49) | 14.8 | 1.41 (1.15~1.71) | 3.8 | 1.61 (1.37~1.89) | 17.1 |
| 6. 25万人调查-城市 | 1.32 (1.28~1.37) | 17 | 2.32 (2.08~2.59) | | 1.35 (1.23~1.47) | | 1.42 (1.30~1.55) | |
| 6. 25万人调查-农村 | 1.13 (1.11~1.15) | 9 | 1.76 (1.62~1.91) | | 1.13 (1.07~1.20) | | 1.25 (1.21~1.30) | |
| 7. 50万人调查-城市 | 1.65 (1.59~1.73) | 26 | 2.98 (2.66~3.33) | | 1.63 (1.49~1.77) | | 4.61 (3.71~5.71) | |
| 7. 50万人调查-农村 | 1.22 (1.20~1.25) | 14 | 2.30 (2.13~2.48) | | 1.24 (1.17~1.32) | | 1.41 (1.31~1.51) | |
| 8. 香港病例对照-男性 | 1.92 (1.7~2.16) | 33 | 4.99 (4.0~6.22) | | 1.58 (1.27~1.97) | | 3.68 (2.58~5.26) | |
| 8. 香港病例对照-女性 | 1.62 (1.4~1.88) | 10 | 3.06 (2.3~4.07) | | 1.96 (1.3~2.96) | | 13.27 (7.19~24.49) | |

注：*. 表示格中的 RR 值是针对所有肿瘤死亡的

°：1. 中国上海工人吸烟与健康 16 年的前瞻性研究

2. 中国上海社区居民与吸烟相关的发病和死亡研究

3. 中国西安工人吸烟与健康的前瞻性研究

4. 中国百万人群病例对照研究

5. 中国高血压调查

6. 中国 25 万人群的吸烟与健康的前瞻性研究

7. 中国 50 万人慢性病危险因素的前瞻性研究

8. 1998 年香港成人死亡与吸烟的病例对照研究

来源：作者根据相关文献制表

然而，根据中国 Kadoorie 生物银行队列的研究，20 岁前开始吸烟的城市男性吸烟者的总死亡风险已经达到从不吸烟者的两倍（RR 1.98，1.79～2.19），每天吸烟超过 25 支者也接近两倍（RR 1.93，1.75–2.12），这已经同西方国家的吸烟相关风险（RR）接近了。[19] 中国 2010 年调查显示，中国 15～34 岁男性中一半以上是吸烟者，年轻吸烟者 50% 以上都是在 20 岁前开始吸烟。[29]

## 四、估计中国人群的吸烟健康风险

上一节几个主要的人群吸烟与健康的研究均报告了烟草使用的归因分数和估计的中国人群吸烟归因死亡数。这些研究结果一般不能直接外推到全国，因为中国幅员辽阔、人口众多，不同地区人群过去几十年的吸烟暴露累积风险是不同的，其他危险因素差异很大，例如室内燃煤暴露。近年来，全球疾病负担等研究通过间接法，估计中国吸烟归因健康风险。

### 1. 估计吸烟健康风险的方法

#### （1）估计烟草使用的人群归因风险

人群归因危险度（PAF）就是估计暴露于某种危险因素所致死亡占总死亡的比例。更准确地说，PAF法指在一个特定的时间周期，其他危险因素保持不变的情况下，消除该暴露危险因素，人群可能减少的疾病风险的比例，即PAF分值。计算PAF，主要包括以下几个步骤：①与终生不吸烟者比较，估计现在吸烟者和戒烟者发生疾病的相对风险（RR）；②确定在特定的时间，要估计的风险人群的烟草流行的水平和特点；③估计不同疾病和年龄性别人群的PAF，应用特定疾病的PAF值估计烟草归因死亡。[4] 最常用来估计PAF的经典公式见下。该公式在无混淆因素情况下，计算出的暴露与疾病的关系才是合理的。[30]

计算 $PAF$ 的经典公式是：

$$PAF = \frac{P(RR-1)}{P(RR-1)+1} \quad （1）$$

$P$ 是目标人群的暴露流行率，RR 是与暴露相关的疾病的相对危险度。与吸烟相关的疾病是由大量的科学证据证实的。

根据上述公式，PAF是由两个部分确定的：相对危险度（RR）和人群烟草流行率。下图（图2-4）显示了在不同烟草流行水平下，相对风险（$RR$）和人群归因分数（$PAF$）的关系。从图中可见，当相对危险度较低，如RR=1.5-3，吸烟流行率为60%，全死因的烟草归因危险度（PAF）则为0.20～0.50之间（这可能是中国男性目前和未来 20 年的烟草归因死亡危险度）。如果相对风险（RR）为 10，这是上世纪 50 年代，英国医生研究和美国 100 万人前瞻性研究 II 期中获得的相对危险度，烟草流行率为 50%，则烟草归因死亡分值（PAF），为 0.8。[4]

总的来说，使用 PAF 法计算烟草归因死亡需要以下信息：①过去 20 年目标人群的吸烟流行情况；②该人群的吸烟和非吸烟者针对特定疾病死亡的相关危险度；③该人群中的分年龄、性别和死因的生命统计资料。假若吸烟流行率为 60%，吸烟与人群死亡的相对危险度为 3，则人群归因死亡则为 0.5，即有一半的死亡归因于该种危险因素。

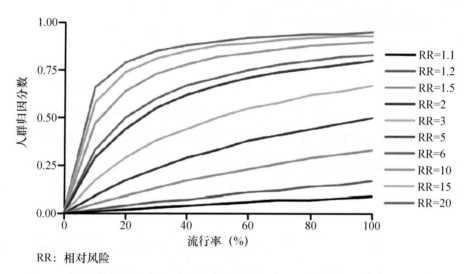

RR：相对风险

图 2-4 不同吸烟流行水平情况下相对危险度（RR）和人群归因分值的关系（PAF）

来源：2014 年美国卫生总监报告第 12 章图 650 页

### （2）人群烟草流行模式与烟草累积风险估计

由于现阶段的烟草累计风险与几十年前的烟草流行特点相关。这个烟草累积风险，不仅是烟草流行水平，还包括开始吸烟的年龄，吸烟的持续时间，每天吸烟量，吸入深度，和卷烟的特性，如焦油和尼古丁含量或过滤嘴类型等数据。即使在很多工业化国家，这些数据也是缺乏的。

由于不可能得到历史上的吸烟流行特点的数据，所以采取间接估计的方法来测量全球、一个地区甚至一个国家的烟草累计风险。很多著名的流行病学经典研究已经观察到，每日吸烟量越多、吸烟周期越长，肺癌的患病风险增加。[31-33] 也就是说，癌症风险增加的水平是同暴露水平的增加相关联的，这常常称为"剂量反应关系"，为评估疾病与暴露之间是否存在因果关系提供可靠的基础。

是否使用吸烟者肺癌发病或死亡与不吸烟者肺癌发病或死亡水平的差，也可以反推吸烟累计的风险？ Peto 等学者提出了用吸烟者与不吸烟者肺癌死亡率差与参照人群的肺癌死亡率差之比来估计吸烟累积风险，即为"Peto-Lopez 法"。[34] 这个方法的关键就是把研究人群中吸烟者的肺癌超额死亡率与参照人群中吸烟者的肺癌超额死亡率之比转化为吸烟累积风险暴露的替代指标，即吸烟影响比（SIR）以替代传统方法中的吸烟流行率来表达吸烟累积风险。这个指标定义为，研究人群中由吸烟引起的肺癌超额死亡率（高于不吸烟者肺癌的部分）与已知参照人群中的终身吸烟者的超额肺癌死亡率（高于不吸烟者肺癌的部分）之比。

$$SIR = \frac{C_{LC} - N_{LC}}{S^*_{LC} - N^*_{LC}} \quad （2）$$

$C_{LC}$：研究人群（可以是一个国家，一个地区）的分年龄－性别的肺癌死亡率。

$N_{LC}$：同一人群中不吸烟人群的肺癌死亡率

$S^*_{LC}$ 和 $N^*_{LC}$：参照人群中吸烟和不吸烟人群的肺癌死亡率。

结果，SIR 在 PAF 公式中，代替了烟草流行率"P"。

$$PAF = \frac{P(RR-1)}{P(RR-1)+1} = \frac{SIR(RR^*-1)}{[SIR(RR^*-1)+1]} \quad （3）$$

$RR^*$：参照人群中的相对危险度

这个公式的含义是研究人群中肺癌与非吸烟者的肺癌之差与参照人群吸烟者肺癌和非吸烟者肺癌之差的比例关系。如果吸烟影响比（SIR）与参照人群相等，则吸烟累积风险和参照人群一致。研究人群和参照人群的吸烟流行水平可能不同、人群的吸烟量可能不同，平均吸烟周期也可能不同，但是综合起来的吸烟累积风险是相同的。总之借助参照人群，可以较容易估算研究人群的吸烟累积风险，就不需要分别估计研究人群的吸烟率、吸烟量和吸烟周期了。基本上选择的参照人群都是美国癌症预防研究Ⅱ期（CPS-Ⅱ）覆盖的人群。之所以使用该研究结果，因为该研究是在吸烟流行水平处于最高峰时开展的不可多得的随访研究，意味着 CPS-Ⅱ人群为暴露吸烟累积风险最高的人群。

为了计算 SIR，根据等式 2，需要 4 个参数，即研究人群肺癌死亡率、不吸烟人群肺癌死亡率，参照人群吸烟人群和非吸烟人群的肺癌死亡率。用于计算该人群特定时间段的分年龄性别的肺癌死亡数据，一般来自于目标国家的生命统计数据。美国癌症预防研究 II 期（CPS-II）提供参照人群的吸烟者和非吸烟者肺癌的死亡率（表 2-3）。这样能计算出吸烟累积风险与参照人群吸烟累积风险的比值，即吸烟影响比（SIR）。唯一一个间接计算的参数是研究人群中不吸烟者肺癌死亡率 $N^*_{LC}$。由于只有极少数国家（美国和中国）有不吸烟者肺癌死亡率的直接计算结果，其他国家的估计都来自这两个国家的结果。

表 2-3　CPS-II 参照人群吸烟和非吸烟者肺癌死亡率（1/10 万）

| 年龄组 | 吸烟者 | | 非吸烟者 | |
|---|---|---|---|---|
| | 男性 | 女性 | 男性 | 女性 |
| 30 ~ 44 | 8.9 | 9.4 | 1.7 | 1.6 |
| 45 ~ 59 | 124.0 | 81.6 | 7.1 | 6.8 |
| 60 ~ 69 | 496.6 | 246.6 | 17.3 | 6.8 |
| 70 ~ 79 | 985.5 | 375.3 | 31.0 | 29.8 |
| 80+ | 1183.5 | 409.7 | 42.3 | 40.3 |

来源：WHO 全球报告：吸烟归因死亡表 1

由于各种原因，中国、印度和其他一些发展中国家不吸烟者肺癌相当高。例如，Errati 和 Lopez 观察到中国不吸烟者肺癌年龄别专率明显高于美国（图 2-5）。中国不同地区之间不吸烟者肺癌死亡水平的差别也非常大，城市高于农村，沿海高于内陆。中国与美国，以及中国不同地区非吸烟者肺癌死亡率的变化可以用中国过去几十年家庭用煤取暖和烹饪的模式来解释。在中国煤是主要的家庭能源，常常是在没有充分通风设备的室内燃烧。[35, 36] 人们暴露于煤烟和烹饪燃料，导致肺癌上升。在内地农村，收入很低，生物燃料（例如，作物残留物和木材）一直是占主导地位的家用燃料，而沿海农村和城市煤的使用更普遍。例如中国云南宣威的肺癌发生率和死亡率均非常高，研究已经证明主要的影响因素是燃煤导致的室内空气污染。[37, 38]

同时，刘伯齐等人的研究也发现，虽然中国不同城市和农村不吸烟者肺癌死亡差别很大，甚至相差 10 倍，但是吸烟者肺癌和非吸烟者肺癌的相对危险度近似恒定（图 2-6）。

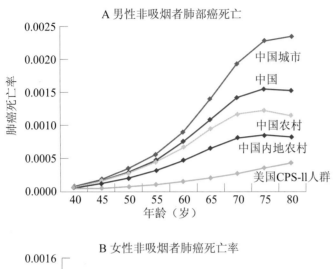

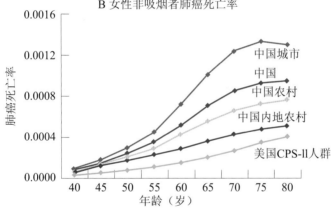

图 2-5　不同人群中非吸烟者的肺癌死亡率。注意男性和女性肺癌死亡率的标尺是不一致的。

来源：Ezzati M, Lopez AD (2003) Measuring the accumulated hazards of smoking:global and regional estimates for 2000. Tobacco Control, 12:79–85[39]

　　在肺癌背景死亡率如此大的变化的情况下，恒定的相对危险度意味着不吸烟人群肺癌死亡率高，吸烟所致的超量肺癌死亡率也高，不吸烟者人群的肺癌死亡率低，吸烟者导致相同比例的超量肺癌死亡率也低。这就为把肺癌超额死亡率转化为吸烟流行率的替代指标提供了证据。由于非吸烟者的肺癌死亡率高，可能存在的其他导致肺癌的因素会混淆这个结果。因此，Ezzati 等用研究人群和参考人群中从不吸烟者肺癌死亡率对等式 1 的分子和分母进行调整，以避免这样的混淆。[7] 即当非吸烟者人群肺癌死亡率高时，其计算出来的吸烟累积风险，用 $\dfrac{N^{*}_{LC}}{N_{LC}}$ 进行调整。如果在中国、印度，其非吸烟者肺癌死亡可能为参考人群的 5 倍，则吸烟累积风险只是原计算结果的 20%。这样调整的结果可以解释为，当目标人群非吸烟者肺癌高到一定比例，即使吸烟累积风险很高，但是导致非吸烟者发生肺癌的因素，会降低吸烟累积风险的作用。如果按照前面的观察，说无论不吸烟者的肺癌死亡差别多大，但是吸烟者肺癌和非吸烟者肺癌死亡率比是恒定的，当研究人群的背景肺癌死亡率是参照人群的 10 倍时，比如中国，吸烟累积风险就是估计值的十分之一，这种调整是否合理，还有待进一步研究。

$$SIR = \frac{C_{LC} - N_{LC}}{S^{*}_{LC} - N^{*}_{LC}} \times \frac{N^{*}_{LC}}{N_{LC}} \quad (4)$$

$C_{LC}$：研究人群的（年龄 - 性别）肺癌死亡率

$N_{LC}$：同一人群中不吸烟人群的肺癌死亡率

$S^{*}_{LC}$ and $N^{*}_{LC}$：在参照人群中吸烟和不吸烟人群的肺癌死亡率

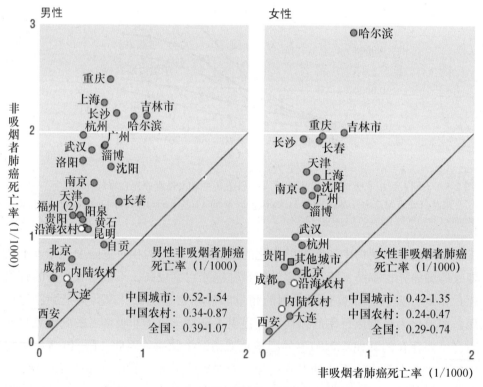

图 2-6    35 ~ 69 岁人群吸烟和不吸烟者的肺癌死亡率比

来 源：Emerging tobacco hazards in China：1. retrospective proportional mortality study of one million deaths. BMJ 317 图 4

### （3）相对危险度（RR）估计

接下来，需要估计现在吸烟和戒烟者与终身不吸烟者相比的相关疾病的相对危险度（RR）。相对危险度（RR）测量暴露于某一危险因素时，暴露组的危险度（测量指标是累积发病率或死亡率）与那些没有暴露于该因素的对照组的危险度之比，称为率比（rate ratio）。危险度比反映暴露于发病（死亡）关联强度的指标。当暴露于烟草使用，死于某类疾病的风险，与那些不暴露于烟草使用的风险相等，这两个风险比值（RR）等于 1。如果暴露者的风险较高，那么相对风险就大于 1。同时要注意的是，等式 3 中的相对风险不是普通的 RR，而是每个 SIR 的 RR*。它需要从每个吸烟者的 RR 反推回来。[39]

对常见疾病的常见风险因素使用相对危险度是流行病学文献中的标准方法，这是因为它能够反映大多数危险因素的"风险放大"作用。针对吸烟这个特定的危险因素，刘伯齐等（1998）发现，在中国，在城市和乡村，不吸烟者同一疾病死亡率迥异的背景下，肺癌和其他重大疾病死亡归因于烟草的相对风险大致恒定。[16] 按血清胆固醇分层的心血管疾病研究结果也证实了这一发现。[40]

当 CPS-II 作为参照人群时，这些不同疾病的相对危险度未进行潜在的混杂因素调整。为了尽量减少这种偏差的潜在来源，除肺癌和慢性阻塞性肺疾患以外，Peto 等使用减半其他所有疾病的相对危险度用于估计目标人群的超额死亡风险。但 GBD 研究和 WHO 的估计对这些方法做了一些改变。

## 2. 中国人群吸烟归因死亡评估研究

### （1）估计中国人群吸烟健康风险的工作步骤

上世纪 90 年代到 2000 年间的吸烟归因死亡的吸烟累积风险应该归因于 1960~1970 年期间的烟草累积暴露。前面介绍的流行病学研究显示，据被调查者回忆，虽然男性吸烟水平很高，但开始吸烟平均年龄在 20 岁以后，吸烟量较低。1960~1970 年期间的烟草生产量也只是 1984 年的烟草生产量的五分之一到五分之二之间也可以佐证这个判断。为了估计当年中国人的吸烟累计风险，我们可以按照等式 3 提供的方法，计算吸烟影响比（SIR）。吸烟累积风险的估计在 GBD 研究中有所变化，对于肿瘤和慢性呼吸系统疾病使用 SIR 估计的吸烟累积风险，对心血管疾病使用十多年前的吸烟率（即 1996 年吸烟流行病学调查结果）估算吸烟累积风险。计算 SIR 的四个参数的来源如下：

1）中国人群非吸烟者肺癌死亡率来源于中国 100 万人群的病例对照研究；[16]

GBD 研究也参考了亚太地区其他研究的非吸烟者肺癌死亡率的结果。[41]

2）中国人群肺癌死亡率来源于中国死因登记、疾病监测点数据或癌症登记的数据，其覆盖率不高于 40%。对中国国家级死因登记数据的漏报率估计为 20% 左右。[42]，非国家监测网络的死因登记漏报率达到 30%。[43]。虽然GBD2010 重新评估了死亡水平估算和死因推断的系列创新策略，对于中国，重点在于校正死亡水平，估算多种死因所占比例，在此基础上确定人群肺癌死亡率。调整后的全人群肺癌死亡率和不吸烟者肺癌死亡率差会有所变化。所以这个调整，对 SIR 结果是有影响的。

3）参照人群的吸烟者和不吸烟者肺癌数据来自为 CPS-Ⅱ人群。

4）对中国，作为不吸烟者肺癌死亡率高的地区，按照 Ezzati 等的方法，估计不同地区家庭煤用量进行调整。对 SIR 进行调整。[7]

有关吸烟相关疾病的 RR 值的估计 [44] 从 80 年代到现在，中国进行了一些病例对照或队列研究，获得暴露于烟草的主要疾病的相对危险度。国际上对中国的烟草归因疾病负担研究中，主要参考刘伯齐教授报告的 100 万人群 24 个城市和 74 个农村地区的三大类疾病，及其细类疾病的吸烟相关危险度（见本章表 2-2 ）。

1）由食管癌和五个小部位（口腔、咽、喉、胰腺和胆囊）的癌症组成上呼吸消化道癌症，并根据各肿瘤的死亡数进行加权。中国还观察到肺结核的吸烟相对危险度。

2）刘的研究未包括的一些与吸烟相关的疾病，其相对风险估计值来自于CPS-Ⅱ研究人群。

3）通过反算，将刘伯齐等（1998）研究中的每一吸烟者的相对危险度转换算成每一 SIR（1990 和经过估算的 2000 年 SIR）单位的相对危险度（即，等同于 CPS-Ⅱ中的终生吸烟者）（表 2-4 ）。

4）随着中国吸烟流行模式的变化，2010 年后估计烟草相关疾病的 RR 值可能需要参考 50 万人前瞻性研究的结果；或者参考其他国家烟草相关危险度变化的趋势，对中国人群吸烟相关危险度的变化进行估计，以便在未来年代选择适合的 RR 值。

这样就能计算不同性别年龄的吸烟死亡归因分数（PAF）；在对不同类别疾病不同性别、年龄段人群总死亡数估算基础上，估算归因死亡数。

表 2-4 1990 年 100 万人研究的相对危险度和通过反算得到每个 SIR[a] 单位的相对危险度

| 原因 | 男性 | | | | 女性 | | | |
|---|---|---|---|---|---|---|---|---|
| | 35-69 岁 | | ≥70 岁 | | 35-69 岁 | | ≥70 岁 | |
| | RR | RR/SIR 单位 | RR | RR/SIR 单位 | RR | RR/SIR 单位 | RR | RR/SIR 单位 |
| 肺癌 | 2.72 | 20.97 | 2.47 | 35.76 | 2.64 | 14.19 | 2.50 | 15.06 |
| 上呼吸消化道癌症 | | 7.71 | | 9.90 | | 2.78 | | 3.89 |
| 其他癌症 | | 4.39 | | 5.12 | | 1.56 | | 2.30 |
| 慢性阻塞性肺病 | 1.43 | 6.32 | 1.63 | 16.03 | 1.72 | 6.62 | 1.70 | 6.26 |
| 肺结核 | 1.20 | 3.32 | | 7.32 | 1.29 | 2.58 | | 2.49 |
| 其他呼吸系统疾病 | | 1.80 | | 3.14 | | 1.83 | | 1.79 |
| 心血管疾病 | 1.15 | 2.69 | 1.06 | 2.40 | 1.01 | 1.11 | 1.02 | 1.11 |
| 其他原因（参考类别）[c] | 1.00 | 1.00 | 1.00 | 1.00 | 1.00 | 1.00 | 1.00 | 1.00 |

注释：该表来自 Majid Ezzati and Alan D. Lopez，Smoking and oral tobacco use，in Comparative Quantificationof Health Risks Global and Regional Burden of Disease Attributable to Selected Major Risk Factors（Volume 1）Edited byMajid Ezzati，Alan D. Lopez，Anthony Rodgersand Christopher J.L. Murray 的表 11-2 和 11-3 的合并。

a 等同于 CPS-Ⅱ终生吸烟者。

b 由于中国女性吸烟率低，女性的吸烟相对风险很可能不稳定。

c 由于刘伯齐等（1998）采用的成比例死亡率方法无法获得参照组原因的归因死亡率，因此只计算了总的相对风险。与此同时，由于该类别中某些死亡病例也是由吸烟导致的，所以为这些原因采用了 CPS-Ⅱ的相对危险度。

## （2）对中国人群吸烟归因死亡的估计

M Ezzati 和 AD Lopez 报告了不同国家和地区 2000 年的吸烟累积风险（SIR），单独报告中国男性和女性的 SIR 分别为 63% 和 4%，[44] 估计 2000 年中国男性人群归因于烟草死亡的比例为 13%，归因死亡人数为 49 万人，女性归因死亡比例为 4%，死亡人数为 10 万人。[7]2008 年 WHO 发布了题为《全球健康风险：疾病归因于选定的主要风险》报告，估计每年超过五百万人死亡和疾病负担归因于单一原因：烟草使用。[45] 紧接着，2012 年 WHO 发布了"归因于烟草的死亡"报告，[46] 提供了高收入以及低中收入国家 2004 年归因于烟草使用的首次估计。WHO 报告了中国在 2000 年时，大约 96.8 万 30 岁以上的成人（占总死亡的 11.6%）死于烟草相关疾病，其中男性大约为 55 万（占总死亡 12%）、女性 42 万（占总死亡为 11%）。[46]GBD2010 估计中国 2010 年时，35 岁以上成人中有 120.7 万人死于烟草所致的疾病（占总死亡的 14.54%），其中男性 91.1 万（占总死亡的 18.33%），女性 29.5 万（占总死亡的 8.87%）。不同死因的吸烟归因死亡见表 2-5。

根据这三项研究的结果，对中国男性烟草归因分数的估计，2000 年为 13% 左右，2010 年为 18%。这个估计是合理的；对于中国女性来说，烟草归因危险度 WHO2008 估计为 11%（数据于 2008 年发布，但使用 2005 年前的数据 2005），GBD 2010 的估计为 8.7%。这个估计明显偏高，与中国女性的吸烟模式完全不匹配。过去几十年，中国女性，尤其是 35 ~ 69 岁女性，吸烟率十分低，且一直呈下降趋势，所以 WHO2008 和 GBD 2010 结果对女性烟草归因分数的估计明显偏高。其原因可能没有对中国人群的肺癌的背景死亡率调整到位。正如 Ezzati 等指出的，"如果我们没有考虑中国不吸烟者的肺癌，男性 SIR 可能同东欧国家男性类似，女性也可能比其他发展中国家的 SIR 高。"[44] 是否如此，还需要进一步研究。

表 2-5　采用 PAF/SIR 间接估计法对中国 35 岁人群吸烟
相关疾病的归因死亡数和归因分值的估计

| 死亡原因 | Ezzati 等 [7]（35 岁以上人群）（2000） | WHO[46]（30 岁以上人群）（2004） | 2010 GBD[47]（35 岁以上人群）（2010） |
|---|---|---|---|
| 全人群 | | | |
| 全死因 | 7 500 000 | 8 375 603.7 | 8 303 700 |
| 归因于烟草的死亡 | 5 900 00 | 968 318.74 | 1 206 977 |
| 归因于烟草的死亡比例（%） | 7.87 | 11.56 | 14.54 |
| 支气管肺癌 | | 381 673.08 | 513 300 |
| 归因于烟草使用死亡数 | | 183 768.52 | 172 273 |
| 归因于烟草的死亡比例（%） | | 48.15 | 33.56 |

续表

| 死亡原因 | Ezzati 等 [7]（35 岁以上人群）（2000） | WHO[46]（30 岁以上人群）（2004） | 2010 GBD[47]（35 岁以上人群）（2010） |
|---|---|---|---|
| 冠心病 | | 720 938.04 | 948 700 |
| 归因于烟草使用死亡数 | | 28 272.08 | 238 235 |
| 归因于烟草的死亡比例（%） | | 3.92 | 25.11 |
| 慢性阻塞性肺疾病（COPD） | | 1 406 535.98 | 934 400 |
| 归因于烟草使用死亡数 | | 508 897.44 | 207 527 |
| 归因于烟草的死亡比例（%） | | 36.18 | 22.21 |
| 男性 | | | |
| 全死因 | 3 770 000 | 4 532 967.14 | 4 972 800 |
| 归因于烟草的死亡 | 490 000 | 549 995.22 | 911 547 |
| 归因于烟草的死亡比例（%） | 13.00 | 12.13 | 18.33 |
| 支气管肺癌 | 490 000 | 258 821.28 | 360 100 |
| 归因于烟草使用死亡数 | 98 000 | 143 789.6 | 128 565 |
| 归因于烟草的死亡比例（%） | 20.00 | 55.56 | 35.70 |
| 冠心病 | | 363 068.74 | 533 900 |
| 归因于烟草使用死亡数 | | 14 378.96 | 197 265 |
| 归因于烟草的死亡比例（%） | | 3.96 | 36.95 |
| 慢性阻塞性肺疾病（COPD） | 493 939 | 683 001 | 534 400 |
| 归因于烟草使用死亡数 | 163 000 | 230 063 | 97 447 |
| 归因于烟草的死亡比例（%） | 33.00 | 33.68 | 18.23 |
| 女性 | | | |
| 全死因 | 3 330 000 | 3 837 742.35 | 3 330 900 |
| 归因于烟草的死亡 | 100 000 | 420 241.47 | 295 430 |
| 归因于烟草的死亡比例（%） | 3.00 | 10.95 | 8.87 |
| 支气管肺癌 | 94 444 | 121 557 | 153 200 |
| 归因于烟草使用死亡数 | 17 000 | 38 204 | 43 708 |

续表

| 死亡原因 | Ezzati 等[7]（35岁以上人群）（2000） | WHO[46]（30岁以上人群）（2004） | 2010 GBD[47]（35岁以上人群）（2010） |
|---|---|---|---|
| 归因于烟草的死亡比例（%） | 18.00 | 31.43 | 28.53 |
| 冠心病 | | 354 253 | 414 800 |
| 归因于烟草使用死亡数 | | 13 892 | 40 970 |
| 归因于烟草的死亡比例（%） | | 3.92 | 9.88 |
| 慢性阻塞性肺疾病（COPD） | 98 361 | 725 872 | 400 000 |
| 归因于烟草使用死亡数 | 60 000 | 281 319 | 110 080 |
| 归因于烟草的死亡比例（%） | 61.00 | 38.76 | 27.52 |

注：作者根据研究报告和相关文献编辑

## 五、估计二手烟暴露的归因死亡

从上世纪 70 年代，科学界就关注二手烟带来的健康危害。美国卫生总监系列报告（1972、1974、1986、2006）、美国国家科学委员会、美国环境保护署、美国加州环保署、国际癌症研究中心、澳大利亚国立健康医学研究中心、英国烟草与健康科学委员会和世界卫生组织都发布了有关二手烟对健康影响的研究结果，充分的证据显示暴露于二手烟导致成年人肺癌、冠心病、脑卒中和慢性阻塞性肺疾患，导致儿童肺部感染、中耳炎等疾病。

### 1. 二手烟暴露评估

首先，我们需要了解二手烟暴露中的问题，这对我们选择合理的相对危险度和暴露水平都十分重要。二手烟，作为可能引起疾病的危险因素，需要了解其暴露的时间和地点，以及累积暴露等情况。[48, 49]暴露评估研究存在固有的方法学的困难，首先是确定暴露时间。例如，整个生命周期的二手烟暴露可能与肺癌的发生有明显关系，最近暴露可能与哮喘发作有关。第二，有些场所，存在多个危险因素，例如室内燃煤污染，因而使暴露评估十分困难。此外，由于距离吸烟者的位置和时间的差异，结果也有所不同。

选择替代指标，如结婚对象为吸烟者，或配偶吸烟量是一个通常的做法，描述和评估二手烟暴露。[50]中国有关二手烟暴露和健康效应研究中也用到这样的方法，在后面我们还会详述。

另一个常用的流行病学调查方法，即是使用问卷，测量二手烟暴露的流行水平，以及在主要的场所，包括家庭、工作场所和公共场所，公共交通工具二手烟暴露的比例。中国全国烟草流行病学调查都是这样的问卷调查，调查结果在研究流行模式中已经介绍。这个方法依然存在测量误差，以及回忆偏性，尤其是回忆较长时间的暴露时。两项研究评估了终身暴露二手烟问卷的信度。[51, 52]研究结果显示配偶是否吸烟问题的重复性很高，即信度较好，但暴露量其重复性很低，显示信度不高。Emerson 和他的同事评价了哮喘患儿的家长提供信息的重复性。[53]他们发现孩子发病一周内，父母报告他们的吸烟情况和吸烟量是高度可靠的。

生物标志物可以提供暴露现象或大致的剂量。人们通常在很多场所，如家庭、工作场所、公共场所、交通环境暴露于二手烟烟雾，这些地方通常被称为"微环境"。[54]利用微环境模型，可以根据不同场所暴露时间测量二手烟烟雾或某些成分，如尼古丁的加权平均值，或者在微环境内待的时间长度来估计总暴露。[55]中国也使用微环境模型估计餐馆和酒吧内的二手烟暴露。[56]

## 2. 二手烟暴露的潜在健康后果的定量估计

一般来说，所有评估研究对于二手烟暴露和健康后果或疾病的相对风险的选择，均主要来源于针对上述不同类别疾病的相对危险度的文献荟萃分析的结果。

### 肺癌

对于肺癌，早在 20 世纪 80 年代，日本的一项前瞻性队列研究[50]和希腊的一个病例对照研究[57]就证实了二手烟暴露与非吸烟者肺癌的关系。现在已经有充分的证据确定二手烟暴露与终生不吸烟者肺癌之间存在因果关系。这一结论延伸到所有肿瘤与二手烟暴露的关系。2006 年美国卫生总监报告指出，汇集的证据显示，同吸烟者一起生活，暴露于二手烟的非吸烟者，与非暴露者相比，增加 20%~30% 的肺癌发生风险。[58]中国的研究和这个结果类似。[59]

### 心血管和其他慢性疾病

2006 年美国卫生总监报告对多项研究的荟萃分析指出，二手烟暴露增加 25%~30% 的冠心病风险。[58]Fischer 等于 2015 年发表了包含 24 篇有关二手烟与冠心病、脑卒中和 COPD 的健康风险论文的荟萃分析，[60]二手烟暴露所致冠心病的死亡风险增高依然在 25%～30% 的范围内；补充了脑卒中的二手烟暴露风险（RR：1.35，男：1.40，女：1.43）。同时 Oono 的覆盖 20 篇文献的荟萃分析表明，[61] 脑卒中的二手烟暴露风险的 RR 为 1.25（95%CI：1.12～1.38），RR 的变化为非线性剂量反应关系，接触 5 只卷烟 / 天的 RR 为 1.16（95%CI：1.06～1.27），接触 40 只卷烟 / 天为 1.56（95%CI 为 1.25～1.96）。香港的研究也略高于这个荟萃分析的结果。

Fischer 的这篇综述也定量报告了二手烟暴露导致 COPD 的 RR 值达到 1.66（男：1.50，女：2.17）。中国的研究结果略低于这个比例。[62]

### 儿童二手烟暴露风险

已经有充分的证据证明父母吸烟，尤其是母亲吸烟导致的二手烟暴露增加婴儿下呼吸道（LRI）感染、中耳炎等疾病的风险。[58]Jones 等针对 2 岁以下婴幼儿的下呼吸道感染，与二手烟暴露的 60 篇合格文献的荟萃分析，发现父亲、父母或任何家庭成员吸烟，增加 LRI 风险的比值比（OR）分别为 1.22（95% CI：1.10～1.35），1.62（95% CI：1.38～1.89）和 1.54（95% CI：1.40～1.69）。[63]

## 3. 估计中国人群二手烟暴露的健康风险

虽然在其他许多国家都回顾了被动吸烟导致的死亡风险，[64] 但是中国很少对这个危险因素进行系统评估。鉴于成人和儿童二手烟暴露方式的差异，以及引发的疾病的不同，需要对成人和儿童的暴露水平分别评估。对于成人在家中或工作场所、餐厅等公共场所的暴露信息源自国家流行病学调查；针对儿童的暴露信息，主要来源于文献回顾。这几个研究被动吸烟和疾病死亡关系的相对危险度来自于荟萃分析。

Gan Q 等 [65] 报告 2002 年因被动吸烟导致 22 200 人死于肺癌（男性 5 700，女性 16 500），33800 人死于冠心病（6 300 男性，27 500 女性），被动吸烟增加了非吸烟者 20/10 万的死亡风险。Wang JB 等 [66] 估计 2005 年 5.2% 的非吸烟者肺癌死亡归因于源自配偶的被动吸烟，另外 6.2% 归因于工作场所被动吸烟。非吸烟妇女肺癌中共有 11507 肺癌死亡（11.1%）归因于配偶或工作场所的被动吸烟。GBD2010 估计 [47]2010 年中国非吸烟人群被动吸烟的归因死亡人数为 159 000，占总死亡的 1.9%，肺癌死亡中，15 662 例（3.6%）为归因于二手烟暴露的不吸烟者，男性为 5 540 例，女性为 10 122 例。冠心病死亡中，15 662 例（3.6%）为归因于二手烟暴露的不吸烟者，男性为 5 540 例，女性为 10 122 例。同时 2010 年 0~5 岁儿童中，大约死于下呼吸道感染和中耳炎病例估计有 2.7 万，大约四分之一的下呼吸感染和 20% 的中耳炎病例死亡可归于二手烟暴露。

　　正如前面提到的，二手烟暴露的评估中，中国依然缺乏充足的流行病学研究证据，特别是环境烟草烟雾暴露的详细信息和疾病相关信息。虽然中国的关于二手烟的健康危害的证据还有待于进一步探索和深化，但是全球的证据，以及中国目前二手烟暴露水平的证据，已经足够支持公共卫生干预。

## 参考文献

[1] ROCKVILLE, MD. Smoking and Health. Report of the Advisory Committee to the Surgeon General of the Public Health Service [J]. Department of Health, Education and Welfare, Public Health Service Publication No 1103, 1964, 390.

[2] OFFICE OF THE SURGEON G, OFFICE ON S, HEALTH. Reports of the Surgeon General [M]. The Health Consequences of Smoking: A Report of the Surgeon General. Atlanta(GA)；Centers for Disease Control and Prevention(US). 2004.

[3] CENTERS FOR DISEASE C, PREVENTION, NATIONAL CENTER FOR CHRONIC DISEASE P, et al. Chemistry and Toxicology of Cigarette Smoke and Biomarkers of Exposure and Harm [M]. How Tobacco Smoke Causes Disease: The Biology and Behavioral Basis for Smoking-Attributable Disease: A Report of the Surgeon General. Atlanta(GA)；Centers for Disease Control and Prevention(US). 2010.

[4] PREVENTION N C F C D, SMOKING H P O O, HEALTH. The Health Consequences of Smoking—50 Years of Progress: A Report of the Surgeon General [M]. United States. Public Health Service. Office of the Surgeon General., 2014.

[5] LOPEZ A D, COLLISHAW N E, PIHA T. A descriptive model of the cigarette epidemic in developed countries [J]. Tobacco control, 1994, 3(3): 242-247.

[6] THUN M, PETO R, BOREHAM J, et al. Stages of the cigarette epidemic on entering its second century [J]. Tobacco control, 2012, 21(96-101.

[7] MAJID E, ALAN D L. Smoking and oral tobacco use [M]//EZZATI M, LOPEZ A D, RODGERS A, et al. Comparative quantification of health risks: global and regional burden of disease attributable to selected major risk factors. OMS. 2004.

[8] XZ W, ZG H, DY C. Smoking prevalence in Chinese aged 15 and above [J]. Chin J(Engl), 1987,

100(886-892.

[9] YANG G, FAN L, TAN J, et al. Smoking in China: findings of the 1996 National Prevalence Survey [J]. Jama, 1999, 282(13): 1247-1253.

[10] 杨功焕，马杰民，刘娜，等 . 中国人群 2002 年吸烟和被动吸烟的现状调查 [J]. 中华流行病学杂志 , 2005, 2): 77-83.

[11] LI Q, HSIA J, YANG G. Prevalence of smoking in China in 2010[J]. The New England journal of medicine, 2011, 364(25): 2469-2470.

[12] 中国疾病预防控制中心 . 2015 年中国成人烟草流行调查报告 [M]. 北京 : 人民卫生出版社 , 2016

[13] CHEN Z M, XU Z, COLLINS R, et al. Early health effects of the emerging tobacco epidemic in China. A 16-year prospective study [J]. Jama, 1997, 278(18): 1500-1504.

[14] YUAN J M, ROSS R K, WANG X L, et al. Morbidity and mortality in relation to cigarette smoking in Shanghai, China. A prospective male cohort study [J]. Jama, 1996, 275(21): 1646-1650.

[15] TH L, Y H, LS L, et al. Mortality attributable to smoking in China [J]. Jama, 1997, 278(1505-1508.

[16] LIU B Q, PETO R, CHEN Z M, et al. Emerging tobacco hazards in China: 1. Retrospective proportional mortality study of one million deaths [J]. Bmj, 1998, 317(7170): 1411-1422.

[17] GU D, KELLY T N, WU X, et al. Mortality attributable to smoking in China [J]. The New England journal of medicine, 2009, 360(2): 150-159.

[18] NIU S R, YANG G H, CHEN Z M, et al. Emerging tobacco hazards in China: 2. Early mortality results from a prospective study [J]. Bmj, 1998, 317(7170): 1423-1424.

[19] CHEN Z, PETO R, ZHOU M, et al. Contrasting male and female trends in tobacco-attributed mortality in China: evidence from successive nationwide prospective cohort studies [J]. Lancet(London, England), 2015, 386(10002): 1447-1456.

[20] CHEN Z M, PETO R, IONA A, et al. Emerging tobacco-related cancer risks in China: A nationwide, prospective study of 0.5 million adults [J]. Cancer, 2015, 121 Suppl 17(3097-3106.

[21] CHEN Z, LEE L, CHEN J, et al. Cohort profile: the Kadoorie Study of Chronic Disease in China(KSCDC)[J]. International journal of epidemiology, 2005, 34(6): 1243-1249.

[22] LAM T H, HO S Y, HEDLEY A J, et al. Mortality and smoking in Hong Kong: case-control study of all adult deaths in 1998[J]. Bmj, 2001, 323(7309): 361.

[23] ZHENG W, MCLERRAN D F, ROLLAND B A, et al. Burden of total and cause-specific mortality related to tobacco smoking among adults aged >/=45 years in Asia: a pooled analysis of 21 cohorts [J]. PLoS medicine, 2014, 11(4): e1001631.

[24] SERVICES U D O H A H. Reducing the health consequences of smoking: 25 years of progress. A report of the Surgeon General [M]. Rockville DHHS Publication, 1989.

[25] HUMANS I W G O T E O C R T, ORGANIZATION W H, CANCER I A F R O. Tobacco smoke and involuntary smoking [M]. IARC, 2004.

[26] PIRIE K, PETO R, REEVES G K, et al. The 21st century hazards of smoking and benefits of stopping: a prospective study of one million women in the UK [J]. Lancet(London, England), 2013, 381(9861): 133-141.

[27] DOLL R, PETO R, WHEATLEY K, et al. Mortality in relation to smoking: 40 years' observations on male British doctors [J]. Bmj, 1994, 309(6959): 901-911.

[28] THUN M J, CARTER B D, FESKANICH D, et al. 50-year trends in smoking-related mortality in the United States [J]. The New England journal of medicine, 2013, 368(4): 351-364.

[29] 中国疾病预防控制中心. 2010 全球成人烟草调查 [M]. 北京 : 军事医学科学出版社 , 2011.

[30] ROCKHILL B, NEWMAN B, WEINBERG C. Use and misuse of population attributable fractions [J]. American journal of public health, 1998, 88(1): 15-19.

[31] DOLL R, PETO R. Cigarette smoking and bronchial carcinoma: dose and time relationships among regular smokers and lifelong non-smokers [J]. Journal of epidemiology and community health, 1978, 32(4): 303-313.

[32] FREUND K M, BELANGER A J, D'AGOSTINO R B, et al. The health risks of smoking. The Framingham Study: 34 years of follow-up [J]. Annals of epidemiology, 1993, 3(4): 417-424.

[33] YAMAGUCHI N, MOCHIZUKI-KOBAYASHI Y, UTSUNOMIYA O. Quantitative relationship between cumulative cigarette consumption and lung cancer mortality in Japan [J]. International journal of epidemiology, 2000, 29(6): 963-968.

[34] PETO R, LOPEZ A D, BOREHAM J, et al. Mortality from tobacco in developed countries: indirect estimation from national vital statistics [J]. Lancet(London, England), 1992, 339(8804): 1268-1278.

[35] SMITH K R, SHUHUA G, KUN H, et al. One hundred million improved cookstoves in China: how was it done? [J]. World Development, 1993, 21(6): 941-961.

[36] DU Y X, CHA Q, CHEN X W, et al. An epidemiological study of risk factors for lung cancer in

Guangzhou, China [J]. Lung cancer(Amsterdam, Netherlands), 1996, 14 Suppl 1(S9–37.

[37] HE X Z, CHEN W, LIU Z Y, et al. An epidemiological study of lung cancer in Xuan Wei County, China: current progress. Case-control study on lung cancer and cooking fuel [J]. Environmental health perspectives, 1991, 94(9–13.

[38] WANG T J, ZHOU B S, SHI J P. Lung cancer in nonsmoking Chinese women: a case-control study [J]. Lung cancer(Amsterdam, Netherlands), 1996, 14 Suppl 1(S93–98.

[39] EZZATI M, LOPEZ A D. Smoking and oral tobacco use [M]//EZZATI M, LOPEZ A D, RODGERS A, et al. Comparative Quantification of Health Risks Geneva；WHO. 2004

[40] JEE S H, SUH I, KIM I S, et al. Smoking and atherosclerotic cardiovascular disease in men with low levels of serum cholesterol: the Korea Medical Insurance Corporation Study [J]. Jama, 1999, 282(22): 2149–2155.

[41] THUN M J, HANNAN L M, ADAMS-CAMPBELL L L, et al. Lung cancer occurrence in never-smokers: an analysis of 13 cohorts and 22 cancer registry studies [J]. PLoS medicine, 2008, 5(9): e185.

[42] WANG L, WANG L J, CAI Y, et al. [Analysis of under-reporting of mortality surveillance from 2006 to 2008 in China] [J]. Zhonghua yu fang yi xue za zhi [Chinese journal of preventive medicine], 2011, 45(12): 1061–1064.

[43] CHEN G, HUANG H, MA X, et al. [Investigation on under-reported deaths in Xuanwei Yunnan province, during 2011–2013] [J]. Zhonghua yu fang yi xue za zhi [Chinese journal of preventive medicine], 2015, 49(6): 541–545.

[44] EZZATI M, LOPEZ A D. Measuring the accumulated hazards of smoking: global and regional estimates for 2000[J]. Tobacco control, 2003, 12(1): 79–85.

[45] WHO. Global health risks: mortality and burden of disease attributable to selected major risks [M]. Geneva: World Health Organization, 2009.

[46] SALUD O M D L. WHO global report: mortality attributable to tobacco [M]. Geneva World Health Organization, 2012.

[47] YANG G, WANG Y, ZENG Y, et al. Rapid health transition in China, 1990–2010: findings from the Global Burden of Disease Study 2010[J]. Lancet(London, England), 2013, 381(9882): 1987–2015.

[48] JAAKKOLA M S, JAAKKOLA J J. Assessment of exposure to environmental tobacco smoke [J]. The European respiratory journal, 1997, 10(10): 2384–2397.

[49] JAAKKOLA M S, SAMET J M. Occupational exposure to environmental tobacco smoke and health risk assessment [J]. Environmental health perspectives, 1999, 107 Suppl 6(829-835).

[50] HIRAYAMA T. Cancer mortality in nonsmoking women with smoking husbands based on a large-scale cohort study in Japan [J]. Prev Med, 1984, 13(6): 680-690.

[51] PRON G E, BURCH J D, HOWE G R, et al. The reliability of passive smoking histories reported in a case-control study of lung cancer [J]. American journal of epidemiology, 1988, 127(2): 267-273.

[52] COULTAS D B, PEAKE G T, SAMET J M. Questionnaire assessment of lifetime and recent exposure to environmental tobacco smoke [J]. American journal of epidemiology, 1989, 130(2): 338-347.

[53] EMERSON J A, HOVELL M F, MELTZER S B, et al. The accuracy of environmental tobacco smoke exposure measures among asthmatic children [J]. Journal of clinical epidemiology, 1995, 48(10): 1251-1259.

[54] STUDIES N R C B O E, POLLUTANTS T C O A I A H E T A. Human exposure assessment for airborne pollutants: advances and opportunities [J]. Washington, DC(United States); National Academy Press, 1991,

[55] KLEPEIS N E. An introduction to the indirect exposure assessment approach: modeling human exposure using microenvironmental measurements and the recent National Human Activity Pattern Survey [J]. Environmental health perspectives, 1999, 107(Suppl 2): 365-374.

[56] LIU R, JIANG Y, LI Q, et al. An assessment of health risks and mortality from exposure to secondhand smoke in Chinese restaurants and bars [J]. PloS one, 2014, 9(1): e84811.

[57] TRICHOPOULOS D, KALANDIDI A, SPARROS L. Lung cancer and passive smoking: conclusion of Greek study [J]. Lancet(London, England), 1983, 2(8351): 677-678.

[58] (US)O O S A H. Publications and Reports of the Surgeon General [M]. The Health Consequences of Involuntary Exposure to Tobacco Smoke: A Report of the Surgeon General. Atlanta(GA); Centers for Disease Control and Prevention(US). 2006.

[59] MCGHEE S M, HO S Y, SCHOOLING M, et al. Mortality associated with passive smoking in Hong Kong [J]. Bmj, 2005, 330(7486): 287-288.

[60] FISCHER F, KRAEMER A. Meta-analysis of the association between second-hand smoke exposure and ischaemic heart diseases, COPD and stroke [J]. BMC Public Health, 2015, 15(1202)

[61] OONO I P, MACKAY D F, PELL J P. Meta-analysis of the association between secondhand

smoke exposure and stroke [J]. Journal of public health(Oxford, England), 2011, 33(4): 496-502.

[62] YIN P, JIANG C Q, CHENG K K, et al. Passive smoking exposure and risk of COPD among adults in China: the Guangzhou Biobank Cohort Study [J]. Lancet(London, England), 2007, 370(9589): 751-757.

[63] JONES L L, HASHIM A, MCKEEVER T, et al. Parental and household smoking and the increased risk of bronchitis, bronchiolitis and other lower respiratory infections in infancy: systematic review and meta-analysis [J]. Respiratory research, 2011, 12(5).

[64] WOODWARD A, LAUGESEN M. How many deaths are caused by second hand cigarette smoke? [J]. Tobacco control, 2001, 10(4): 383-388.

[65] GAN Q, SMITH K R, HAMMOND S K, et al. Disease burden of adult lung cancer and ischaemic heart disease from passive tobacco smoking in China [J]. Tobacco control, 2007, 16(6): 417-422.

[66] WANG J B, JIANG Y, WEI W Q, et al. Estimation of cancer incidence and mortality attributable to smoking in China [J]. Cancer causes & control: CCC, 2010, 21(6): 959-965.

# 第三章

# 中国控烟和反控烟的
# 行动主体和环境

杨功焕

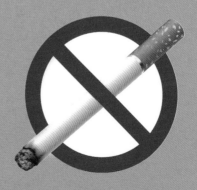

## 摘要

　　中国的烟草控制是在共产党领导下的多党合作和政治协商体制下，覆盖13亿人群的大国中进行的。两会（指中华人民共和国全国及地方各级人民代表大会和中国人民政治协商会议）代表能接近决策过程，烟草控制是代表们关注的重要议题。中国的烟草控制框架公约履约工作部际协调领导小组（以下简称履约协调领导小组）包括了与公约履行相关的主要政府部门，负责中国烟草控制框架公约的履行，大多数部委积极控烟，但是致命的错误是国家烟草专卖局成为履约协调小组的成员，并负责烟草制品成分管制及其成分披露，烟草制品的包装和标签等条款的执行，这给烟草业干预控烟提供了便利条件。但此次国务院的机构改革，已经把控烟履约职责化归到国家健康委员会了，这是一个很大的进步。许多医学专家、公共卫生专家，法学专家和媒体工作者均参与到烟草控制活动中。这些专家以专业组织、非政府组织或个人的名义，通过发布研究或调查报告表达他们的意见和建议；媒体传播他们的评论，影响公众舆论，从而影响决策。实力雄厚的烟草公司是一个强劲的反对控烟的利益集团。中国烟草公司能够利用他们的经济和政治影响力，采用一系列的策略和伎俩，影响国家和地方政府控烟的立法过程。

**关键词：** 人大、政协、烟草控制、非政府组织、国家烟草专卖局、中烟公司、中国

　　世界卫生组织《烟草控制框架公约》（以下简称《公约》）的成功制定和履行，得益于各国政府对执行公约的承诺和努力。缔约国成员意识到，履行公约符合联合国大会1966年12月16日通过的《经济、社会、文化权利国际公约》中提到的人人有权享有达到最高身心健康的原则。[1]《公约》的成功执行与各国政府的强有力的支持有关。正如《公约》第4条指导原则指出：在国家、区域和国际层面均需要强有力的政治承诺以制定和支持多部门的综合措施和协调一致的应对行动；《公约》第5条一般义务中也要求：每一缔约方根据本公约及其议定书，需要制定、实施、定期更新和审查本国多部门综合烟草控制战略、计划和规划。[2]

　　中国，一个有13亿人口的大国，包括3亿以上的吸烟者，7.4亿的被动吸烟者，如何履行烟草控制框架公约？与烟草控制相关的法规如何更新，又如何执行？为了回答这些问题，首先需要回顾与烟草控制相关的政治体制、社会各界力量，以及烟草企业的特点，以便在中国的决策体制下推进与烟草控制相关法律的

制定和实施。

## 一、中国的政体与烟草控制

中国共产党领导的多党合作和政治协商制度是中华人民共和国的一项基本的政治制度。《中华人民共和国宪法》规定了中国共产党的核心领导地位。中华人民共和国的国家权力是通过中国共产党、中央人民政府、省及其地方代表实现的。人民代表大会制度、中国共产党领导的多党合作和政治协商制度[3]、民族区域自治制度以及基层群众自治制度构成了中国政治制度的核心内容和基本框架。根据中华人民共和国现行《宪法》，中央国家机构包括全国人民代表大会（NPC）及其常务委员会、国家主席、国务院、中央军事委员会、最高人民法院和最高人民检察院。[4]

中国共产党指挥全局，协调各方面的工作，共产党在各类机构中发挥领导核心作用。中共中央政治局常务委员会（PSC）是中国最高决策机构。《中国共产党章程》第十六条明确规定：有关全国性的重大政策问题，只有党中央有权做出决定，各部门、各地方的党组织可以向中央提出建议，但不得擅自做出决定和对外发表主张。[5]

中华人民共和国全国人民代表大会是最高国家权力机关。根据《宪法》第62和63条规定，全国人大有权修改宪法，监督宪法实施，制定和修改法律，批准和废除条约，批准国民经济和社会发展计划和国家预算，选举和弹劾国家和司法官员等多项权力。[4]

每届人大持续五年。每年3月，大约3000名代表从全国各地到北京讨论国家大事，第十三届全国人民代表大会设有10个专委会，其中宪法和法律委员会、财政经济委员会和教育科学文化卫生委员会与烟草控制均有关系。[6]全国人民代表大会常务委员会第10届第十七次会议于2005年8月28日通过关于批准世界卫生组织《烟草控制框架公约》的决定。[7]

中国人民政治协商会议，简称人民政协或政协，是中国共产党领导的，代表多党合作和政治协商制度的统一战线组织，正如在中华人民共和国宪法序言中明确阐述的。[8]

两会（指中华人民共和国全国及地方各级人民代表大会和中国人民政治协

商会议）代表能接近决策过程，是一支重要的控烟力量。自 2006 年《公约》在中国生效以来，每年两会，烟草控制都是代表们的提案或议案的重要议题。在许多省一级的两会中，烟草控制也是重要的议题。代表们针对禁止室内公共场所和工作场所吸烟、增加烟草制品税收、烟草制品的包装和标签、禁止烟草广告促销和赞助，以及控烟管理体制等重要问题提交一系列议案和提案。虽然这些议题大多数并没有被接纳，但是代表们执着地提了又提。2011 年，281 名全国政协委员的控烟联合提案引起了很大的反响。[9]2013 年媒体报道，"全国人大代表黄细花，今年仍将执着地提出'加快公共场所控烟立法'的建议，这是她连续提出控烟建议的第五个年头"。[10]2017 年的人大会议中，代表称有关烟盒图形警示的建议已经连续提了 10 年，但依然没有进展。[11]

中华人民共和国国务院，即中央人民政府，是国家最高行政机关。国务院的组成人员包括总理、副总理、国务委员、各部部长、各委员会主任、审计长和秘书长。在程序上，国务院总理是由主席提名，由全国人民代表大会审查，并由主席任命和废免。国务院其他成员由总理提名，由全国人民代表大会常务委员会审查，并由主席任命。2018 年 3 月 14 日，第十三届全国人民代表大会批准了国务院机构改革的职能转变的方案。改革后的国务院下设 25 个部委和可以直接向国务院报告的中央管理机构。应当提到，政府工作中一切重大的政策和事项须报党中央批准。[12]2007 年，国务院批准成立了《烟草控制框架公约》履约工作部际协调领导小组（简称履约协调领导小组），由工业信息化部任组长单位。[13]批准国家烟草专卖局（以下简称 STMA）作为履约协调领导小组成员是这项批准的重大错误，因为明显违反《烟草控制框架公约》第 5.3 条。但 2018 年国务院进行机构改革，成立国家卫生健康委员会，已把《烟草控制框架公约》履约工作职责划归国家卫生健康委员会，这是一个很大的进步。[14]

在经济快速发展 20 多年、遭遇大量的环境和健康问题后，中国政府已经逐渐意识到"健康危害型经济"必须转向"健康友好型经济"。有利人民健康就成为产业结构调整和经济转型的新标准，也是最重要的标准。但是政府领导显然还没有把健康发展模式同遏制烟草经济关联起来。

## 二、推进国家烟草控制行动

协调一致和富有战略性的国家行动会导致烟草消费的实质性下降。制定一个国家烟草控制行动计划、建立协调机制和强化实施国家烟草行动计划的能力建设是成功遏制烟草流行的关键步骤。

## 1. 中国烟草控制国家协调机制

机构能力建设是长期可持续性烟草控制工作的关键，为制定和成功地实施全面的国家烟草控制行动计划起到至关重要的作用。《公约》第五条要求缔约方"设立或加强并资助国家烟草控制协调机制或联络点"。这个国家烟草控制协调机制应该包括建立一个多部门的国家烟草控制委员会、专题小组、工作小组或指导委员会。世界卫生组织建议，应该根据该国相应机构的职能，评估参加机构或组织在推动和制定国家烟草控制行动计划方面的潜力来组建协调机制。这样做的目的是确保有利于公约执行的最关键的部门的参与，并具有最广泛的代表性和执行力；但是要注意避免包括那些可能会削弱或阻碍协调机制开展烟草控制工作的代表参加。选择最关键的部门以便使委员会的规模便于管理。大国可能需要在地区和省级建立多部门烟草控制协调机制以便在这些行政级别发展适宜的行动计划。[15]

中国的履约协调领导小组会包括了与公约履行相关的主要政府部门，负责《公约》的履行（图 3-1），[13] 但是该履约协调领导小组的组成存在几个致命的弱点。

■ 履约协调领导小组仅仅是政府部门间的协调机构，没有包括市民社会的代表部门。《公约》明确指出，市民社会参与烟草控制的决策在促进公约履行、降低烟草消费及其相关死亡方面十分重要，很多国家烟草控制协调机构都有市民社会的代表参加。市民社会的代表一般包括媒体、非政府组织、医学界、法律界以及工商界的代表机构。但是在中国，市民社会的代表是很难加入到这样的决策机构中。

■ 该协调领导小组的组长单位不是卫生部，而是工业和信息化部（简称工信部）。工信部的职责主要包括提出新型工业化发展战略和政策，制定并组织实施工业、通信业的行业规划、计划和产业政策，监测分析工业、通信业运行态势，负责提出工业、通信业和信息化固定资产投资规模和方向，统筹推进国家信息化工作等十五项职能。[16] 很明显，国家工信部不是一个合适的协调烟草控制的组长单位。唯一的原因是因为工信部是 STMA 的主管部门，而控烟协调小组的组长单位是随着 STMA 的归属而变化的；在工信部的领导班子成员中包括 STMA 的局长。这意味着在中国，控烟的领导权实质上是交给了 STMA。2018 年，事情有了转机。第十三届全国人大已经批准了《国务院机构改革报告》，烟草控制工作已经由工业信息化部划归全国卫生健康委员会了。全国卫生健康委员会应利用此良机，组建一个行之有效的履约协调领导小组。

■ 最糟糕的一点是，STMA 以政府部门的名义，也成为履约协调领导小组的成员，负责烟盒包装，标签和烟草制品的信息披露等条款的执行。这是明显地违背了组建烟草控制协调委员会的原则，违反《公约》5.3 条。这种安排导致了严重的利益冲突。世界卫生组织敦促会员国在设计实施和评估烟草控制行动计划时不要让烟草企业参与，但中国政府认为，STMA 是一个政府部门，应该参与与烟草有关的一切事务，就形成了目前的局面。然而十多年的履约实践表明，STMA 在该履约协调领导小组里一直在阻碍公约的执行，尤其是由 STMA 负责的公约条款几乎没有任何进展。STMA 的这些阻碍行为在烟草制品管制（第 10 章）、烟草制品包装（第 11 章）和全面禁止烟草广告、促销和赞助（第 12 章）等章节将会详细介绍。

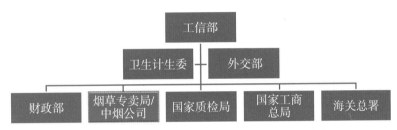

图 3-1　烟草控制框架公约履约工作部际协调领导小组
来源：作者根据国务院批复作图。

## 2. 中国烟草控制国家行动计划

《公约》5.1 条指出，每一缔约方应根据本公约及其作为缔约方的议定书，制定、实施、定期更新和审查国家多部门综合烟草控制战略、计划和规划。

2012 年 12 月 21 日，《中国烟草控制规划（2012～2015 年）》正式对外公布。[17] 按照公约履约第 3 年，缔约方应出台控烟规划。中国在履约 6 年后终于出台了规划，规划目标很宏伟，但是却缺乏相关政策措施来实现这些目标，实际上到 2015 年底，这些目标基本没有实现。总的来说，该控烟规划存在以下问题：

■ 规划中描述的烟草控制措施并没有指出如何解决最根本的问题，如何保护控烟政策不受烟草业的干扰。不仅没有这样做，甚至让烟草业参与其中，导致规划中列出的履约措施都被弱化。这个做法明显违背《公约》5.3 条的原则。

■ 其次，规划未涉及烟盒上放置图形警示，对增加烟草制品税率和价格既没有承诺，也无安排。

■ 规划在禁止烟草广告、促销和赞助，以及在公共场所禁止吸烟的表述相对强一些，但是国家政府如何执行也缺乏时间表。

因此，控烟专家对这个规划进行了批评，促进制定真正有效的烟草控制国家规划。[18]

回顾 2012 ~ 2015 年的控烟行动，烟草制品已经加税和加价，虽然这项控烟政策并没有包括在控烟规划中，但财政部很好地履行了这项控烟政策；人大通过的广告法包括了全面禁止烟草广告的条款；在禁止室内公共场所和工作场所吸烟方面，很多地方政府，特别是北京出台了严格的公共场所禁止吸烟的条款。

比对《规划》的目标，成人吸烟率并未从 2010 年的 28.1% 下降到低于 25%，2015 年依然保持在 27.7% 的水平。提高烟草危害的认知率的目标也未达到，这与最有效的传播健康知识的烟盒包装策略一直未使用有关。而之所以出现这种情况，是因为 STMA 作为履约协调领导小组的成员，在控烟决策中有话语权，导致 STMA 成功阻碍该政策的实施。

更严重的是，2016 ~ 2020 年的控烟行动计划，到本书出版之际（2018 年）仍未出台。

## 三、政府各部门的烟草控制行动

常规的烟草控制工作由国家卫生和计划生育委员会，原卫生部负责。早在 1979 年 2 月，卫生部联合财政部、农业部和轻工业部发布了《关于宣传吸烟有害和控制吸烟的通知》，[19]1988 ~ 1998 年，卫生部和多个部委协作，开展促进无烟医院、无烟学校、无烟交通工具等运动，并成功地在国际国内航线禁止吸烟。通过世界银行贷款等国际项目，开展控烟干预等健康促进活动。于 1997 年 8 月 24 至 28 日，中国在北京举行第十届世界烟草或健康大会，[20] 以 "烟草：不断蔓延的瘟疫" 作为大会主题，推动世界卫生组织主持制定国际公约，促进全球烟草控制，遏制烟草流行在发展中国家蔓延。

卫生部积极促成和组织《公约》谈判。2006 年公约在中国生效后，卫生部按照履约职责，以创建全国无烟医疗卫生系统，推动卫生系统作为控烟示范；促进北京、上海圆满实现 "无烟奥运"、"无烟世博" 目标，以及地方城市的无烟立法，以推动全国室内公共场所无烟立法，建设无烟环境。其次，卫生部要求全国职能部门开展大众传播活动，宣传吸烟及二手烟的危害，并于2012年发表了吸烟危害健康的第一份政府报告；[21] 并通过世界无烟日主题活动，传播控烟策略；制定《中国临床戒烟指南》，开展戒烟门诊和戒烟热线试点，不断提高医务人员戒烟服务能力。2012～2015年慢性病防治工作规划中，把履行烟草控制框架公约、促进控烟宣传、提供临床戒烟服务等列为慢性病防治的关键措施之一。[22] 在各个部委中，卫生部是主张积极控烟的。公约谈判前，为了促进国家发展改革委及多个部委理解《公约》对国家发展的意义，卫生部组织研讨会，讨论烟草控制框架公约对中国人民的健康和经济发展的影响。中国政府代表团基本持积极促成《公约》的立场，谈判中卫生部的意见往往占主导地位，而STMA的意见一般不能左右谈判团的成员。但是在工信部成为组长单位后的履约部际协调会议中，卫生部的意见很难得到作为组长单位的工信部支持，卫生部处于弱势地位，很多主张在部际协调会议中得不到理解和支持，而无法实现。2014年10月，卫生计生委起草了"公共场所控制吸烟条例（草案）"，[23] 提交国务院，该条例规定室内公共场所全面禁止吸烟，并明确了室外全面禁止吸烟的公共场所，并规定了相应的配套措施，是一款基本符合公约精神的法规。但该法规在国务院已经搁置了3年多了。

在履约协调领导小组的八部委中，除外交部和海关总署一般不参加控烟事务讨论外，财政部、国家工商行政管理局积极履约，他们的表现在烟草加税和禁止烟草广告、促销和赞助中有详细地描述。而国家质量监督检验检疫总局以下简称国家质检总局和国家烟草专卖局比较靠近，从2008年两家联合发布的《中华人民共和国境内卷烟包装标识的规定》（以下简称《国内烟盒标识规交》）[24] 就可以看出其态度。详见第十一章。

其他部委，如教育部、民政部对烟草控制都呈积极态度，例如教育部联合卫生部发布学校禁止吸烟的规定，[25] 民政部了解《公约》基本精神后，取消烟草企业2008年获得"慈善"奖资格，并规定今后烟草业不得入选。[26] 但是国务院所属的更多部委和直属机构，如国家发展改革委、科技部、文化部、环保部、农业部，社会科学院、工程院、国务院发展研究中心，以及中国共产党中央委员会所属各部门，如中宣部的中央文明指导办公室以及各类干部学院等等，均没有进入控烟的大平台。而这些部门一旦接触到烟草控制的议题，均持支持态度，如中央党校，国家行政学院都是积极主动支持烟草控制行动的。

## 四、专家学者、专业部门和非政府组织与烟草控制

回顾中国的控烟史，专家学者、卫生专业部门与相应的非政府组织在烟草控制中的作用难以截然分开。这是因为与控烟相关的几个著名的非政府组织，都是卫生专业部门的专家和退休官员成立的，而这些非政府组织的活动，多数是依托专家学者来推动的。虽然非政府组织的作用和职能部门有所区别，但基本类似，故合并在本节描述。

2000 年前，中国的控烟运动主要由专家学者推动。1970 年前后，世界各国科学家研究证实吸烟有害健康的结果陆续发表后，中国医学界的泰斗叶恭绍、翁心植、吴英恺、吴阶平向当时卫生部长钱信忠致信，建议在全国开展控烟工作，力促政府采取控烟行动[27]。1990 年，时任中国卫生部部长的陈敏章教授提议成立了中国控制吸烟协会（当时的名称为中国吸烟与健康协会），开启了中国的烟草控制。

上世纪 90 年代，中国控烟协会举办了多次全国性的吸烟与健康学术研讨会；卫生部等几家单位联合发布 1996 年中国人群吸烟流行病学调查结果，显示中国人群男性吸烟率高达 63%，不吸烟者二手烟暴露水平高达 53%。[28] 几个吸烟与健康的大型流行病学研究成果报告 1990 年中国男性吸烟归因死亡危险人数达到 60 万，如不控制，到 2000 年将增至 80 万，2030 年将增至 200 万，2050 年将增至 300 万。[29] 与此同时，全国大约 40% 的地级以上城市（154 个）出台了禁止在公共场所吸烟的法规。[30]1997 年第十届世界烟草与健康大会在北京成功举行，中国最高领导人江泽民，世界卫生组织总干事中岛宏等在开幕式上做了重要讲话。[31] 媒体广泛报道这种种活动，在中国形成了控烟的热潮。2000 年，《公约》谈判正式启动，经过 3 年多 6 轮谈判，《公约》终于在 2003 年 5 月 56 届世界卫生大会上全票通过，于 2005 年 2 月 27 日正式生效。2003 年 11 月 10 日，中国常驻联合国代表王光亚代表中国签署了《公约》，成为第 77 个签约国；2005 年 8 月全国人大第十七届常委会批准世界卫生组织《烟草控制框架公约》；《公约》于 2006 年 1 月 8 日在中国正式生效执行。中国于此开启了在《公约》指导下的控烟活动。[32] 之后，不仅越来越多的医学专家、公共卫生专家参与了烟草控制活动，很多法学专家也参与到烟草控制活动中来。在烟草控制有关的非政府组织和专业部门中，有几个组织在烟草控制中特别活跃。

**中国控制吸烟学会**（Chinese Association on Tobacco Control）。当时的卫生部部长陈敏章教授十分支持控烟，在他的倡导和支持下，中国吸烟与健康协会于 1990 年成立，这是一个全国性的专职于烟草控制的学术性和社会性群众团体，由支持烟草控制的官员、专家、学者、记者和演艺界明星等组成。2004 年 6 月 21 日，更名为中国控制吸烟协会。全国人大常委会原副委员长吴阶平教授任首届协会会长，全国人大常务委员会副委员长何鲁丽、韩启德和全国政协副主席钱正英先后任协会名誉会长。卫生部副部长退休后相继担任第二、第三和第四届协会会长。由于 2015 年后，中国政府规定政府官员不得担任学会会长，[33] 本届协会会长为心血管病专家胡大一教授。协会下设吸烟与疾病控制、医院控烟、青少年控烟、媒体与演艺界控烟和控烟用品 5 个专业委员会。聘请著名歌唱家，最高领导人习近平主席夫人彭丽媛女士，体育明星姚明、张怡宁、刘璇，演艺界名人姜昆、濮存昕、鞠萍、杨澜、冯远征、牛莉等为"中国控烟形象大使"。协会成立以来，委托学术机构开展烟草相关流行病学调查，组织全国吸烟与健康学术研讨会，特别是成功举办第十届世界烟草或健康大会、两岸四地烟害防制交流研讨会等，积极推进无烟学校、无烟医院、无烟广告城市等活动，近年来，在监督、追踪、揭露烟草业的干预，政策倡导方面起着重要的作用。[34] 中国控烟协会有很强的行政资源和政治网络，早期可联合国家部委共同发布文件，共同开展工作。控烟协会的名誉会长和会长，本身就身处各级领导岗位，很多专家学者也是各级人大和政协的委员和代表，可以直接参政议政；同时协会聚集了相当多的医学界的专家学者，传播吸烟对健康的危害时，有相当的权威性；控烟协会聘请了许多国际专家，使中国的控烟一开始就得到国际社会的支持。在各省也有省级的控烟协会，尤其是上海、北京、广东等的控烟协会在促进当地的控烟立法中也发挥了重要的作用。在本书的各章，对中国控烟协会的活动均有详细描述。

**中国疾病预防控制中心**（Chinese Center of Disease Control and Prevention，China CDC）。从上世纪 90 年代以来，中国疾病预防控制中心（原中国预防医学科学院）的专家学者开展了 1996 年和 2002 年烟草流行病学调查，25 万人的吸烟与健康的前瞻性队列研究；1999 年年中国预防医学科学院接受卫生部委托，由杨功焕教授负责组织《公约》谈判的对案准备，并作为专家加入中国政府代表团专家，参加《公约》谈判。2009 年 5 月中国疾病预防控制中心整合控烟力量，成立了中国疾病预防控制中心控烟办公室，内设综合办 /项目办、政策、监测、干预等四个部门。协助卫生部和履约协调领导小组，推进中国的履约和控烟工作，建立全国烟草控制工作网络，开展烟草控制专业人员能力建设，实施国家烟草控制工作计划，建立烟草监测系统，组织 2010、2015 成人吸烟流行病学调查和 2014 年青少年吸烟流行病学调查，为相关部门制定烟草控制相关的法律、法规、规章、政策、标准和规划等提供科学依据和政策咨询。[35] 和中国政法大学联合成立的"法律专家控烟联盟"，促进地方出台无烟法规，开展无烟医院、无烟学校、无烟机关等运动，建立戒烟热线，促进戒烟服务。其下属的部分省和地区疾病控制中心，开始把烟草控制列为慢性病控制的主要内容，但多数的省及地区疾病控制中心，烟草控制工作还未列上议事日程。

**新探健康发展研究中心**（简称新探）。成立于 2001 年，是国家民政部批准注册、国家卫生计生委为业务主管单位的社会服务机构（民办非企业单位）。由原中国预防医学科学院（中国疾病预防控制中心前身）第一任院长陈春明、第三任院长王克安、原卫生部科技司司长肖梓仁和北京纬晓生物技术开发有限责任公司吴晓东共同发起组建。自 2005 年，新探开始介入烟草控制工作，是中国控烟队伍中非常有影响力的一支控烟力量。过去 10 多年，新探在政策倡导、阻击烟草业对控烟的破坏方面做出突出贡献，特别是倡导图形警示上烟盒、促进全面禁止所有烟草广告、促销和赞助方面，可谓立下汗马功劳。在国际组织的资助下，组织推动地方城市无烟立法、促进执法能力建设；建立媒体联盟和志愿者队伍，使烟草控制运动从专家向民众中扩散。[36, 37] 新探的领导层在医药卫生界有很大的影响力，借助这个影响力，搭建了很好的平台，团聚了一批专家参与到烟草控制中，从而也形成了新探在控烟运动中的话语权。

**医学界其他专家和组织**。吸烟导致肺癌是 50 多年前就认识到的烟草危害之一。中国肿瘤界的医学专家们也较早介入到烟草控制运动中。1980 年代，中国肿瘤医院的刘伯齐教授组织的 100 万人的吸烟与健康的病例对照研究为烟草对健康的危害提供了中国人群的研究证据。[38] 于 1984 年 10 月 26 日成立的中国癌症研究基金会（2005 年更名为中国癌症基金会），是以中国卫生界退休官员和著名肿瘤专家为主的靠挂政府的非政府组织，一些退休的卫生部长、副部长都是该基金会成员。该基金会也最早介入到烟草控制中，包括 2007 年北京宣言"关爱生命，远离肺癌"，呼吁"认真履行《公约》，并积极进行推进控烟的各项立法。"通过"控烟宣传"以防治肺癌。[39] 历届的肿瘤峰会论坛中，烟草控制都是一个重要的内容。

吸烟是心血管疾病重要的危险因素，国人对吸烟与心血管疾病间的关系尤其缺乏认识。冠心病、卒中、外周血管疾病和腹部大动脉瘤等疾病都与吸烟直接相关。在心血管疾病专家胡大一教授倡导下，在第 18 届长城国际心脏病学会议上，戒烟成为会议的主题之一，开幕式上全体心血管医生发表了"中国心血管医生戒烟宣言"。[40] 此后每年的长城会，烟草控制都是一个重要的专题，参加人数也从寥寥几十人发展到几百人，专题会议数量也逐年增加。中国医师协会等也发表控烟宣言[41] 等。

**法律专家的支持**。2009 年，由 59 名法律专家组成的"中国控烟法律专家工作组"5 月 29 日在京成立。这些来自中国政法大学、北京大学、清华大学等高校，以及国家和控烟项目城市法制实务部门的专家，将致力于推动我国国家和地方的控烟立法工作，并促进《烟草控制框架公约》履约。[42] 法律专家们在地方立法中发挥了积极的作用，特别是哈尔滨、天津、深圳市政府法制办公室的领导和专家，在推动本地立法过程中，发挥了关键作用，促进这些城市的无烟环境立法尽快出台。自 2013 年起，由中国政法大学应松年教授、马怀德教授牵头，来自北大法学院、南开大学法学院、上海政法大学等高校和研究机构的数十位法学专家，联名发出倡议，希望"中央层面尽快出台全国统一的控烟立法。"[43] 当国家卫生计生委 2014 年起草的《控烟条例（送审稿）》就禁止吸烟的范围和措施、宣传教育和戒烟服务、预防控制未成年人吸烟、监督管理和法律责任等方面进行了全面规定，基本符合《公约》的要求和标准。但在国务院法制办的《条例（草案征求意见稿）》中，设立了吸烟区，缩小了室内全面禁烟的范围，也不符合《公约》8 条，较之 2014 年的《条例（送审稿）》有很大退步。在这个背景下，中国政法大学主持召开了"推动国家立法室内全面禁烟法学专家研讨会"，对卫生计生委的送审稿在立法程序和条款合理性上给以支持；并指出，室内公共场所全面禁烟是建成小康中国的标准之一。

**中国科学院和中国工程学院院士们也关注中国的烟草控制**。郑州烟草研究院副院长谢剑平使用错误的指标，违背基本科学常识，宣传"低焦油卷烟和中草药卷烟可以降低烟草对人体健康危害"，并以"开拓了具有中国特色的卷烟减害降焦研究领域"作为主要贡献当选为中国工程院院士，成为中国工程院院士选拔的一大丑闻，有损中国工程院乃至科学界声誉。2012 年 12 月，当丑闻发生时，即有 26 位院士联名质疑，请求重审，一直到 2013 年 5 月，已有近百位院士联名致函中国工程院主席团，请求尽快复议、重审谢剑平当选院士的资格。[44]

目前，虽然有一些社会群体，包括公共卫生专业人员、律师、记者、社会和学术界的名人、普通公民，以及非政府组织等已经参加到烟草控制中来，但是对于一个 13 亿人口的国家，关注烟草控制的部门和民间团体依然很少。

目前中国民间团体的数量达到 31 万个，仅卫生类的民间团体也在 1 万个以上。[45] 全国性的学会中，如中华医学会、中华预防医学会等 20 多个学会，由国家卫生计生委主管的 50 个社会团体，以及中国妇女联合会、全国总工会、中国共青团中央委员会、中华全国新闻工作者协会、甚至中国思想政治工作研究学会下的社会组织都可能成为潜在的烟草控制的社会团体。总之，只有更多的人参与到这样一个改变社会不良习俗的运动中来，才能开创烟草控制的新局面。

## 五、中国的烟草业与反烟策略

### 1. 中国的烟草业

中国烟草总公司（CNTC）成立于 1982 年 1 月，是国有烟草垄断企业。CNTC 对所属人员、财务、物流，以及生产、供应、销售、进出口业务和对外经济技术合作实行集中统一经营管理。[46]1984 年，国务院复文同意将轻工部烟草专卖局改为国家烟草专卖局，并入中国烟草总公司，保留两个名称：中烟公司和STMA。这种方式形成了对中国烟草行业统一领导、垂直管理、专卖专营的管理体制；[47] STMA/CNTC 决定了政府的所有与烟草有关的政策，包括烟叶配额，定价，卷烟生产配额等。中国烟草行业包括 58 个直属机构，446 个市级（公司），2283 县级机构（销售部），105 个卷烟生产企业，以及其他分支机构，共有员工55 万人。[48] 中国现在的卷烟产业已经从小型企业转化成大的现代化的托拉斯，卷烟品牌也从 1990 年的 2000 多个下降到 2013 年的 90 个。[49，50] CNTC 和 STMA就是一个机构，同一领导班子，甚至同一个政府网站（www.tobacco.gov.cn），被称为一套机构、两块牌子。结果中国政府在烟草行业就处在一个相互冲突的角色，既是烟草业的所有者，又是管理者。

CNTC 是世界上最大的烟草企业，拥有最大的国内市场，供应世界上三分之一的吸烟者，2011～2015 年中国的年平均卷烟产量为 25 300 亿支，占全世界卷烟产量（60000 亿支）的 42%。[51]1952～2015 年卷烟年产量见图 3-2。1976 年卷烟产量不足 5000 亿支，到 2015 年上升到 26000 亿支，该年产量是 1976 年产量的 5.2 倍。中国也是世界上最大的烟叶产地，自 2009 年以来，每年生产约 300

万吨烟叶（2009 年占全球总量的 43%），2012 年的烟叶产量最高，达到 340 万吨，以后逐年有所下降，2015 年为 283.24 万吨。[52]

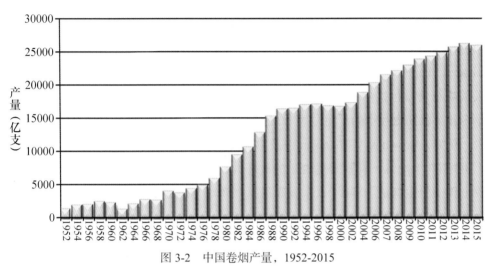

图 3-2　中国卷烟产量，1952-2015

来源：作者根据国家统计局数据作图，http://data.stats.gov.cn/search.htm?s=卷烟产量

2010 至 2015 年间，卷烟销售量增长了 6%（从 21 348.8 亿支上升至 2 493.2 亿支）；2015 年的销量较 2014 年下降 2.5%。[53] 此外，中国的烟草零售收入在 2015 年达到人民币 14223 亿元，合 2061 亿美元，与 2010 年的 9221 亿元人民币（1362 亿美元）相比，上升 54%。早在 2012 年，中国烟草公司就成为中国赢利最高的几家国有企业之一，中国烟草年利润 1650 亿，仅次于工行和建行利润（工行利润 2 385 亿，建行利润 1 931 亿），远超中行、农行和中石油。烟草行业用以抵制控烟的最大的借口是向国家上缴的税利高。2015 年，烟草行业向国家财政缴纳税利总额为 10950 亿元（1565 亿美元），较 2014 年增长 20.2%。[54] 烟草公司的税利使很多政府部门的领导担心影响政府的收入并不想真正的控烟；中国烟草公司能够利用他们的经济和政治影响力，采用一系列的策略和伎俩，影响国家和地方政府控烟的立法过程，阻扰《公约》在中国的执行。

## 2. 中国烟草业对抗烟草控制的策略

尽管烟草使用对健康的危害已经人所共知，其背后却有一个强大的烟草业，与公共卫生力量抗衡，推广和促进烟草的使用。中国 STMA/CNTC 以推动"卷烟上水平"为核心，[55] 其实质上是采取包括欺骗在内的一系列营销策略，骗取民众的信任，提高卷烟消费量，赚取高额利润，增加上缴税利，弱化国家对烟草控制力度，确保烟草的流行能够得以延续，成年人继续抽烟，年轻烟民不断进入，继续危及中国人的健康。

全球控烟史上的一件大事就是烟草企业内部文件的披露。第一份烟草公司内部文件在 1990 年代早期被烟草行业内部人士披露。[56] 烟草公司文件（the Cigarette Paper）揭示了 Brown & Williamson 烟草公司过去 30 年的令人震惊的公关战略行动，包括烟草行业如何组织反对烟草控制活动的游说和公关行动。烟草企业早就知道吸烟的严重危害和尼古丁成瘾，但试图掩盖这些证据，欺骗消费者。例如，Brown & Williamson 以及 British American Tobacco 的专家和高管早在上世纪 60 年代就一直赞赏尼古丁的成瘾性，但是烟草业一直到现在都在猛烈地攻击美国卫生部从 1964 年以来发布的系列吸烟与健康的报告，认为报告中提到的卷烟的成瘾性不科学，展示的证据是被夸大了。

中国的烟草业和所有的跨国烟草公司一样，也是在背后竭力促进卷烟的使用，推动烟草的继续流行，培育新一代的吸烟队伍。2000 年后，STMA 一直关注如何阻碍《公约》的执行，并出版了 "WHO《烟草控制框架公约》对案及对中国烟草影响对策研究"（简称《双对》），[57] 该报告获得 STMA 科技成果奖。[58] 这是一份长达 400 多页的研究报告，一方面炫耀在公约谈判中烟草业的代表如何通过坚持对案，维护了烟草业的利益；并系统阐述了中国烟草业在未来如何应对《公约》的挑战，针对《公约》的每一条款，均提出了应对策略。研究这份报告，对于了解中国烟草业的应对策略十分重要，其对中国烟草控制的重要性可以和全球控烟中对烟草内部文件的分析是类似的。国际社会、政府官员、公共卫生专业人士，以及所有关注中国烟草控制的和烟草控制的倡导者和支持者必须对中国烟草公司的反烟策略有所了解，才能有效地促进中国的烟草控制，遏制烟草使用。

中国烟草行业的反烟策略总结如下。这些策略执行的详细描述将在各个章节中显示。烟草企业经常同时使用一个或多个策略，以达到他们的目的。

**（1）夸大烟草产业的经济重要性**

烟草业经常使用就业、税赋和其他经济指标，炫耀它们对经济的贡献。但烟草公司提供的数字不仅夸大了烟草业的经济重要性，而且无视烟草和烟草制品带来的社会、环境和健康成本。

STMA/CNTC 总是强调中国烟草业通过上缴税利、财政和创汇，直接拉动了中国经济的增长，间接带动相关产业发展，缓解社会就业压力，对经济增发和社会发展做出了显著贡献。[59]《双对》多处强调，烟草是中国重要的支柱产业，"任何对烟草行业发展产生影响的因素，都必须引起高度重视，并慎重应对处理。吸烟与健康的关系关系到产业的发展、国家的财政、地方的经济、吸烟者的利益、相关从业人员的利益，因此，全社会应努力为控烟的举措和行为注入更多的理性"。[57]

目前虽然烟草业的税利贡献排名在前，但只是表明我国经济发展还处在经济发展的低效模式；相反，要维持经济的可持续发展，这种低效模式正是日后经济改革的目标。因此早在 2000 年，参加谈判的发展改革委官员就明确指出，烟草产业不可能在未来的产业布局中占有重要地位。[60]过去几年很多学者从不同的维度已经详细阐明了这个问题。

■ 烟草行业的工商流转税的真正贡献者并不是烟草行业，而是中国的 3.5 亿吸烟者。由烟民负担的烟草税收占到烟草行业上缴财政税利总额的近八成，烟草行业将税利捆绑在一起的目的是为了混淆视听，夸大其对政府财政收入的贡献。[61]

■ 烟草种植并不是最经济的作物，烟草资本转到其他产业将获得更大产值。[62]

■ 烟草业的社会就业贡献被明显高估：将烟草行业的资本投入到农产品加工、食品制造和纺织行业，就业人数会增加 10 倍。[63]

■ 仅仅因为归因与烟草相关疾病所带来的直接和间接经济成本也在相当程度上抵消了烟草业的税利贡献。[64]

综上所述，与烟草带来的社会危害相比，即使仅从经济上考虑，烟草产业的"税利贡献"也已经远远不足以弥补全社会的付出。烟草行业越强大，中国人民离健康幸福的目标就越远。

### （2）操纵和影响烟草控制的政策和立法

STMA/CNTC 既是烟草企业，同时又是政府的一个部门。和其他烟草业只能影响控烟进程不同，STMA/CNTC 是更直接抢夺控烟的领导权，干预控烟。在谈判阶段，正如第一章描述的，就多次阻碍公约的谈判进程。在后期，对《公约》的官方翻译文本施加影响，弱化了公约表达的意义。该行为被在《双对》中作为功劳详细描述，正如后来争论得最厉害的是针对"Comprehensive"禁止烟草广告是"全面"还是"广泛"禁止。[57]

公约履行之后，如前所述，STMA/CNTC 进入控烟领导小组。在领导小组建立 1 个月后，STMA 就会同国家质检总局发布了"国内烟盒标识规定"，把写在《双对》里的、烟草业希望的内容，以国家规定的名义正式发布。[65] 把监督烟盒包装和健康警示的执行的国家主管当局定义为 STMA。这显然是政府公权力受到烟草业严重影响的结果。

**（3）资助科研人员，制造伪科学**

烟草业一直对科研人员、学术研究和研究顾问进行资助。由于企业赞助独立的科研机构开展科研活动非常普遍，为烟草业涉足这一领域开了方便之门，从而使烟草公司可以为了满足烟草公司而需求控制或隐瞒或滥用研究结果。烟草行业资助研究的历史表明，研究者常常为适应烟草行业的需要，使用错误的方法或违心地解释实验结果以支持错误的结论，或者不发表研究结果。例如，在中国，烟草业资助中国军事科学院毒理研究所，为他们"低焦、低危害"的神话背书。[66]

科学证据早就证明，过去 50 年来，改变卷烟设计，包括增加过滤嘴，降低焦油含量和"淡味"烟，均不能减少吸烟者整体患病风险，反而可能妨碍预防青少年吸烟和帮助吸烟者戒烟。[67]

"低焦油"策略一直是烟草业误导公众、欺骗公众的策略，使公众不了解低焦油、淡味烟的健康风险。中国烟草行业（STMA/CNTC）采取了类似的，甚至更疯狂的策略，宣称"低焦油卷烟的低危害"。尽管没有研究证据支持烟草业声称这些卷烟更安全的说法，但中国科技部居然支持这个"伪科学"，几度授予所谓的"低焦低害卷烟"国家大奖，[68, 69] 主持人获得了中国科学院院士称号。这样荒唐的闹剧被国内外媒体大量报道，Science 杂志称之为中国科学界的丑闻 [70]。但是无论公众抗议，还是专家呼吁，甚至 100 名工程院院士请求为了科学的尊严，改正这些错误，这个荒唐可笑的结果依然未能改正，[71] 这真是中国的悲哀。这是一个由烟草业支持的，依靠伪科学、科学界的腐败和公权力滥用，帮助中国烟草业的低焦策略达到极致的典型案例。[72]

**（4）诋毁和歪曲业经证实的科学结论**

质疑吸烟和二手烟烟雾暴露的健康危害的科学证据，是烟草业惯常使用的策略。在中国，STMA/CNTC 宣传"降焦减害"卷烟，可以变吸烟"有害健康"为"有益健康"，误导民众。甚至有些增加了中草药的卷烟，可以止咳化痰、延缓衰老、延年益寿等作用，这在第 12 章有详细描述。

**（5）宣传烟草文化，对抗控烟行动，**

中国烟草公司通过一系列的努力，妄图把吸烟行为包装成一种正面、优雅、时尚的行为，其目的要"让消费者形成这样一种观念：吸烟是成年人一种正常的行为"。2004 年，烟草业修建中国烟草博物馆，这个世界上最大的烟草博物馆，通过展示伟人、名人、领导人吸烟，妄图把吸烟和中国的文化和文明联系起来。[73]把中国烟盒设计得十分华丽，带有"文化"的含义，也成为拒绝在烟盒上放置警示图像的借口。在第三次公约缔约方会议，中国代表团就用这个理由阻止《公约》11 条实施准则的制定，反对在烟盒上放置图形警示，他们说"中国的烟盒包装上有名山大川，有美丽风景，如果放上这些警示图片，会伤害中国人民的感情"，当然中国代表团也为此被国际非政府组织授予脏烟灰缸奖，其颁奖词为"宁要美丽的烟盒，不要中国人民的健康"。[74]

**（6）操纵舆论、改善烟草企业的社会形象**

以赞助、慈善、社会责任为名，通过支持文化体育活动、捐助学校、捐赠灾区等，直接或间接推销烟草产品或促进烟草使用并赚取良好社会形象。这方面的案例多不胜数，在相关章节会介绍。

**（7）对控烟倡导者进行政治威胁**

政治威胁、扣政治帽子是一种惯用伎俩，用以恐吓所有推动社会进步但触动了某些部门或集团利益的组织或个人。STMA/CNTC 也指控倡导控烟是卖国行为、传播西方自由化思潮和试图搞垮烟草企业等。

早在参加《公约》谈判时，中国代表团成员，STMA 的一位官员就曾指着卫生部官员大骂，"你们要控烟？我告诉你们，这是在卖国，你们是公务员，工资的 1/10 都是拿我们的钱！"[75]

STMA/CNTC 委托中国社会科学院完成的内部情况交流通讯中，把控烟的非政府组织描述为"受外国出资方和跨国烟草公司操纵，试图以控烟为名，搞垮中国的烟草企业，并传播西方自由化的思潮"，[76]这样做的目的是恐吓他们，阻止控烟倡导者的积极行动。

## 六、总结

对中国烟草控制和反控制的主体和环境的描述，明确了几个问题，中国的烟草控制是在中国共产党领导下的多党合作和政治协商机制下，覆盖 13 亿人群的大国进行的。国家政策制定，一般经历在部委层面，部际协调机构政策层面和最高决策层，如国务院或及中央政治局的三个层级；涉及法律制定或修改，需经人大讨论批准的过程，同时就有一个征求意见的过程。专家，尤其是有专业造诣的专家，很多也是人大代表，政协委员，甚至还是人大副委员长或政协副主席。在过去10多年的控烟过程中，专家通过与各级领导交流，甚至致函达及最高领导者促进控烟。专家表达意见的另一些方式，是通过专业机构，如中国疾病预防控制中心发布各种调查和研究报告；或以专家为主的非政府组织，如中国控烟协会和新探健康发展研究中心形成的专家群体意见，通过媒体传播，影响公共舆论，得到公众的支持转而影响政策制定。虽然中国的控烟运动显得有声有色，但是直到2015年，实质性的政策改变并不多。

实力雄厚的烟草公司是一个强劲的反对控烟的利益集团。中国烟草公司能够利用他们的经济和政治影响力，采用一系列的策略和伎俩，影响国家和地方政府控烟的立法过程，阻扰烟草控制框架公约在中国的执行。再加上，烟草公司的税利使一些政府部门的领导担心影响政府的收入并不想真正的控烟，导致反控烟的力量在现阶段显得十分强大。

STMA/CNTC享有结合政府职能和企业管理的特殊优势。STMA作为政府的部门，很容易与其他政府部门建立良好的关系网络，在政府内部寻求有影响力的支持者，以反对控制烟草的相关立法工作。CNTC享有公司运作的某些便利条件，利用经济手段包括送烟等手段，很容易和其他部委拉近关系，影响政策。尤其是STMA成为履约协调领导小组的成员后，破坏烟草控制立法的案例比比皆是。正如被国际社会批评的，中国的控烟是"狐狸坐在鸡笼里，讨论如何保护小鸡"。

各部委之间的协调，由于是平级机构，很多机构只能和国家烟草局商量，而不能命令他们做什么，例如，增加卷烟税率就是这样。如果上级机构，如国家发展改革委支持控烟，国家烟草专卖局就会适当收敛，在框架公约谈判时就是这样。而现在的工信部完全支持烟草专卖局的做法，烟草专卖局目前就肆无忌惮的违背公约。归根结底，中共中央，国务院的强有力的政治意愿和支持多部门的综合措施和协调一致的应对行动对烟草控制是至关重要的。

对中国政治框架，以及控烟和反控烟双方的力量和优势分析，表明在公共权力缺位的情况下，决策过程由于STMA利益影响而呈现出更多的讨价还价特征，决策效率很低。直到2013年，中共中央办公厅和国务院办公厅联合发布《关于领导干部带头在公共场所禁烟有关事项的通知》，[77]控烟与反控烟的僵局才开始有所突破。最近，中共中央主席习近平指出"要把健康融入所有公共政策"。这表明中国最高领导层有关烟草控制的政治意愿比以前加强了。控烟界还需要利用自己的专家优势，向更多政府部门传达控烟的知识，争取更多部门理解控烟的策略，从而做到在控烟策略上，有更实质性的突破。此次国务院的机构改革，已经把控烟履约职责化归到国家卫生健康委员会了，这是一个很大的进步，也是改变中国控烟形势的良机。控烟界要为重组一个新的履约协调领导小组积极建言献策；国家卫生健康委员应抓住这个良机，为有效履约控烟，促进中国人民的健康做出应有的贡献。

## 参考文献

[1] NATION U. International Covenant on Economic, Social and Cultural Rights, entry into force 3 January 1976. 1976. http://www. ohchr. org/EN/ProfessionalInterest/Pages/CESCR. aspx (accessed 31 Mar 2018).

[2] WHO. 世界卫生组织烟草控制框架公约 [M]. Geneva: World Health Organization, 2003.

[3] 中华人民共和国中央人民政府 . 中国共产党领导的多党合作和政治协商制度 . http://www. gov. cn/test/2005-05/25/content_18182. htm (accessed 20 Mar 2017).

[4] 全国人民代表大会 . 中华人民共和国宪法（2004 年修订）[M]. 2004.

[5] 中国共产党第十九次代表大会 . 中国共产党章程第 16 条，2017 年 10 月 24 日通过 [M]. 2017.

[6] 胡康生 . 全国人大常委会的组织、职权和议事规则 [N]. 光明日报 , 2008.

[7] 人民网 . 全国人大常务委员会关于批准烟草控制框架公约的决定 . 2005. http://npc. people. com. cn/GB/14840/3648381. html (accessed 3 月 31 日 2018).

[8] 李正华 . 政协史 :54 年毛泽东坚持保留文革被迫停止办公，中央统战部研究室编《调研参考》[N]. 2014-.

[9] 李秋萌 . 281 名委员联名建议国务院成立控烟履约小组 [N]. 京华时报 , 2011.

[10] 刘宏宇 . 致敬，为这些"两会"代表的"执着"! [N]. 新华网 , 2013.

[11] 连续提了 10 年的建议——健康中国：呼唤烟包图形警示 [N]. 烟草追踪快报 , 2017.

[12] 关于加强中央人民政府系统各部门向中央请示报告制度及加强中央对于政府工作领导的决定（草案）. 1953. http://cpc. people. com. cn/GB/64184/64186/66658/4492923. html (accessed 20 Mar 2017).

[13] 国务院 . 国务院关于同意成立烟草控制框架公约履约工作部际协调领导小组的批复（国函〔2007〕41 号）2007. http://www. 360doc. com/content/09/0524/09/128196_3628618. shtml

(accessed 20 Mar 2017).

[14] 王勇 .（两会授权发布）关于国务院机构改革方案的说明 . 2018. 3 月 14 日 http://www. xinhuanet.com/politics/2018lh/2018-03/14/c_1122533011.htm (accessed 25 Apr 2018).

[15] INITIATIVE W T F. Building block for tobacco control: a handbook [M]. Geneva: World Health Organization.

[16] 国办发 . 国务院办公厅关于印发工业和信息化部主要职责内设机构和人员编制规定的通知 国办发 [2008]72 号 . 2008. http://www. miit. gov. cn/n1146285/c3722514/content. html (accessed 20 Mar 2017).

[17] 卫生部 . 关于印发《中国烟草控制规划（2012-2015 年）》的通知 . 2012. http://www. china. com. cn/guoqing/zwxx/2012-12/28/content_27538597. htm (accessed 3 月 31 日 2018 年 ).

[18] 控烟专家痛批中国控烟规划 "六宗罪" [N]. 北京晚报 , 2013.

[19] 我国的禁烟通知和法令 . 2011. http://www. 360doc. com/content/11/0618/09/128196_127752 802. shtml (accessed 20 Mar 2017).

[20] MACKAY J. 10th World Conference on Tobacco or Health [J]. Tobacco control, 1997, 6(4): 275-276, 277.

[21] 中华人民共和国卫生部 . 中国吸烟危害健康报告 [M]. 北京 : 人民卫生出版社 , 2012.

[22] 中华人民共和国卫生部 . 中国慢性病防治工作规划（2012—2015 年）. 2012. http://baike. baidu. com/subview/8631507/8589719. htm (accessed 20 Mar 2017).

[23] 人民网 .《公共场所控制吸烟条例》征求意见 ( 附全文 ). 2014. http://politics. people. com. cn/n/2014/1124/c1001-26083775. html (accessed 8 Apr 2018).

[24] 国家烟草专卖局 , 国家质检总局 . 中华人民共和国境内卷烟包装标识的规定 . 2008. http:// www. tobaccochina. com/law/nation/wu/20084/20084153948_297463. shtml (accessed 20 Mar 2017).

[25] 教育部办公厅 . 教育部办公厅 卫生部办公厅关于进一步加强学校控烟工作的意见 . 2010. http://www. moe. edu. cn/publicfiles/business/htmlfiles/moe/s4667/201007/92850. html (accessed 3 月 31 日 2018 年 ).

[26] 民政部公示 2008 年度 "中华慈善奖" 名单 . http://news. xinhuanet. com/politics/2008-11/26/ content_10415537. htm.

[27] 许桂华 . 中国控烟非政府组织在控烟历史中的作用 ; proceedings of the 全国控制吸烟学术 研讨会 , F, 2011 [C].

[28] 杨功焕 . 1996 年全国吸烟行为的流行病学调查 [J]. 中国肿瘤 , 1998, (02): 3-5.

[29] China's cigarette threat [N]. BBC news.

[30] 卫生部履行《烟草控制框架公约》领导小组办公室. 2007 年中国控制吸烟报告——创建无烟环境，享受健康生活 [J]. 中国健康教育, 2008, 24(12): 934-939.

[31] 世界烟草或健康大会在北京举行 [N]. 今日头条, 1997.

[32] 中华人民共和国中央人民政府. 控烟 5 年 [M]. 2011.

[33] 中共中央办公厅、国务院办公厅印发《行业协会商会与行政机关脱钩总体方案》. 2015. http://www. gov. cn/zhengce/2015-07/08/content_2894118. htm（获取于 3 月 31 日 2018 年）.

[34] 百度百科. 中国控制吸烟协会. http://baike. baidu. com/view/2904617. htm（获取于 3 月 31 日 2018 年）.

[35] 中国疾病预防控制中心控烟办公室官网. 中国疾病预防控制中心控烟办公室简介. 2013. http://www. notc. org. cn/gywm/kybjj/（获取于 20 Mar 2017).

[36] 新探健康发展研究中心. http://www. healthtt. org. cn/Item/list. asp?id=1544.

[37] 中国 CDC. NGO 推动中国控烟运动的实践. 2016. http://www. chinacdc. cn/ztxm/jksn_9678/mlhc/201611/t20161122_135961. html（获取于 20 Mar 2017).

[38] LIU B Q, PETO R, CHEN Z M, et al. Emerging tobacco hazards in China: 1. Retrospective proportional mortality study of one million deaths [J]. Bmj, 1998, 317(7170): 1411-1422.

[39] 中国癌症基金会. 第二届中国肺癌南北高峰论坛"北京宣言". 2005. http://www. cfchina. org. cn/show. php?contentid=108（获取于 31 Mar 2018).

[40] 控烟先锋 共筑长城——长城会戒烟论坛纪要 [N]. 中国医学论坛报, 2007.

[41] 中国医师学会. 中国百万医师控烟宣言活动和控烟联盟今天启动. 2008. http://www. cmda. net/gyhd/10985. jhtml（获取于 20 Mar 2017).

[42] 法律专家工作组成立，助推控烟立法 [N].

[43] 我国数十位法学家联名倡议国家为控烟立法 [N]. 新京报, 2013.

[44] 魏铭言, 蒋彦鑫, 温蒿. 近百名院士联名请求重审"烟草院士"资格 [N]. 新京报, 2012-.

[45] 民政部. 2014 年社会服务发展统计公报. 2015. http://www. mca. gov. cn/article/zwgk/mzyw/201506/20150600832371. shtml（获取于 20 Mar 2017).

[46] 百度百科. 中国烟草总公司. http://baike. baidu. com/view/1036717. htm（获取于 20 Mar 2017).

[47] 国家烟草专卖局 / 中国烟草总公司. 中国烟草大事记. 2001. http://www. tobacco. gov. cn/html/10/1003/56860_n. html（获取于 25 Mar 2017).

[48] 国家烟草专卖局 / 中国烟草总公司. 中国烟草概况. http://www. tobacco. gov. cn/html/

10/1004. html（获取于 25 Mar 2017）.

[49] 中国烟草年鉴，2000-2010 [M]. 北京：中国经济出版社 .

[50] ANON. 中国卷烟品牌市场竞争分析 . 2014. http://www. etmoc. com/market/looklist. asp?id= 31733（获取于 25 Mar 2017）.

[51] CHINA N B O S O. National Data [M].

[52] 中华人民共和国 . 国家数据，烟叶产量 [M]. 2015.

[53] 国家烟草专卖局 / 中烟公司 . 2015 年全国卷烟市场综述 . 2016. http://www. tobacco. gov. cn/ html/56/4889035_n. html（获取于 25 Mar 2017）.

[54] 网易财经 . 审计署发布 11 家国企审计报告，中国烟草 2012 年净赚 1650 亿元 远超中石油 [N].

[55] 百度百科 . 卷烟上水平 . https://baike. baidu. com/item/%E5%8D%B7%E7%83%9F%E4%B 8%8A%E6%B0%B4%E5%B9%B3/3772646（获取于 25 Mar 2017）.

[56] GLANTZ S A, SLADE J, BERO L A, et al. The Cigarette Papers [M]. University of California Press, 1996.

[57] 周瑞增，程永照 . WHO《烟草控制框架公约》对案及对中国烟草影响对策研究 [M]. 北京： 经济科学出版社，2006.

[58] 国家烟草专卖局科技教育司 . 2008 年度中国烟草总公司科学技术进步奖获奖项目汇总表 . 2009. http://www. tobaccoinfo. com. cn/images/zhxx/szgdgg/Uploadpdf/2009/20090330. doc （获取于 25 Mar 2017）.

[59] 车科 . 烟草种植业对中国国民经济及农业的贡献 . http://www. tobacco. org. cn/news/yczzy. htm.

[60] 刘铁男，熊必琳 . 烟草经济与烟草控制 [M]. 北京：经济科学出版社，2004.

[61] 郑榕 . 烟草行业税利贡献的迷局与真相 [N]. 财新网，2016.

[62] 胡德伟，毛正中，石坚，等 . 中国的烟草税收及其潜在的经济影响 . 2010. https://wenku. baidu. com/view/752d35daa58da0116c174907. html（获取于 3 月 31 日 2018 年）.

[63] 余晖 . 中国烟草业经济和财政效益再评估，中国疾病控制中心委托的研究报告 . 2012. http://www. cpma. org. cn/zhyfyxh/nsjwyr/201205/289dce5568ab48aca79bb8609c2d0e28. shtml （获取于 25 Mar 2017）.

[64] 世界卫生组织，联合国开发计划署 . 中国无法承受的代价：烟草流行给中国造成的健康、 经济和社会损失 [M]. 马尼拉，菲律宾：世界卫生组织，2017.

[65] 国家烟草专卖局，国家质检总局 . 中华人民共和国境内卷烟包装标识的规定 . 2008. http://

www. tobaccochina. com/law/nation/wu/20084/20084153948_297463. shtml（获取于3月31日2018年）.

[66] 中国协和医科大学基础医学研究所，新探健康发展研究中心 . "'减害降焦'，科学还是骗局" 研讨会汇编 . 2013.

[67] CENTERS FOR DISEASE C, PREVENTION, NATIONAL CENTER FOR CHRONIC DISEASE P, et al. How Tobacco Smoke Causes Disease: The Biology and Behavioral Basis for Smoking-Attributable Disease: A Report of the Surgeon General [M]. Atlanta (GA): Centers for Disease Control and Prevention (US), 2010.

[68] 中华人民共和国科学技术部 . 2003 年度国家科学技术进步奖获奖项目目录 . 2006. http://www. most. gov. cn/cxfw/kjjlcx/kjjl2003/200802/t20080214_59048. htm（获取于 25 Mar 2017）.

[69] 中华人民共和国科学技术部 . 2004 年度国家科学技术进步奖获奖项目目录 . 2006. http://www. most. gov. cn/cxfw/kjjlcx/kjjl2004/200802/t20080214_59054. htm（获取于 25 Mar 2017）.

[70] HVISTENDAHL M. China. Tobacco scientist's election tars academy's image [J]. Science (New York, NY), 2012, 335(6065): 153-154.

[71] 新华网 . 院士致函中国工程院，要求取消 "烟草院士" 院士资格 [N]. 2012.

[72] YANG G. Marketing 'less harmful, low-tar' cigarettes is a key strategy of the industry to counter tobacco control in China [J]. Tobacco control, 2014, 23(2): 167-172.

[73] VARMA S, CHOI K, KOO M, et al. China: tobacco museum's "smoky" health information [J]. Tobacco control, 2005, 14(1): 4-5.

[74] 百度百科 . 脏烟灰缸奖 . http://baike. baidu. com/view/4165080. htm?fr=Aladdin（获取于 25 Mar 2017）.

[75] 凤凰网财经 . 烟草业对财政贡献超 8% 专卖局称控烟就是卖国 [N].

[76] 史丹 . 关于我国控烟问题的若干争议和建议 [J]. 中国社会科学院要报（内参），2012, 24

[77] 新华网 . 中共中央办公厅、国务院办公厅印发《关于领导干部带头在公共场所禁烟有关事项的通知》[N]. 2013.

# 第四章

# 国际援助和中国的烟草控制

杨功焕

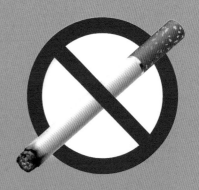

## 摘要

从上世纪 80 年代，中国的控烟运动一直得到国际社会的技术支持和资金援助。2006 年中国批准世界卫生组织《烟草控制框架公约》后，来自美国主要基金会的控烟援助大大增加。研究资助用于支持烟草使用对中国人群的健康危害、烟草使用和二手烟暴露的流行模式，以及无烟政策促进、执行效果评价的研究等。其次，世界银行向中国的早期贷款中，把烟草控制作为一项重要的公共卫生措施引入到项目活动中。上世纪早期，洛克菲勒（中华医学基金会）、福特基金会对中国很多领域，特别是医学领域提供了很多资助。对中国烟草控制支持最大的是布隆伯格控烟项目基金（The Bloomberg Initiative Grants）和比尔及梅琳达·盖茨基金会（简称盖茨基金会）。从 2007 年到 2016 年，布隆柏格控烟项目基金向中国控烟支持了 2140 万美元，包括 96 个项目。支持机构包括国家一级的专业机构、地方控烟机构、大学和非政府组织。项目基金重点支持促进国家和地方无烟立法推进项目。盖茨基金会陆续提供了 3400 万美元支持中国的烟草控制，包括政策干预，社会营销和建立实证资料库。由于政府的投入不足，中国控烟经费依然短缺，如何促进中国政府的公共卫生投入更加关注烟草控制，以及促进国内慈善捐赠关注环境保护、烟草控制等公益行动，是控烟界需要考虑的问题。

**关键词**：国外慈善事业、布隆伯格控烟项目基金、比尔盖茨和梅琳达基金、烟草控制、中国

## 一、引言

国际参与，包括技术援助和资金支持，一直是中国烟草控制的重要维度。国际参与，包括各种来源的援助，国际组织，如世界银行的贷款项目、世界卫生组织的资助项目，来自美国等国家的科研基金，以及私人基金会的资金资助。

早在上世纪 80 年代，中国成立了世界卫生组织烟草或健康合作中心，该中心位于北京朝阳医院。[1] 中心和世界卫生组织合作，开展烟草控制活动。于 1984 年组织了首次中国人群吸烟流行病学调查，[2] 并开展了一系列与烟草控制有关的健康教育活动，特别在医生中开展健康教育活动，建立了戒烟热线和戒烟门诊。从那时起，中国的控烟运动一直得到国际社会的技术支持和资金援助。2006 年中国批准世界卫生组织《烟草控制框架公约》（以下简称《公约》）后，来自美国主要基金会的控烟援助大大增加。这里我们分别介绍国际援助在烟草控制方面的

科学研究、行为干预和政策倡导工作。

## 二、国际社会支持的烟草控制的流行病学研究

大多数中国与烟草相关的流行病学研究都是国际学术机构的专家和中国同行合作共同完成的。这些研究关注烟草使用对中国人群的健康危害、烟草使用和二手烟暴露的流行模式，以及无烟政策促进、执行效果评价的研究。这类研究的资金援助多数来源于国际专家或和中国学者合作申请的国际研究资金。当时，中国政府在烟草使用与烟草控制方面研究的投入是非常少的，几乎为零。

表 4-1 列出了一些对中国的烟草控制有重大影响的流行病学研究的资金来源。从表 4-1 可以看出，与烟草控制科学研究相关的国际参与有几个特点，第一，资金来源十分广泛，但是从美国国立卫生研究院（NIH）的经费支持相对较多。原因是 NIH 在 2003 年，烟草控制框架公约谈判开始时，就设立了"国际烟草和健康研究和能力建设"项目。[3] 该项目的目的是针对全球烟草流行的情况，促进跨学科的研究，以降低烟草使用引起的发病和死亡所致的全球负担。该项目基金的目标是促进美国和其他中低收入国家的研究机构 / 研究人员的国际合作，推动中低收入国家的烟草控制和预防的研究。

第二，从表 4-1 中发现，每笔支持经费的数额并不大，所以一个项目往往有多重来源的支持；

第三，最重要的是，这些研究项目都是按照严格的项目申请程序获得的，多名专家审议了这些项目的设计书，研究结果有很高的学术价值，很多论文发表在国际知名杂志上，这些研究结论是令人信服的，从而对控烟政策的变化有极大地影响。例如，中国一系列有关烟草使用对中国人群健康影响的研究，都证明了一个最重要的结论：吸烟导致中国人每年有 100 万人死亡。表 4-1 还显示，1984，1996，2002 和 2010 年的烟草流行病学的调查（2002 年调查的经费支援来自中国科技部）的重要发现是中国男性的烟草流行率是世界上最高的几个国家之一，中国有 3 亿多吸烟者和 7.4 亿人暴露于二手烟。这两个发现直接导致一个重要的结论，烟草使用是影响中国人群健康的最大危险因素。烟草控制显然应该是中国政府最重要的策略。对中国烟草税、无烟环境、烟盒包装等控烟政策执行现状和效果评价的系列研究，有力地促进了中国控烟政策的执行。总之，这些研究结果对促进中国的控烟有举足轻重的影响。

　　当然，中国烟草控制中还有很多问题没有解决，需要更多的研究经费支持。同时我们也知道，烟草控制涉及很多方面的利益，尤其在中国。科学研究结论不能直接改变中国烟草控制的形势，但是科学研究结论为中国的烟草控制的合法性和必要性提供了证据，任何人都不可能公开反对烟草控制。

表 4-1　国际基金资助的中国烟草控制相关的流行病学研究

| 时间 | 项目 | 资金来源 |
|---|---|---|
| 1985～1990 | 上海男性有关吸烟健康风险的前瞻性研究 | 美国国立卫生研究院基金 R01 CA43092 和 R35 CA53890 from the NIH[4] |
| 1986～1989 | 100 万人群按比例死亡病例回顾性研究 | 1. 英国医学研究委员会和癌症研究基金<br>2. 美国国立卫生研究院基金 5R01 CA 33638<br>3. 中国医学科学院和卫生部 [5] |
| 1994～2005 | 中国人群吸烟健康风险的前瞻性研究 | 1. 中国卫生部；<br>2. 英国医学研究委员会和癌症研究基金<br>3. 世界银行贷款；<br>4. 加拿大国际发展研究中心（IDRC）[6] |
| 2005～至今（2018.4） | 50 万中国人群的前瞻性研究 | Welcome Trust，MRC，BHF，CR-UK，Kadoorie Charitable Foundation，Chinese MoST and NSFC[7] |
| 1984 | 1984 年中国 15 岁以上人群吸烟流行病学调查 | 世界卫生组织基金 [2] |
| 1996 | 1996 年全国吸烟行为流行病学调查 | 1. Smithkline Beecham（Philadelphia PA）<br>2. 洛克菲勒基金（New York NY）[8] |
| 2010 | 2010 年中国成人吸烟流行病学调查（GATS-China） | 3. 布隆伯格全球控烟项目基金<br>4. 比尔和梅琳达·盖茨基金会 [9] |
| 2003～2012 | 降低中国二手烟暴露：烟草控制能力建设项目 | 美国国立卫生研究院基金 R01 - HL- 73699[10-12] 和 R01TW007949 |
| 2006～2008 | 国际烟草控制政策评价项目（ITC）—中国 | 布隆柏格全球控烟项目基金； |
| 2003～2012 | 中国烟草控制的税收政策与潜在的经济影响 | 美国国立卫生研究院 Fogarty 国际中心基金（R01-TW05938）和 1R01TW009295-01[13] |

## 三、世界银行与烟草控制相关的早期贷款项目

　　世界银行向中国的早期贷款中，把烟草控制作为一项重要的公共卫生措施引入到项目活动中。世界银行是一个向发展中国家提供贷款资本项目的国际金融机构，包括国际复兴开发银行（IBRD）和国际开发协会（IDA）等五个机构。IDA

向发展中国家提供条件优惠的"软贷款"。[14]

上世纪80年代以来，中国人群健康模式正在经历着一个快速的流行病学转变，与其他许多国家相比，从传染病占优势向慢性病变化的速度都快很多。1989年世界银行对中国人群健康状况进行评估，提出目前影响中国人群健康的最重要的危险因素包括吸烟、高血压、不健康饮食、超重和肥胖，以及环境污染。[15]中国政府希望改进中国卫生部门设计和实施健康促进项目的能力，以预防和控制日益增长的慢性非传染性疾病（NCD）、性传播疾病（STD）和人类免疫缺陷病毒（HIV）疾病（艾滋病）和伤害的发生。中国政府的目标和世界银行的目标一致。

疾病预防项目的健康促进子项目首次成功地把健康促进的现代理论引入到中国，并在中国有很好的实践案例。健康促进子项目总资金包括2243万美元，（IDA贷款1088万美元），支持①制度建设和政策改革，②人力资源开发（HRD），③慢性病监测，特别是行为危险因素监测和④慢性病相关危险因素干预。[16]另外鉴于项目的复杂性，支持国家项目249万美元（IDA贷款225万美元），负责对地方项目执行协调管理，并提供技术支持。澳大利亚国际发展署（AusAID）作为参与方，在健康促进子项目的成功中起了很大作用。他们的资金支持了技术援助部分，这有助于中国项目机构对健康促进概念的理解以及提高设计和实施健康促进计划的能力。在管理层面和技术层面能力的增加，不仅有助于项目成功执行，也有助于确保健康促进工作的可持续性发展。

针对慢性病危险因素干预部分，8个项目城市，除昆明外，7个都选择烟草使用作为危险因素，开展控制活动。在这个过程中，相当高比例的工作人员在健康促进的理论和实践的能力有很大提升。

对健康促进子项目的内部和外部评估报告指出：项目集中力量进行烟草控制，并取得了令人印象深刻的成就。[16]用今天的眼光来看，项目活动依然有很多出彩的地方，在7个大城市通过公共媒体开展大规模的控烟健康教育，倡导公共场所禁止吸烟、禁止售烟给未成年人，在居民社区、学校、医院和工作场所开展禁止室内公共场所吸烟、禁止青少年吸烟和帮助吸烟者戒烟等活动。但是项目目标未更多关注政策制定，城市一级的政策变化并不明显，这是项目不足的地方，但是在上世纪90年代，是中国一项大规模的按照健康促进理论进行计划设计、执行并有严格评估的控烟活动，为中国规范的烟草控制活动奠定了基础。

行为危险因素监测系统记录了项目执行过程中项目地区人群对烟草危害认识

和吸烟行为的变化，最令人印象深刻的是，项目城市中 15 岁以上男性成人现在吸烟率从 59.3% 下降到 44.3%，15～19 岁男性吸烟率从 11.5% 下降到 7.5%；而未开展控烟干预的项目城市昆明，其男性吸烟率就没有明显变化，依然维持在 55% 左右，15～19 岁男性人群吸烟率则从 10.5% 上升至 20% 以上。同时 7 个项目城市二手烟暴露平均降低了 15%；但昆明二手烟暴露虽有下降，下降幅度则低于其他城市。[16]

这个项目最大的成功是各级领导更关注健康促进策略对预防慢性非传染性疾病（NCDs）的重要性。中央和地方各级的 NCDs 的工作经费稳步增长。烟草控制策略已被作为重要的慢性病控制策略，纳入 2012～2015 年的慢性病防治规划中。[17]

评估报告解释了卫生 7 健康促进健康子项目取得成功的原因：

1）项目的目标满足中国政府的需求，得到了中国政府的大力支持。

2）一份包括机构发展、监测、人力资源建设和干预的项目执行计划（PIP），为项目的执行提供了很好的实施路径；

3）在健康促进的理论和方法指导下，普通民众被动员起来，加入到烟草控制等危险因素的防治中，保证有效实施这些危险因素的控制措施；

4）项目中建立的行为危险因素监测系统（BRFS）对干预的效果提供了及时的评估；

5）对行政官员、管理人员和专业人员的大规模的关于健康促进和预防疾病的理论与实践的培训，已经使他们理解和支持非传染性慢性疾病的预防和控制是控制重点，并理解和支持那些创新性的干预活动。

## 四、国际慈善基金对中国控烟运动的支持

最令人瞩目的国际援助是美国慈善基金会对中国烟草控制的支持。

### 1. 美国基金会对华援助的回顾

上世纪，类似于洛克菲勒、福特基金会这样的大的美国基金会对中国很多领域都有资助。近年来，盖茨基金会对中国的资助也是十分巨大。

洛克菲勒基金会（RF）专注于医疗慈善事业，为了支持在中国发展现代化医学，1915-1951 年期间，洛克菲勒通过中华医学基金会（CMB）向中国的医疗事业投资了 5000 万美元，其中近 4500 万美元建立了著名的中国协和医科大学（PUMC）及其附属医院，并设立奖学金帮助医生和护士出国培训，医学文本翻译，建立了医学图书馆；更重要的是 RF 创建了现代化的医学、护理和公共卫生教育，培养了一批现代医学的杰出人才，取得了世界上令人瞩目的成绩，使协和医科大学成为亚洲传播现代医学的中心。[18] 其中在公共卫生方面，必须要提的是被称为赤脚医生先驱的 John Grant 和陈志潜博士，他们创造的定县模式和三级医疗卫生网雏形，是 RF 留下的遗产之一，对中国的医疗卫生系统建设做出了巨大的贡献。[19] 今天，PUMC 依然得到 CMB 和其他国际基金援助，在对抗烟草流行和其他健康问题方面，做出自己独特的贡献。

1981 年 CMB 受中国政府邀请重返中国，开始了和中国医学院校合作的新时代。1995 年，CMB 和西藏医学院合作，把西藏医学院建立成省级培训中心。2006 年后，在新任主席陈致和的领导下，CMB 重点加强卫生政策和系统科学方面的能力建设。同时，CMB 资助 12 所学校，在中国西部建立了农村卫生工作网络。[20] 在中国医学基金会支持下，一些院校开始探讨医学教育中开设控烟课程，促进男医生戒烟，关注控烟事业。这些都是一些良好的开端，但还需要长期持续不断的努力。

目前，世界卫生组织、世界银行，联合国、多边银行和其他基金会也在关注中国的卫生事业。例如福特基金会与中国的合作伙伴合作，推动计划生育的模式转变，不仅仅是减少人口，更多关注促进生殖健康。2010 年福特基金会投入到生殖健康教育的资助基金达到 162 万美元。[21]

从 2007 年以来，盖茨基金会在中国的工作包括预防控制 HIV 和结核，改进烟草控制，并投资支持农业方面的科学研究。总的来说，盖茨基金会支持了大约 17 500 万美元用于上述的工作，包括 1 亿美元支持艾滋病的预防，3 300 万美元预防和治疗结核病，1 800 万美元支持农业科研，2 400 万美元用于支持烟草控制，以及当四川地震时，支持 130 万美元协助卫生部的应急救援。[22]

## 2. 美国基金会对中国烟草控制的支持

2005 年 2 月，《公约》生效后，开始了以国际法为武器的烟草控制新时代。但是和资源强大的跨国烟草企业相比，全球烟草控制的资金十分短缺。在这样一个背景下，迈克尔·布隆伯格和比尔·盖茨宣布，共同努力，阻止全球烟草流行，两家联合投入 5 亿美元，增加烟草控制的资金，帮助发展中国家政府实施行之有效的烟草控制政策。[23]

2006 年，迈克尔·布隆伯格这位纽约市前市长和慈善家，他的布隆伯格慈善基金启动了"布隆伯格控烟项目基金"（The Bloomberg Initiative to Reduce Tobacco Use Grant Program）[24] 截至 2017 年，布隆伯格控烟项目基金已经投入了 10 亿美元用于烟草控制。这个慈善基金的目标十分明确：降低烟草控制资助的活动也十分明确，重点是根据世界卫生组织提出的 MPOWER 策略中的保护人们免受二手烟危害、全面禁止烟草广告、促销和赞助、促进图形警示上烟盒、增加烟草制品的税费和烟价以及强有力的媒体传播活动，促进《公约》5.3 条的执行，以促进控烟政策的执行。资助对象也十分清楚：中低收入国家，尤其是烟草流行十分严重的 10 个国家，包括中国、印度、印度尼西亚、孟加拉国、巴基斯坦、越南、菲律宾、巴西、乌克兰和墨西哥。为了有效推进控烟促进项目，基金会邀请了一些合作伙伴共同工作，现在已经从原来的 5 家增加到 7 家，即无烟儿童行动基金、结核和肺部疾病联合会、约翰霍普金斯大学布隆伯格公共卫生学院、芝加哥伊利诺伊大学、卫健策略研究协会、美国疾病预防控制中心基金会和世界卫生组织无烟草倡议行动部门。项目取得令人骄傲的成就，在得到布隆伯格财政和技术援助的 69 个国家中，已经有 54 个国家通过了国家烟草控制立法。2013 年开始的第三轮布隆伯格和盖茨基金会宣布，建立法律援助基金，首先捐赠 400 万美元，给那些控烟措施受到烟草行业挑战的国家，如乌拉圭和澳大利亚进行法律咨询。[25]

盖茨基金在烟草控制领域已经支持了 2.1 亿美元。这个基金关注的国家主要集中在中国、非洲和东南亚国家，其关注重点和布隆伯格的关注重点类似，主要在政策干预，社会营销和建立实证资料库。[26]

**（1）布隆伯格控烟项目基金和中国的烟草控制**

从 2007 年到 2016 年，布隆伯格控烟项目基金已经向中国支持了 96 个项目，共计 2140 万美元。[27] 虽然有些波动，平均每年资助的控烟经费在 200 万 ~ 300 万美元之间（图 4-1）。布隆伯格控烟项目基金对不同机构的支持见图 4-2。从图 4-2 所见，布隆伯格控烟项目基金向中央的机关，地方控烟机构、大学和非政府组织都提供了支持。中央机关中，对国家疾病预防控制中心的支持力度最大，10 年间，共支持了 14 个项目，支持经费为 427 万美元，其目的是强化国家控烟办公室的能力，推进无烟中国，促进 2008 年奥运城市的无烟政策的执行。项目基金还支持促进国家和地方无烟立法，等等。10年的支持经费是中国疾病预防控制中心从政府得到的常规控烟经费的若干倍。

支持中国的基金中，其中860.7万美元，占布隆伯格支持中国的控烟项目基金的40%，用于支持地方的控烟项目，包括北京、天津、上海、重庆以及6个省会城市和广东深圳、海南的珠海以及河南洛阳，以及广东省。过去10年，263万美元的项目基金支持了北京的控烟活动（表4-2）。很多城市没有常规的控烟经费，这些基金对于促进地方的无烟环境立法十分有用。地方一级的无烟立法行动将在其他相关章节介绍。

布隆伯格花费了500万美元支持中国非政府组织的控烟活动，其中中国控烟协会和新探健康发展研究中心分别得到153万美元和222万美元的支持，用于政策和媒体倡导，促进《公约》在中国的有效执行。

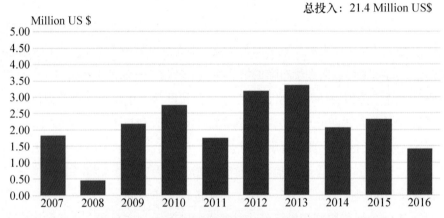

总投入：21.4 Million US$

图4-1　不同年代布隆伯格控烟项目基金对中国的支持，2007-2016
来源：作者根据布隆伯格控烟项目网站提供文字作图[27]。

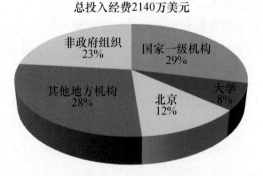

总投入经费2140万美元

图4-2　布隆伯格控烟项目基金对不同机构的支持，2007-2016.
来源：作者根据布隆伯格控烟项目网站提供文字作图[27]。

表 4-2　中国地方接收到 **BI** 控烟项目基金一览表，2007～2016

| 地区 | BI 项目基金 | | 项目数 |
| --- | --- | --- | --- |
| | 基金量（US$） | 百分分布（%） | |
| 北京 | 2630024 | 30.6 | 11 |
| 广州 | 1，051，458 | 12.2 | 5 |
| 哈尔滨 | 754，950 | 8.8 | 3 |
| 天津 | 713，902 | 8.3 | 3 |
| 深圳 | 701，757 | 8.2 | 4 |
| 兰州 | 552，171 | 6.4 | 3 |
| 沈阳 | 398，437 | 4.6 | 2 |
| 南昌 | 390，772 | 4.5 | 2 |
| 重庆 | 231，510 | 2.7 | 1 |
| 济南 | 200，000 | 2.3 | 1 |
| 上海 | 180，006 | 2.1 | 2 |
| 珠海 | 178，181 | 2.1 | 1 |
| 洛阳 | 51，279 | 0.6 | 1 |
| 杭州 | 37，170 | 0.4 | 1 |
| 广东省 | 535，247 | 6.2 | 2 |
| 合计 | 8，606，864 | 100.0 | 42 |

来源：作者据布隆伯克控烟项目网站资料制表[27]。

### （2）比尔和梅琳达·盖茨基金会和中国的烟草控制

盖茨基金会持续提供了 3400 万美元支持中国的烟草控制。盖茨基金会相继选择了 CMB、埃默里大学、中国红十字会和北京师范大学作为合作伙伴开展烟草控制。基金会支持的无烟奥运项目，以及在中国 25 个城市开展无烟环境项目，为实现无烟立法奠定了基础。另外，通过 CMB 还支持了烟草控制的经济学研究，以及在医学院加强控烟教材的编写等控烟项目。[28]

埃默里大学全球健康研究所负责了两个项目：无烟城市项目和卓越项目。[29]

无烟城市项目创建于 2009 年，在 17 个选定的城市中，重点开展无烟医院、无烟学校、无烟企业和无烟公共场所，特别是建立无烟餐馆、无烟酒店等。同时，在电视等公共媒体上加大烟草危害性的传播力度。在中国，吸烟人数众多，吸烟风气盛行的地方，这些活动对于唤起民众支持，改换社会风俗十分必要，这对推动立法，以及法律公布后，民众对法律的依从性都至关重要。卓越计划在2010年推出，促进五所中国大学／研究机构进行烟草控制研究，培养烟草控制的学科带头人，促进学界对烟草控制研究的学术关注。

盖茨基金会支持下，CMB和埃默里大学共同开展了无烟校园的活动，发展控烟教材，其中最重要的是《执业医师与控烟》，作为国家执业医师考试的指定参考用书，也包括帮助医生戒烟等项目活动。这些活动一时间难以看到显著的效果，但是这些活动逐渐引导专业人员，以及学生－未来的专业人士，对吸烟危害的认识，关注控烟，成为社会控烟的表率。

另外，还有许多国际基金会，例如美国癌症基金会都参与到中国的控烟运动中。

虽然少数项目的执行不是十分成功，但总的来说，这些慈善基金在建立烟草控制工作网路，提高能力，发展和提供有效的烟草控制干预措施，支持国家和地方政府采取和执行无烟政策，全面禁止烟草广告，增加烟草税，提供有效的媒体宣传活动，发挥了巨大的作用。

## 五、国际援助对中国控烟的意义和挑战

本着众生平等的理念，很多外国基金会致力于帮助所有人享受健康而高效的生活。尤其在美国，慈善捐赠既是美国的历史，也是美国的文化，更是美国发展和进步的重要元素之一。国际基金为什么关注中国控烟？理由非常简单，因为中国是世界上的烟草消费大国，全世界三分之一的卷烟都被中国人吸掉，中国是烟草流行的重灾区，中国是烟草控制的主战场。中国的烟草控制一直得到国际社会的经济和技术援助。

本章我们回顾了国际援助对有关烟草的流行病学研究的支持，回顾了早期世界银行对中国控烟项目的支持，分析了盖茨基金会在烟草控制的策略和支持重点，我们也仔细分析了布隆伯格控烟项目基金会支持中国的96个项目，通过这些回顾，我们回答了一些大家关心的问题，国际援助上对中国控烟有作用吗？第二，如何看待国际援助的作用？第三，国际援助中国控烟存在哪些挑战？第四，

如何扩大社会对控烟项目的援助？

## 1. 国际援助对中国烟草控制的作用

国际援助对中国的烟草控制是否有作用，回答是肯定的。中国控烟目前取得的进展，都与国际援助分不开。

中国的烟草控制是一项非常艰巨而复杂的任务。虽然中国政府批准了《公约》，但是烟草控制并不是中国政府疾病控制的优先重点。中国医疗和公共卫生界许多专家一直倡导中国政府关注控烟，把烟草控制列为疾病控制，尤其是慢性病控制的关键措施，国际社会的支持，加强了这个倡导。

同时，仅靠政府的努力，烟草控制很难成功，非政府组织和媒体的倡导者起着重要的作用。但是中国不是一个多元化的公民社会，在控烟或任何其他领域均没有很多非政府组织。少数非政府组织的活动也缺乏经费支持。国际基金会对非政府组织的支持，促进了民间社会控烟力量的壮大，对于控烟政策的倡导是十分关键的。

总之，过去 30 年来，由于各种原因，中国的控烟经费始终短缺，国际援助在各个时期给中国的烟草控制活动提供了支持。这些"雪中送炭"般的援助促进了中国的烟草控制，形成了控烟的专业队伍，提高了控烟队伍的政策倡导能力，项目设计和管理能力，教育和传播能力，以及监测评估能力；尤其促进市民社会，非政府组织参与到控烟的社会运动中。

## 2. 控烟政策出台与国际基金援助的关系

国际社会不可能代替中国政府立法和执法，所有政策上的进展需要由中国人自己来完成。例如在国际援助下，中国科学家在中国人群中的研究证明了烟草对中国人群健康的危害，控烟措施的效果，如税收政策、无烟政策等的效果，反驳了那些认为其他国家经验不适用于中国人的错误说法。国际控烟基金对中国疾病预防控制中心和地方项目政策促进的支持，100% 无烟环境立法首先在哈尔滨开了先例，[30] 接下来布隆伯格的项目城市，天津、兰州、广州和深圳在 2011~2013 年之间，出台了类似的法规。盖茨基金会支持的项目城市，青岛、长春和唐山也出台了类似法规或政府令。2014 年 11 月 8 日，北京通过了最严厉的 100% 无烟立法。[31] 所有这些成绩是中国控烟界直接推动的结果，但都与国际支持分不开。中国卫生部，中国地方领导人以及许多中国的知名专家都对国际援助工作表示钦佩，感谢他们对中国的贡献。

### 3. 烟草控制国际援助在中国面临的挑战

一般来说，慈善基金都面临目标、路线和项目内容选择的挑战，也面临项目管理的挑战。有些项目基金显然在这些方面有改进的空间。但是在中国，当对民间社团管控愈加严格时，慈善基金还会面临一些特殊的挑战。

例如，美国基金会在中国的投入被指责为为了美国的烟草业搞垮中国的烟草企业，[32] 虽然这种所谓外国干涉的指控明显是烟草业的污蔑。这些指责也不可能放到台面上来。基金会的工作只是强有力地支持了中国公共卫生领导人和专家对中国的烟草控制工作的倡导。但是在一个敏感的社会环境下，在不明真相的人群中，这种指责还是有一定的市场，这样会影响基金会的工作，并给控烟带来不利的影响。

### 4. 捐赠基金的发展和壮大

财政资源在履行《公约》中十分重要。作为公约的缔约国，国家有义务对控烟活动加大投入。正如《公约》26.2 条要求的，"每一缔约方应根据其国家计划、优先事项和规划为其旨在实现本公约目标的国家活动提供财政支持"。但是《公约》的很多签约国都是中低收入国家，经费通常不足。另一方面，有些政府对烟草控制的关注程度不够，因而在控烟方面的投入很少。例如中国，仅 2012 年，中央政府投入了 3.68 亿人民币（美元 5700 万）筛查乳腺癌和宫颈癌，[33] 而中央政府同年在控烟上的投入不足该筛查经费的 1%。国际资金的投入一方面可以弥补政府的不足，也会促进中国政府对控烟的支持。另外国际资金也能投入到市民社会，对动员社会支持控烟十分重要。

中国过去几十年飞速的经济发展产生了财富高度集中的一代富豪，他们的行动表明他们开始回报社会。2015 年，中国前 100 名慈善家总共捐款 238 亿元人民币（38 亿美元），占中国 2014 年 GDP 的 0.03%。他们的实际捐赠额为 2014 年全国捐赠总额的近四分之一，[34] 但是这些捐赠均以救灾、扶贫、安老、助孤、支教、助学、扶残、助医等 8 大系列慈善项目为主，社会发展项目，如环保等只占 0.9%，对公共卫生行动的捐赠，则完全没有涉及，更不用说对控烟的支持了。

中国慈善总会是中国官方的慈善机构，是接受捐赠，并通过项目形式把捐赠金转赠给他人的机构，成立于 1994 年。总的来说接受的捐赠不多，虽然 2014 年接受的捐赠经费较头一年增加了很多，但该年度的受捐经费依然只是 2015 年中国前 100 名慈善家捐款的四分之三。说明中国慈善总会对民间社会的捐赠影响不够。

所有这一切表明中国的慈善捐赠还需要与国际慈善网络接轨。国际慈善领袖们例如比尔·盖茨、沃伦·巴菲特都开始寻找来自发展中国家的伙伴，加入「赠予誓言」（The Giving Pledge），[35] 共同开展各种形式的、有计划的慈善活动，使之通过慈善，校正社会不公，促进社会发展。类似于环境保护、烟草控制这样的公益活动，终将使越来越多的中国慈善家感兴趣。

在这种背景下，如何促进中国政府以及国内慈善捐赠关注烟草控制等公益行动，是控烟界需要考虑的问题。

## 参考文献

[1] (TFI)T F I. WHO Collaborating Centre for Tobacco or Health. 2010 http: //www.who.int/tobacco/global_interaction/collab_centers/tob_cc_china/en/(accessed 25 Mar 2017).

[2] WENG X Z, HONG Z G, CHEN D Y. Smoking prevalence in Chinese aged 15 and above [J]. Chinese medical journal, 1987, 100(11): 886-892.

[3] NIH. International Tobacco and Health Research and Capacity Building Program. 2017. https: //www.fic.nih.gov/Programs/Pages/tobacco.aspx(accessed 25 Sept 2017).

[4] YUAN J M, ROSS R K, WANG X L, et al. Morbidity and mortality in relation to cigarette smoking in Shanghai, China. A prospective male cohort study [J]. Jama, 1996, 275(21): 1646-1650.

[5] LIU B Q, PETO R, CHEN Z M, et al. Emerging tobacco hazards in China: 1. Retrospective proportional mortality study of one million deaths [J]. Bmj, 1998, 317(7170): 1411-1422.

[6] NIU S R, YANG G H, CHEN Z M, et al. Emerging tobacco hazards in China: 2. Early mortality results from a prospective study [J]. Bmj, 1998, 317(7170): 1423-1424.

[7] CHEN Z, PETO R, ZHOU M, et al. Contrasting male and female trends in tobacco-attributed mortality in China: evidence from successive nationwide prospective cohort studies [J]. Lancet(London, England), 2015, 386(10002): 1447-1456.

[8] YANG G, FAN L, TAN J, et al. Smoking in China: findings of the 1996 National Prevalence Survey [J]. Jama, 1999, 282(13): 1247-1253.

[9] LI Q, HSIA J, YANG G. Prevalence of smoking in China in 2010[J]. The New England journal of medicine, 2011, 364(25): 2469-2470.

[10] STILLMAN F, NAVAS-ACIEN A, MA J, et al. Second-hand tobacco smoke in public places in urban and rural China [J]. Tobacco control, 2007, 16(4): 229-234.

[11] WANG C P, MA S J, XU X F, et al. The prevalence of household second-hand smoke exposure and its correlated factors in six counties of China [J]. Tobacco control, 2009, 18(2): 121-126.

[12] MA S J, WANG J F, MEI C Z, et al. Passive smoking in China: contributing factors and areas for future interventions [J]. Biomedical and environmental sciences: BES, 2007, 20(5): 420-425.

[13] Project Information: 1R01TW009295-01 NIH Research Portfolio Online Reporting Tools. https: // projectreporter.nih.gov/project_info_description.cfm?aid=8333920&icde=13481850(accessed 31 Mar 2018).

[14] 世界银行官网 : 我们是谁 . http: //www.shihang.org/zh/who-we-are(accessed 31 Mar 2018).

[15] BANK W. The China: Long-Term Issues and Options in the Health Transition(No. 7965-CHA). 1990. http: //www-wds.worldbank.org/external/default/WDSContentServer/WDSP/IB/1990/06/25/000009265_3960929024734/Rendered/PDF/multi0page.pdf(accessed 31 Mar 2018).

[16] BANK T W. China: Disease Prevention Project(Health 7), 文件与报告库 , 报告号 : ICRR12 218. 2005. http: //documents.shihang.org/curated/zh/324541474633704463/China-Disease-Prevention-health-7(accessed 31 Mar 2018).

[17] ADMINISTRATIONS M O H A O M A S. Working Plan on NCD Control and Prevention of China, 2012-2015. 2012. http: //www.chinacdc.cn/en/ne/201207/t20120725_64430.html(accessed 25 Mar 2017).

[18] FOUNDATION T R. Medicine in China. http: //rockefeller100.org/exhibits/show/education/china-medical-board(accessed 31 Mar 2018).

[19] CC C. Medicine in rural China: a personal account [M]. Berkeley: University of California Press, 1989.

[20] NORRIS L. The China Medical Board: 50 Years of Programs, Partnerships, and Progress 1950-2000[M]. New York: China Medical Board of New York, Inc., 2003.

[21] 官网 F F C. Meeting the challenges in China. 2011. https: //www.fordfoundation.org/library/regional-brochures/ford-foundation-china/(accessed 27 Nov 2012).

[22] FOUNDATION B M G. China Office Fact Sheet. 2009. http: //www.gatesfoundation.org/global-health/Documents/china-office-fact-sheet.pdf(accessed 27 Nov 2012).

[23] FOUNDATION B M G. Michael Bloomberg and Bill Gates Join to Combat Global Tobacco Epidemic. 2008. http: //www.prnewswire.co.uk/news-releases/michael-bloomberg-and-bill-gates-join-to-combat-global-tobacco-epidemic-156069425.html(accessed 25 Mar 2017).

[24] 官网 B I T R T U. About the Bloomberg Initiative to Reduce Tobacco Use Grants Program. http: //

www.tobaccocontrolgrants.org/Pages/44/About-the-Bloomberg-Initiative(accessed 31 Mar 2018).

[25] GARDIAN T. Bloomberg and Gates launch legal fund to help countries fight big tobacco. 2015 https: //www.theguardian.com/society/2015/mar/18/bloomberg-gates-foundation-fund-nations-legal-fight-big-tobacco-courts(accessed 25 Mar 2017).

[26] FOUNDATION T B A M G. Tobacco Control Strategy overview. http: //www.gatesfoundation. org/What-We-Do/Global-Policy/Tobacco-Control(accessed 31 Mar 2018).

[27] 官网 B I T R T U. Previously Funded Projects.https: //tobaccocontrolgrants.org/What-we-fund? who_region=WPRO&country_id=3&amount=&date_type=&date_from=&date_to= &submit=Search(accessed 31 Mar 2018).

[28] OFFICE B M G F C. working plan. 2011. http: //www.chinanpo.gov.cn/1803/59847/xxgkindex. html(accessed 27 July 2016).

[29] INSTITUTION E G H. Emory Global Health Institution—China Tobacco Control Partnership. http: //www.ghi-ctp.emory.edu/(accessed 27 July 2016).

[30] HARBIN T S C O T P S C I. Public announcement(No. 11th): Rules to protect people from secondhand smoke exposure. 2011. http: //wenku.baidu.com/view/02c3b46eaf1ffc4fff47ac04. html(accessed 7 Oct 2014).

[31] COMMITTEE B M P S C S. No.8 Proclamation: Beijing control smoking ordinance. 2014. http: // 210.75.193.155/rdzw/information/exchange/Laws.do?method=showInfoForWeb&id=2014321(a ccessed 25 Jan 2015).

[32] REDMON P, CHEN L C, WOOD J L, et al. Challenges for philanthropy and tobacco control in China(1986–2012)[J]. Tobacco control, 2013, 22 Suppl 2(ii4–8.

[33] 中华全国妇女联合会 . 两癌项目介绍 . 2013. http: //www.women.org.cn/col/col197/index.html.

[34] CUNNINGHAM E, 2016.

[35] PLEDGE T G. A commitment to philanthropy. http: //givingpledge.org/(accessed 31 Mar 2018).

# 第五章

# 中国烟草控制与大众传播

王春晖　杨　杰

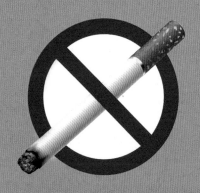

## 摘要

本章描述了 2006 年世界卫生组织《烟草控制框架公约》在中国生效以来，中国烟草控制的大众传播工作的模式、网络及其主要特点，并通过 9 个有代表性的控烟传播活动，介绍了中国控烟传播活动的实施，包括通过"送烟就是送危害"、"我要告诉你，因为我爱你"等活动传播吸烟、二手烟危害和促进社会风气改变；通过"无烟日活动"、"控烟与中国未来报告发布"和"北京无烟立法中的传播活动"等，促进民众了解烟草控制框架公约推荐的控烟政策及其在中国的执行状况，以及通过"烟草院士"和"脏烟灰缸奖"的传播活动，揭露烟草业干扰破坏控烟的行为，等等。分析表明过去 10 年，以卫生计划生育委员会为主的政府部门、控烟专家团队、媒体和非政府组织的联合行动，在控烟传播中取得了较好的成绩。而专家学者、意见领袖和媒体的良性互动也成为过去 10 年控烟传播的最大特点。但中国的烟草控制任务十分艰巨，如何维持这种积极互动的局面，让社会上更多人通过社交媒体交流、监督、促进控烟策略的执行是控烟大众传播成功的关键所在，也是未来主要挑战。其次，政府部门如何积极参与、提供资金支持，以及在信息技术不断发展、信息传播与接收的模式持续发生变化的情况下，如何发展更有效的传播模式，这也是中国控烟传播中需要关注的关键点。

**关键词：** 大众传播　烟草控制　中国

## 一、引言

本章讨论与烟草控制有关的大众传播，即"控烟大众传播"，是指由政府或其他相关组织、机构利用各种大众传播媒介设计实施的与烟草控制有关的传播活动。开展这些活动的主要目的，是为了提高公众对烟草使用危害的认知度，通过传播活动，形成社会互动，促进决策层制定并执行世界卫生组织《烟草控制框架公约》（以下简称《公约》）的各项控制烟草使用的政策。本章描述了中国大众传播与控烟有关的能力和传播网络的构成，重点分析了自 2006 年《公约》在中国生效以来的一些典型控烟传播活动的主要特点。通过这些传播活动的分析，总结了控烟大众传播在中国取得的成效，对存在的问题和挑战进行了探讨，对改善中国的控烟传播活动提出了具体建议。

烟草控制涉及多个领域，包括流行病学、医学、经济学、公共卫生、公共政策等各领域的专业知识，如何让公众充分了解烟草使用的健康危害，充分理解和支持《公约》中的政策措施，是控烟大众传播的主要目标。

美国 2012 年发布的《防止青年和青少年烟草使用报告》中明确指出，大众媒体传播活动能够"防止青少年启动烟草使用，减少烟草在青少年人群中的流行"[1]。2014 年版的《美国卫生总监报告》也肯定了这一点，并进一步建议美国政府要在十年内持续开展"具有高度影响力的全国控烟传播活动"[2]。

控烟大众传播是《公约》的重要条款，《公约》12 条明确指出，"每一缔约方应酌情利用现有一切交流手段，促进和加强公众对烟草控制问题的认识。"[3] 为此目的，每一缔约方需要制定促进公众意识的教育规划，包括对烟草消费、二手烟危害以及戒烟益处的认识，理解控烟措施，了解烟草业的干扰和破坏；同时制定政策，支持和促进各个控烟相关机构组织、非政府组织提高控烟传播能力，等等。

自《公约》于 2005 年 2 月在全球正式生效以来，缔约方纷纷按照条约的建议推出了适合本国传播规律的大众教育传播方案。中国 2003 年签署了《公约》，2005 年批准《公约》，2006 年 1 月《公约》在中国正式生效。为了履行公约，中华人民共和国国务院于 2007 年批准成立了由八个部委组成的《烟草控制框架公约》履约工作部际协调领导小组（简称履约协调领导小组）。八个部委包括：工业和信息化部（简称工信部）、卫生和计划生育委员会（简称卫计委）、财政部、外交部、国家工商行政管理总局、国家质量监督检疫总局、海关总署和国家烟草专卖局。国务院对八部委履约协调机制的工作职责及分工做了规定，明确烟草控制的公众教育工作归属卫计委[4]。

2012 年，履约协调领导小组联合制定并发布了《中国烟草控制规划（2012~2015 年）》（以下简称"规划"），其中包括一套关于如何"深入开展控烟宣传教育"的措施和重点，建议"充分利用电视、广播、报纸、期刊、杂志、网络等各种媒体，突出控烟主题，以警示烟草危害、转变吸烟习俗为目标，有效提高社会公众对吸烟危害健康的认识，着力培养"不送烟、不敬烟、不吸烟"的社会风气，引导公众减少消费需求，自觉远离烟草"。[5]

由中国政府部门直接主导开展的控烟传播活动——如"中国烟草控制大众传媒奖"和每年度的"世界无烟日"活动，均可视为这些年政府切实开展控烟传播活动的表现。但除了政府部门之外，早在"规划"推出并实施之前，大量控烟传播活动就一直在各地协会、事业单位、教育机构及社会民间团体的参与和推动下蓬勃发展着。这些传播活动的内容包括介绍《公约》的政策条文、教育公众关于吸烟和二手烟的危害、揭露烟草业隐瞒健康危害和阻碍烟草控制的各种行为，还包括对政府部门履约进展的批评——尤其是公开指出烟草业和控烟政策制定方面存在的明显利益冲突。这些传播活动在推动中国控烟履约进程中起到了重要而关键的作用。不论是教育、推广还是批评的声音，都有利于公众和决策者了解中国的控烟现状和存在的问题，促进中国在创造无烟环境，保护民众健康的过程中更快向前迈进。

本章是对过去十年控烟大众传播活动的一次梳理和总结。第一，中国传媒业和控烟传播环境的概述；第二，中国控烟传播的合作模式的总结，包括政府、非政府机构、媒体和学术机构之间彼此的关系和角色；第三，选择了 9 例控烟大众传播活动进行分析。在此基础上，最后总结控烟大众传播实践的一些关键特征和成功经验；以及未来面临的挑战。

## 二、传播环境和媒体控烟专业能力

需要首先澄清"传统媒体"和"新媒体"这两个概念。由于中国的传媒形态发展迅速，目前并没有针对这两者的统一定义。本章中的"传统媒体"，是指与新闻密切相关的——包括电视、广播、报纸、杂志、通讯社，以及获得新闻采编资质的部分新闻网站。而一些大型商业门户网站，如腾讯网、搜狐网、新浪网等，尽管它们没有新闻采编资质，但其大部分内容业务侧重于进行二级内容传播——用流量与上述新闻原创机构进行内容交换。这类业务的性质，更像是传统媒体或是说传统的传播方式。因此，这些门户内容网站也被纳入本章"传统媒体"分析范畴。而本章中的"新媒体"与"社交媒体"相似，它是指数字时代新兴的互联网技术平台，用户通常可以在平台上创建和分享自己的内容，如微博、微信、QQ、头条、视频网站，甚至支付宝一类的集消费与内容功能于一体平台等。之所以这样进行分类，是因为对于控烟传播来说，利用"新媒体"进行传播的策略与"传统媒体"是有很大的不同。

中国拥有世界上最大的媒体市场，以及数量最多的互联网用户 [6]。据国家广播电视总局统计报告，到 2016 年，全国共出版期刊 10 084 种，报纸 1 894 份 [7]。而中国中央电视台（CCTV）这个国家电视台，依然在市场上有着不可比拟的影响力。在中国，传统媒体由于面对数字时代新媒体形式的挑战，利润和影响力一直在下降。2015 年，上海联合媒体集团推出两款在线媒体平台"澎湃"与"界面"，以满足读者对 APP 新闻集成功能的需求，成为中国媒体行业转型的榜样。

与此同时，中国还拥有全球最大的数字化市场，包括 6.88 亿活跃网民和 6.2 亿活跃移动社交账户 [8]。21 世纪的头 10 年间，门户网站与印刷品媒体竞争激烈，越来越多的读者成为门户网站的用户而不再阅读纸质新闻。近十年来，作为新兴力量的新媒体/社交媒体迅速占据了市场，其亲近用户，鼓励用户自创、分享内容的技术创新吸引了大量网民。一度流行的"门户网站"在这个时期开始衰落，变得像纸质媒体一样"老式"。在经过了各种翻新、合并、转型之后，如今中国的新媒体/社交媒体呈现出"几家独大"和"百花齐放"并存的局面。中文互联网业界目前公认的三大巨头"BAT"分别指百度、阿里巴巴和腾讯。它们旗下拥有众多热门社交媒体产品。其中，新浪的微博和腾讯的微信是如今表现最为突出的中国社交媒体平台，分别拥有超过3亿[9]和8.89亿月活跃用户[10]。同时，各类新型社交媒体应用随着技术发展也在不断涌出、兴盛、消弭。2016年，各种直播平台成为大热，如快手、秒拍等，深受年轻网友喜爱。

回到控烟话题。尽管媒体产业自身发展和变化的速度令人眼花缭乱，但围绕着控烟进行的主动、有效的传播在过去的9年中始终紧凑、有效地持续开展着。各个控烟组织积极探索不同传播类型和媒体平台，取得了不错的成绩。通过大量的健康教育和公众参与，吸烟和二手烟危害更为广泛地为人所知晓，烟草控制工作在公众和媒体中的知晓度和信誉也在不断提高，传统媒体控烟相关的报道逐年上升。根据中国人民大学公共传播研究所（CPCI）2010～2015年收集的监测数据，传统媒体每年控烟报告数量由28 784条稳步增加至68 492条[11]。控烟议题由最初一个面向较窄、专业度较高、"默默无闻"的公共卫生话题，上升到如今充分引起公众关注和支持的公共议题，这些年控烟传播相关机构和从业者们可谓功不可没。

## 三、控烟大众传播网络

前面已经提到，按照《公约》履约协调领导小组的职责分工，控烟方面的大众教育是卫计委控烟履约的主要职责之一。

中国控烟传播网络包括了不同部门、不同层级的机构和组织（图5-1）。卫计委是网络中心"节点"。卫计委除了负责制定公共卫生领域（包含控烟）的政策和规章制度之外，还承担健康新闻宣传、发布、大众健康教育等职责。在卫计委的直接监督和管理下，中国疾病预防控制中心和中国健康教育中心这两大直属事业单位，为中国政府的控烟大众传播任务提供了具体的技术支持。中国健康教育中心是全国健康教育的专职机构，承担卫计委新闻宣传等大型活动的组织和实施。中国疾病预防控制预防中心2002年成立了控烟办公室，是中国第一个（也是唯一一个）专业控烟办公室。它在控烟传播、控烟政策咨询、烟草使用监测方面发挥着至关重要的作用。在过去的十多年当中，可以说绝大多数大众控烟传播活动都与这三个核心组织发生了直接或间接的关系。

相应地，在地方政府级别上，控烟大众传播工作分别由各省（包括自治区和直辖市）、市和县的卫计委负责。通常在地方卫计委直属下也有相应的地方疾病预防控制中心和健康教育机构。它们也和中国健教中心、中国疾病预防控制中心控烟办一样，被委以制定及执行控烟传播活动。而国家卫计委对所有传播活动有最终的监督管理权。当然，中国的地方政府通常在人员和财力方面拥有高度的自主权，地方对控烟传播项目的投入，在很大程度上取决于当地政府的总体财政规划和该地区经济发展的平均水平。有时个人意愿也可能成为一个决定性因素：如果有某个关键位置的官员对烟草控制议题感兴趣，这个问题往往更容易被列为优先事项。

在这张网络里，和政府部门有辖属关系的事业单位，除了疾控和健教这两个主要部门外，还有医院和教育机构，如清华大学、北京协和医学院、北京大学、复旦大学、人民大学、中国政法大学在控烟传播过程中都发挥了重要的作用，包括培训记者、举办控烟传播的政策研讨会等。朝阳医院、中日友好医院等医院在提供戒烟服务方面也具有绝对的优势领先地位。

此外，非政府组织在控烟传播方面投入了大量精力、热情和专业能力，贡献巨大。代表性的非政府组织包括中国烟草控制协会、新探健康发展研究中心、云南超轶健康咨询中心、自然大学等。最重要的是，非政府组织发挥着政府部门并不擅长的作用：比如更为灵活地开办各种传播活动和媒体会；提醒公众注意烟草危害；敦促通过立法或政府规章政策来保护民众健康。它们不畏惧烟草业的压力，对不合理现象或明显的利益冲突进行了许多直接而建设性的批评。可以说，这些来自中国民间社会层面的机构和组织在烟草控制传播的网络中，占据着"半边天"，他们的意见、呼吁、批评汇聚而成（至少前十年）控烟传播声音的主流和底蕴。此外，国际机构如世界卫生组织、世界银行，和国外一些专业控烟机构也在网络中占据一足之地。在过去的十年中，它们为中国的烟草控制行动提供了大量有价值的技术和资金支持。

中国媒体是控烟大众传播的主力军。多年来，控烟合作伙伴们与各类国家级媒体机构和商业化媒体公司建立了广泛长期的合作关系，包括新华社、人民日报、中央电视台、光明日报、《中国青年报》、《工人日报》、《健康新闻》，还有南方周末、南方都市报、新京报、财新传媒等等。控烟议题在媒体上的呈现和曝光，都体现出控烟机构和媒体的良好沟通和互动。

如前所述，中国传媒业一直处于震荡、变化和转型中，近年来这种变动和变革尤甚。在控烟合作伙伴的努力下，除了传统媒体，各类型的新媒体、自媒体也开始渐渐加入控烟议题的传播中，比如一些视频公众号、育婴类的公众号及"丁香医生"这类专业度极高的平台。

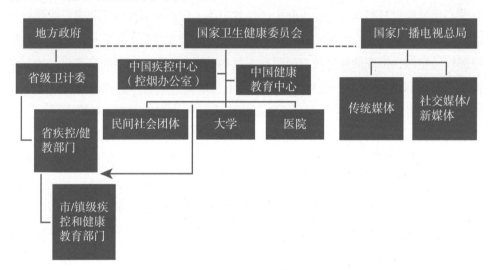

图 5-1　中国控烟大众传播网络

来源：作者根据机构隶属关系和在控烟传播中的实践作图

## 四、中国控烟大众传播活动实践

本节对过去 10 年中国开展的控烟大众传播活动进行分析。有关控烟的大众传播活动很多，我们选择了一些有影响力、规模较大的传播活动，来诠释如何通过烟草控制大众传播活动来履行《公约》第 12 条。

纳入本节的控烟传播活动，包括四方面内容：传播烟草健康危害，促进民众理解烟草控制政策、揭露烟草业对烟草控制的干扰破坏行为和提升媒体控烟传播能力的培训活动。同时，所有这些活动的效果都通过媒体监测数据进行评估。

### 1. 中国的世界无烟日活动

每年的 5 月 31 日被称作"世界无烟日"（World No Tobacco Day）。这是由世界卫生组织在 1987 年创建的，意在引起全球对烟草流行及其致命健康危害的重视，并倡导采取有效政策以减少烟草消费。每年的世界无烟日都会有一个由世界卫生组织设计并发布的特定主题。这些主题大部分与《公约》的政策措施和指南有关，包括：保护人们免受烟草的危害（例如，室内公共场所禁烟）、提供戒烟帮助、提供烟草危害的警示（通过使用图形形式的健康警示）、全面禁止烟草广告促销和赞助，以及提高烟税[12]。例如，2016 年的主题是"为平装做好准备"，（Get ready for plain packaging）——"平装"是一种可以有效降低烟草制品吸引力，限制将烟草包装作为烟草广告和促销的一种措施。世界无烟日的主题也会针对某个特定人群，如 2008 年为"无烟青少年"，2010 年为"两性与烟草：关注针对女性的促销行为"，或揭露烟草业对控烟的干预，2012 年的无烟日主题就是"烟草业的干扰"等。

　　在中国，国家卫生计生委每年的 5 月 31 日都会举办一次正式的世界无烟日媒体传播活动——有时候是一场室内的发布会，有时候还包括室外的线下活动设计。这是中国政府举办的最高级别的控烟官方媒体活动。政府官员，经常是国家卫生计生委副主任等，参加这个活动并致辞。近些年，世界无烟日纪念活动开始更多地与其他控烟机构（比如世界卫生组织）联合举办。例如 2014 和 2015 年，国家卫生计生委和世界卫生组织、中国健康教育中心、中国疾病预防控制中心和北京市政府等共同举办了世界无烟日暨庆祝北京市控烟条例颁布（图 5-2）。同时，作为中央和地方政府协调机制的一种体现，全国各地卫生部门都会在这一天（或前后）响应国家卫生计生委的号召，举办特定的控烟主题健康教育活动[13]。

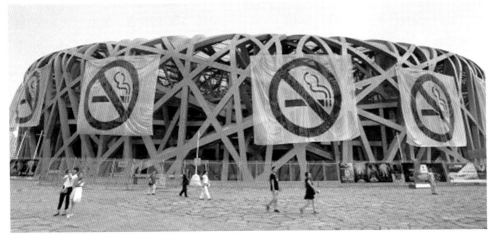

图 5-2　中国在北京鸟巢举行的世界无烟日活动

　　2015 年 5 月 31 日，中国的世界无烟日活动在北京的国家奥林匹克体育中心（鸟巢）举办，活动方在鸟巢外悬挂了巨大醒目的禁止吸烟的标识，该年的无烟日活动同时也是"北京市控制吸烟条例"6 月 1 日正式生效的启动仪式。

　　来源：世界卫生组织亚太区中国办事处（www.wpro.who.int/china/zh/）

中国的世界无烟日活动的关键信息和主题，有时与世卫组织的控烟议题不同。例如，2015 年的世卫组织无烟日主题是"制止烟草制品非法贸易"（Stop illicit trade of tobacco products），但在中国，当年的大多数倡导活动都是关于促进无烟环境建设的，以呼应北京市政府刚刚通过法律禁止在所有室内公共场所吸烟。2016 年的世卫主题是"为平装做好准备"；但在中国，当年大多数烟草控制的活动也与该主题无关。有时，世卫组织的口号会被适当改编翻译成具有中国特色的表达方式，以符合中国社会的现实。例如，2012 年的无烟日主题是"烟草业的干扰"（Tobacco industry interference），意在呼吁公众关注烟草业的举动，防止烟草业破坏烟草控制工作。但在中国，它被"生命与烟草的对抗"取代了——以一种更为柔和的语气，试图避免与烟草业直接对立。这两年的无烟日主题的变化有着烟草业干预的影子。

不过，无论具体口号是什么，每年世界无烟日的传播都是卓有成效的。根据人民大学的长期跟踪监测，在每年的 5 月 31 日左右，烟草控制相关媒体报道的数量都会达到该年峰值。这显示了国家卫生行政部门在动员中国媒体资源方面的巨大能力。另一方面，它也说明，在这一天，中国的烟草控制工作实现了广泛合作和协调行动，使各个方面能够集中资源并使宣传效果得到了广泛的传播。

## 2. 控烟与中国未来——中外专家烟草使用与烟草控制联合评估报告

2011 年 1 月 6 日，《控烟与中国未来——中外专家中国烟草使用与烟草控制联合评估报告》（简称"联合评估报告"）发布会在北京召开。来自公共卫生、法律、经济、媒体等领域的众多专家及国内外 80 多家媒体共 200 多人参加这次发布会。

该报告的发布在中国控烟传播历史上具有里程碑式的意义。它首先为当时的烟草控制网络如何进行跨领域、跨学科联合倡导并推动政策变革方面，提供了一个很好的示范样本。报告的撰写以及参与发布活动的人群规模甚广：从公共部门到民间社会，从国内的烟草控制机构到国际控烟组织，涉及多个专业、学科背景的官员、专家、公众人士。最重要的是，这次活动的关键信息，澄清、强调了中国控烟领域的重大争议性话题，包括烟草业和公众健康之间的直接利益冲突，并提出了解决办法，这为今后的控烟传播奠定了基调和基础。

该报告是在中国履行《公约》5 周年之际发布的。按照《公约》要求，很多条款都需要在履约 5 周年前完成。报告在两位主编——时任中国疾病预防控制中心副主任、控烟办主任杨功焕教授和清华大学著名经济学家胡鞍钢教授的主持下，由 60 多位中国的公共卫生专家、政府官员、经济学家系统地回顾、分析、评估了中国过去 5 年的控烟履约工作进展。报告揭示了烟草控制中的严峻事实：①中国吸烟人数已经超过了 3 亿人；二手烟暴露率居高不下，共有 7.4 亿非吸烟者遭受二手烟危害。②中国烟草使用已经导致每年 100 多万人死亡，产生严重后果，成为影响中国人群健康的"第一大杀手"；③超过 3/4 的人没有意识到吸烟的危害；86% 的人认为"低焦油等于低危害"的错误观点缺乏认识。中国控烟履约工作与《公约》要求差距巨大，中国履约综合成绩仅获得 37.3 分（满分为 100 分），低于《公约》的 100 多个缔约方，控烟效果微弱；④烟草行业已成为中国最大的健康危害产业，尽管烟草业目前是"纳税大户"，但其净效益已是负值；烟草业阻挠控烟工作是导致控烟效果不佳的根本原因。报告认为，中国在第一个履约五年期内，并没有履行《公约》缔约方的职责，遵守减少烟草使用的承诺。烟草业利用国家的公权力继续阻碍中国的控烟进程，使健康 / 医疗的财政成本日益增加[14]。报告最后提出了明确的政策建议：除继续积极开展"公约"履约工作外，政府还应把全面控制烟草使用的目标纳入"十二五"规划，并将控烟作为关键指标之一，对各级政府实现健康目标的绩效进行评估（图 5-3）。

　　"联合评估报告"发布会及报告内容引发了媒体的广泛报道，报道内容尤其集中在中国烟草控制履约机制存在的内在矛盾和其导致的《公约》履约实施效果不理想。据中国疾病预防控制中心的事后（不完全）统计，超过 129 家印刷类媒体（包括报纸、期刊等）发布了相关文章，39 个电视台根据发布会制作了特色节目，而一周内对原发报道的转载量超过了 1000 则；中国人民大学公共传播研究所针对"联合评估报告"发布会后 2 周内与该事件相关的媒体报道、论坛帖子、博客微博等进行分析显示，"中国加入控烟公约 5 年仅得 37.3 分"、"中国失约"等新闻标题及论坛、微博的相关讨论量很高，可以反映出中国批准《公约》5 年来的不理想表现已引发了广泛的关注。这些报道在"中央媒体"、"地方及都市类媒体"和"财经类媒体"均有报道，报道量突破 4000 条，在半个月时间内，**原创报道 391 篇，转载平均次数达到每件 9.7 次**，形成了报告前后两大高峰。其中，财经媒体、中央媒体的报道被转载的次数最高，文字、图文结合和视频均有，在报告发布第二天，中央电视（CCTV）以 24 小时滚动报道的方式，对联合报告的主要观点进行了详细报告。另外，除中国控烟组织、公共卫生领域的专家学者作为主要的信息输出群体外，法学、经济学专家作为公共意见领袖参与控烟讨论，控烟成为"公共话题"，成功地引起了全社会的关注[15]。事实上，有关报告的传播活动和报道不仅停留在发布会本身——后续的传播效应持续了差不多一年，引发了一系列其他控烟报告的发布。2011年12月27日，新探健康发展研究中心发布了《2011年中国控烟观察—民间视角》，强烈建议出台室内公共场所禁止吸烟的政策，在烟盒包装上使用图形形式的健康警示。中国疾病预防控制中心于2011年5月26日发布《2011年中国控制吸烟报告》，也在呼吁室内公共场所全面无烟（不设吸烟区或吸烟室）。

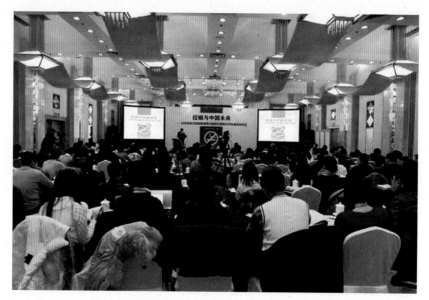

图5-3 "控烟与未来"联合评估报告发布会现场
来源：中国疾病预防控制中心网站

此次传播事件的最大特色是业界广泛的联合和合作。合作可以分为体制内如中国疾病预防控制中心和清华大学和体制外，如新探和其他非政府组织及媒体两个系统，它们不仅在各自体系内有分工（比如报告的撰写），还在保持信息传播的一致性和共同对外发声上做到了很好的联合。这样就大大提高了事件的传播效率。报告的关键信息和基本数据在发布过后的很长一段时间内仍为媒体广泛引用，这也侧面体现了内容的权威性。

更重要的是，报告及发布会对中国烟草业"政企合一"的体制进行了大胆批评，指出这是影响中国控烟进程的最大障碍——这并不是国内机构第一次批评政府履约中存在的问题，但它的确是在各学科的充分证据和各国案例研究的支持下，在当时得出的最有说服力和最准确的判断。关键在于，这些判断和批评并不是全面的否定，而是建设性地将"公约"的政策指南与中国的现实结合起来，给出了清晰的解决通路，这在一定程度上促进了中国控烟政策制定的进程。

报告及其传播得到了国家卫生计生委的充分认可：发布会被评选为 2011 年度中国十大烟草控制新闻事件之一。直至后来，如报告中所建议的那样，"全面推行公共场所禁烟"被写入"国民经济和社会发展第十二个规划纲要（简称十二五规划纲要）"[16]。这显示出当时政府在面对公共批评时一种开放和求变的态度，这在中国早期的控烟传播历程中是非常难能可贵的。可以说，《控烟与中国未来——中外专家烟草使用与烟草控制联合评估报告》从撰写、信息制定、发布方式，到其影响政策改变的结果，各方面都可被视为中国控烟传播的一个示范样板，具有里程碑意义。

### 3. 抵制"烟草院士"：揭露烟草业的反控烟策略

在中国早期的控烟进程中，民间社会一直对存在着明显利益冲突的控烟履约协调机制，特别是对烟草业干扰控烟工作进行了持续批评。在这个抵制"烟草院士"的传播案例中，我们可以看到来自多个组织和不同领域有影响力的个人是如何达成共识、协同作战，抵制烟草业的低焦油策略的。

被称为"烟草院士"的人名叫谢剑平，中国烟草专卖局郑州烟草研究院的副院长。2011 年 12 月，他因发展了含中草药的所谓的"低焦低害"卷烟，提出了评价烟草对人类健康危害的"烟草危害指数"，并证明中国卷烟危害逐年下降而当选为中国工程院的院士。然而自从当选的第一天起，谢剑平的研究和当选院士就变成了一个充满争议的话题。因为国际上大量的科学研究证据已经证明"过去 50 年中改变卷烟设计，包括过滤嘴，低焦油和'淡味'的变化，都不能减少吸烟者整体患病风险"，"没有充分的证据证明新的烟草产品是否降低个体和群体的健康风险"。[17] 故谢的研究成果的真实性受到了广泛的质疑。仔细回顾谢的研究，发现谢的研究是使用的评价指标只适用于评价烟草的急性致死毒性，不能判断对人健康的危害情况，是指标的误用；且这个结果被证据级别更高的人群流行病学的研究结果否定了。谢将致死性危害指标扩大到为评价人群健康的"烟草危害指数"，显然违背了科学研究的基本常识。很多科学家和控烟专家都指出，谢的研究发明是一个涉嫌欺骗的伪命题，其实质是为国家烟草局的"减害降焦"战略提供支持。另外，这样明显违背科学的"研究成果"，如何多次获得了国家科学技术成果奖，并成功当选中国工程院院士，也引起了社会的广泛质疑。

　　这一传播事件最初是在微博上发酵的。谢剑平当选院士的消息由微博ID"刘志峰"最早在微博上发布。他认为谢的发明会吸引更多的人吸烟并获得更大的商业回报，其目的并不在于降低危害。这个微博帖子很快就受到国内的烟草控制机构的关注。2011年12月10日，杨功焕教授公开表示，该工程院院士的评选是违背了中国学术界的良知。如果谢的研究和提取物没有经过充分研究和论证，一旦被烟草业使用和开发，必定会导致灾难性的后果。继杨功焕评论后，中国控制吸烟协会12月份正式致函中国工程院，要求对谢的研究和院士资格进行重新评估。中国控制吸烟协会还要求，中国科技部今后不应资助这类科研项目[18]。

　　此事件从一开始就吸引了全国各地媒体的关注，传播热度持续上升，并一直延续到下一年。2012年5月，中国医学会，中华预防医学会，中国医师协会，中国健康教育协会，新探健康发展研究中心等七家社会团体再次致函中国工程院，要求重新审查谢剑平的院士资格。对此，中国工程院对媒体做了公开回应，认为选举结果符合"选举程序"[19]，但新探中心执行副主任吴宜群随后指出，怎么能说符合程序呢？一个以涉及健康的研究成果来申请院士的人，却由环境和纺织学部的院士来审查并投票；甚至未征求医学部院士的意见。工程院院士秦伯益接受采访时也强调，当时的院士选举程序是仓促而封闭的，不同学科专业人士很难意识到并发现真正的问题。5月底，正值"世界无烟日"前夕，近百位中国工程院院士向中国工程院联名致函，要求重新审查和考核谢的院士资格。这使得"烟草院士"事件再次形成了传播高潮。这前前后后一系列互相呼应、彼此承接的传播事件，几乎动员到所有重要的烟草控制机构、科学界的相关重要学者，甚至国家卫生计生委的官员都公开表态，建议谢剑平主动辞退中国工程院院士头衔[20]。而每一次发声都能成为媒体报道的焦点。享有最高声誉的国际科学期刊《科学》及其网站"科学网"对此事件主动跟踪报道，发表了大量质疑谢剑平院士资格的文章。面对学界和公众如潮的质疑和争议，2013年中国工程院承诺，今后不再接受烟草行业的院士申请[21]。

　　谢剑平的院士资格最终没有受到实质性的影响——他本人如今仍然是院士身份，控烟界的述求，包括百名院士的请求最终没有获得成功。但从媒体的深入报道和积极响应，以及工程院的两次公开回应，包括政府官员的表态，都可视为此次反对中国烟草业的"减害降焦"策略的传播获得巨大成功。通过对该事件的回顾，我们可以进一步了解到，中国烟草业的私利是如何深刻缠绕在公共领域并得到权威体制的支持和背书的。然而乐观的一面是，本案例表现出的激烈的公开辩论和公共讨论也表明，"控烟"这个话题已经被媒体和公众广为接受，尤其在烟草业与人民公共健康的利益冲突方面，公众已有了很高的认知和认同。还有一点需要注意的是，"烟草院士"事件实际上已经超越了单纯的控烟领域，其他领域的学科，包括医学、医疗、甚至毒理学和食品安全领域都被动员起来，并协同行动。尤其是在不同阶段采取不同的传播行动，使得该事件在较长时间内能够在公众视野中持续保持更新，最终有效地推动了改变（工程院第二次回应）的发生。

## 4. 通过媒体传播活动支持无烟立法和社会风俗习惯改变

作为中国控烟的主力机构之一，中国疾病预防控制中心在过去的十年间主要实施了两个大型综合性质的控烟项目。一个是"迈向无烟中国项目"。该项目于 2007 年启动，主要目的是在 20 个省的 40 个市 / 县倡导制定符合《公约》要求的无烟政策，并确保有效的实施。与此同时，中国疾病预防控制中心还开展了一系列以健康教育和公众参与为重点的综合媒体活动，包括例行的新闻发布会和媒体宣传活动，推广"公共场所不吸烟、当着他人不吸烟、客人来了不敬烟"的"三不"等口号标语（图 5-4）。同时，为了不断加强"客人来了不敬烟"的理念，同时还开展了一个名为"送烟等于送危害"的相对独立的传播运动（图 5-5、图5-6 和图 5-7）。

中国疾病预防控制中心主持的另一个大型控烟项目是"无烟环境促进项目"（也叫加强中国疾病预防控制中心控烟办能力建设项目）。这个项目的主要目标是推动 7 个项目城市制定无烟政策，出台或修订无烟环境立法。而配合立法项目进行的媒体活动包括项目城市进行的常规付费媒体传播（如电视或灯箱等），以及媒体控烟能力建设培训班——后者不仅是中国疾病预防控制中心项目的一部分，也是十多年中国控烟大众传播进程中一项独立而持续的项目，它有效提高了中国媒体记者撰写控烟报道的专业能力。

围绕这两个项目设计的传播活动将会在下面的案例中分别描述。

■ "迈向无烟中国"项目的媒体传播："三不"理念和"送烟等于送危害"

为了配合"迈向无烟中国"的项目目标，传播团队制定了一套标准化的、可供各个烟草控制机构或组织使用的传播材料。包括：①"三不"宣传口号的标识；②项目的官方阐释；③有关吸烟与健康的宣传教育内容。传播材料一般通过媒体培训、媒体研讨和付费媒体广告进行发布。同时，当地政府和卫生行政部门可以就项目材料自行设计组织各类活动。为了推动"三不"理念，项目城市的卫生部门实施了有关无烟环境建设和社会风俗习惯改变的活动，例如举办"无烟婚礼"、呼吁"无烟两会"，包括全国无烟两会和春节期间的无烟茶话会，等等。

根据中国疾病预防控制中心、北京协和医院、约翰霍普金斯大学布隆伯格公共卫生学院的监测，截至 2008 年 12 月 7 日，关于此次传播活动共发生 988 次报道，其中 177 件是原创新闻作品。在传播后期，40 个项目城市对"三不"的知晓率达到了40% 的高水平[22]。

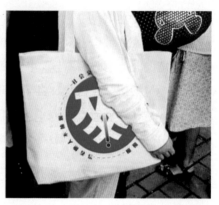

图 5-4　背包上面的"三不"LOGO
来源：中国疾控中心"迈向无烟中国"项目提供

为了进一步强调"三不"的理念，中国疾病预防控制中心同时还开展了"送烟等于送危害"的倡议活动。从活动的名字可以了解到，在中国，人们经常将卷烟作为节假日（比如春节）礼品进行馈赠。在一些社交场合，当你把卷烟递给朋友或陌生人时，这表达了一种友好的姿态，会更有利于交往或沟通。"送烟等于送危害"倡议的初衷，就是希望将卷烟与疾病等负面形象联系起来，从而降低人们将卷烟作为礼品的意愿。

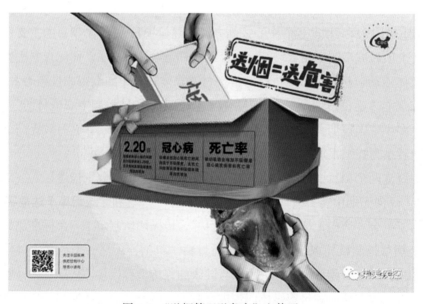

图 5-5　"送烟等于送危害"宣传画
来源：搜狐网 www.couhu.com

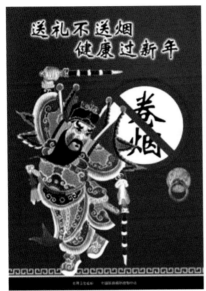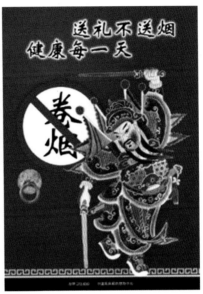

图 5-6　"送烟等于送危害"春节年画
来源：中国疾病预防控制中心

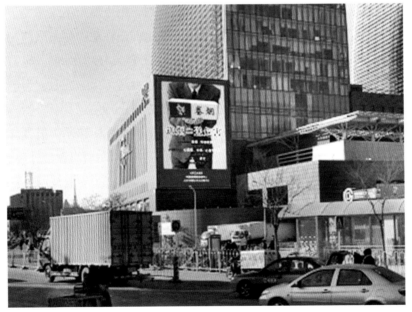

图 5-7　北京西直门街头 LED 屏展示的"送烟等于送危害"海报
来源：Tobacco Free Kids 工作人员拍摄提供

"送烟等于送危害"倡议行动每年在春节前——推广健康生活方式和劝说人们戒烟的最好时机——由中国疾病预防控制中心主导开展。经过连续几年的运作，该倡议活动在公众中的影响力有所提高。尤其在北京，海报在街头巷尾的社区、家属院中均可以见到；在人流量大的地点也可以看到，比如交通要道的车站和灯箱广告。倡议行动的主要传播渠道还包括传统媒体、社交媒体平台等。在去年（2017 年）的春节，中国疾病预防控制中心还开发了"送烟等于送危害"移动小手游，游戏参与者在游戏开始后避免接触落下的卷烟，就可以获得积分而获得礼物。虽然这是一个小项目，但无疑是顺应时代潮流的一种尝试，同时也融合了中国健康教育的传统理念，即"寓教于乐"。

### ■ "无烟环境促进项目"的传播工作

按照"无烟环境促进项目"的计划，第一批参与的 7 个城市——包括天津、重庆、沈阳、哈尔滨、南昌、兰州、深圳，将在地方人大或政府法制办的高度支持下，在两年内立法或修法以实现室内公共禁烟。项目的传播工作从两个方面同时开展：一是由控烟办和当地卫生机构牵头，直接在电视台和电台进行新闻发布会和大众传媒活动；另一个是由专业传播机构主办媒体研讨会，向记者介绍烟草控制政策的知识和事实。

为了向公众及时告知政府的无烟环境立法计划，每个城市不仅需要举行媒体发布会以宣布该项目的启动，同时还需要地方卫生部门在法律颁布之前花大力气推广无烟环境广告宣传片（包括广播电台和电视广告），以及海报、印刷广告等其他传播资料。这些广告通常需要在法律颁布之前大量传播。同时，为了保障传播效果，这类公益传播材料通常需要使用标准的方法进行信息受众检测。根据该项目的资助机构"卫健策略"（Vital Strategies）的监测数据和评估报告，项目期间有 10 部公益广告片在无烟城市播放。以哈尔滨为例，在播出 3 个月后，"达及率"（看到宣传片者占调查者的比例）达到了 31%。超过 80% 的被调查者都认识到了吸烟对健康的危害。绝大部分被调查者表示，支持政府的控烟行动。

另一项传播活动是举办控烟媒体培训或研讨——一间接但有效的提高媒体控烟能力的方法。在"无烟环境促进项目"执行期间，清华大学国际传播研究中心（TICC）举办了多期媒体研讨会。清华大学国际传播研究中心成立于 1999 年，在健康传播、危机处理和新闻教育方面具有丰富的经验。作为培养中国政府新闻发言人的主要机构之一，该机构在新闻传播领域颇具影响力。

通常这类控烟媒体研讨或培训班需要 1~2 天时间。主办方会邀请来自于全国各地新闻机构的 20~40 名记者参加。控烟专家和学者在不同的培训主题下，根据各自特长设置课件进行授课或报告。常见的控烟培训主题包括吸烟导致的健康危害、与烟草使用相关的社会和经济负担、烟草经济、无烟环境的法律基础和案例研究，等等。除了授课专家和媒体人员，会议组织方也会邀请到地方卫生计生部门的有关领导在培训课上发言。两年时间内，所有 7 个项目城市都开展了媒体培训班或研讨会，超过 200 名媒体记者参与了培训。其中大部分受到培训的记者都成为各自机构长期关注并负责报道控烟议题的记者。

清华大学国际传播研究中心并不是唯一组织此类控烟媒体培训班的机构。中国人民大学公共传播研究所也是常年开办控烟培训的专业传播 / 学术机构；此外，新华社，财新传媒，南方日报集团等媒体机构都曾组织过媒体培训；这也是中国健康教育中心（CCHE）的培训内容之一。不过，在无烟环境建设项目中，由清华大学国际传播研究中心主办的媒体控烟培训在媒体，控烟机构和地方政府三方的联系沟通中发挥了特别重要的作用。

2008 年中国疾病预防控制中心启动的两个项目媒体活动的规模还是相对较小，仍处于早期的探索阶段。但是，不同部门之间的协作框架，和以科学证据为基础的关键（控烟）传播信息已经得到了比较完善的发展。在此期间，一个由公共部门、非政府组织、学术机构和媒体组成的烟草控制网络已经形成，为今后烟草控制开展更有效的活动，令烟草控制的问题在中国成为专业和主流的报道选题，奠定了良好的大众传播基础。

## 5. 中国烟草控制大众传播奖

"中国烟草控制大众传播活动"是由中国政府（国家卫生计生委）支持的另一项控烟项目，从 2008 年起由中国健康教育中心组办。这个项目由一系列的媒体活动组成，包括年度中国烟草控制大众传播奖、烟草控制媒体培训和研讨、提高中国记者烟草控制的能力、发布控烟公益广告（包括海报和电视广告），以及开展旨在让名人和主要意见领袖成为"控烟大使"的社交媒体烟草控制活动等。

一年一度的中国烟草控制大众传播奖由控烟和媒体专家组织的专业委员会评选出当年杰出的控烟媒体作品的记者，并在特定时间组织颁奖典礼。评选的作品来源于每年控烟媒体监测的作品，也接受申请人（个人记者或传媒机构）提交的作品。获奖作品的内容包括烟草制品危害、无烟立法、烟草广告和赞助、图片警语、烟草经济、戒烟服务等。像世界无烟日活动一样，国家卫生计生委的官员每年都会出席颁奖大会并发表演讲。中国烟草控制大众传播奖引导了烟草控制传播活动的方向，吸引了更多的媒体参与控烟传播活动。

"中国烟草控制大众传播活动"经过多年的实施，影响力在持续增长。9 年前，中国的烟草控制是一个不受重视的健康话题（尤其是与食品安全，空气污染等其他健康问题相比）；在 2008 年开始的时候，传统媒体原创报道（不包括转载）总数只有 2345 个——而这个数字到 2015 年已经跃升至 11 084 个，申请人直接申请的作品数量更是成倍增长[23]。这不仅表明烟草控制问题的媒体传播能力得到了改善（新闻文章总数增加了）；同时还表明该奖项得到更多记者的认同，也从侧面证明了其增长的影响力。

该奖项也为加强烟草控制界与传播研究领域的合作发挥了积极的作用。中国健康教育中心每年都会组织会议评估选定的作品，并最终评选优秀。这些工作由来自两方面的专业人士完成：对公共卫生、流行病学、公共政策有丰富知识的烟草控制专家，以及来自中国高校媒体学院的知名学者。每年的评选研讨，为这两个领域的专家充分交流如何更好的改进烟草控制大众传播工作提供了特别的机会。

## 6. 北京无烟立法：多种传播渠道合作传播

2014 年，北京市通过了《北京市控制吸烟条例》。围绕着这一政策改变而引入和开展的大众传播活动，与以前的无烟活动相比，显得更具创造力和整合能力。该项目的传播是由北京市爱国卫生办公室与其旗下管理的北京市控制吸烟协会合作，在法律生效前一个月发布传播计划，并逐步开展实施的。这项传播计划涵盖了包括微信、报刊、电视、电台等多种媒体渠道，并进行了线上和线下活动的整合。在传播过程中，各个烟草控制机构、学会和协会都积极参与，并与北京市政府形成了良好的互动，几乎可以称得上是合作典范。

北京市爱国卫生办公室在执行传播计划中所规定的活动方面起着至关重要的作用。这些活动包括：①启动名为"无烟北京"的官方微信公众号，收集公众信息并通过网上投诉让公众积极参与；②创建三个劝阻吸烟的示范手势，邀请公民投票选举他们最认可的一个手势——这个活动设计引起了社会各界的广泛关注图 5-8 和图 5-9）。据政府统计，通过"无烟北京"微信公众号投票的人数达到了300 万人[24]；③将条例的重要条款改编为更容易被大众熟记的形式。比如北京控烟协会创作了一个北方方言的顺口溜来解释处罚条例：单位失责罚一万（元），个人违规罚二百（元）[25]。另外，控烟协会还把一首中国的流行舞曲"小苹果"改写成控烟版本，告诉人们有关吸烟的危害和新法律，这首歌被很多跳"广场舞"的群众所接受。除了这些创造性的尝试之外，常规方式的媒体宣传也一样在积极展开。电视，广播电台，传统媒体，新媒体，手机媒体等媒体渠道得到了充分利用。

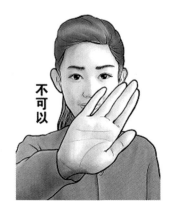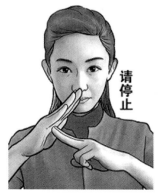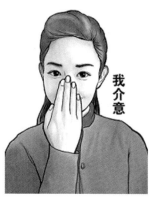

图 5-8　北京市控烟协会创造的三种劝阻吸烟手势："不可以"、"请停止"、"我介意"。北京市民被邀请投票支持最认可的一个

来源：新华网（www.xinhua.com）

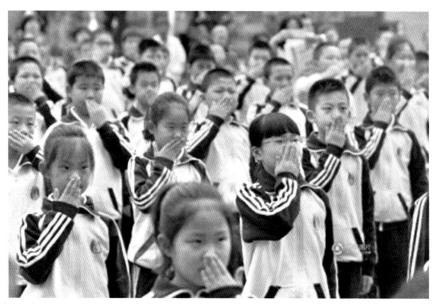

图 5-9　在北京市小学，孩子们练习劝阻吸烟手势

来源：环球网（www.huanqiu.com，作者未知）

　　除了北京市爱国卫生办公室和北京控烟协会之外，其他烟草控制机构和组织也充分动员起来。在 2015 年的世界无烟日，世界卫生组织在鸟巢上放置了巨大的"禁烟"标志来支持北京的新法律。一些本土和国际的社会组织，如新探健康

发展研究中心、自然大学、无烟草青少年基金、国际防痨和肺部疾病联合会，以及大量的控烟志愿者都以不同的方式参与了传播工作，形成北京控烟传播联盟。随着传播活动的协调发展，根据中国人民大学公共传播学院的统计，2015 年 4 月份以来，北京无烟立法媒体报道数量不断增加，6 月份达到了顶峰，原创报道约 339 篇，转载平均次数达到每件 16.9 次（与 2014 年 6.4 次的转载率相比）[11]。可以得出结论，北京市的无烟立法不仅成为公共卫生领域的焦点之一，而且也成为了这一时期全社会关注的焦点之一。

精心设计的传播活动和广泛合作的传播网络，令北京市民对控烟条例的了解程度得到显著提高。在公众充分知晓其内容和制定过程的情况下，政府制定的政策也得到了良好的支持度。根据中国烟草控制协会 2015 年 8 月的调查数据显示，北京市"条例"的知晓率达到了 82.64%，而三个月前的比例为 43.43%。81.30% 的受访者对这项法律的实施感到满意。

## 7. 倡导提高烟草税的传播活动

理想情况下，当烟草税提高时，卷烟的零售价格会随之上涨，从而逐步减少烟草的消费。但在中国，提高烟草税政策面临的最大挑战之一就是目前的烟草税制比较复杂，以至于无法有效降低零售价格。这里涉及至少 4 类税种：烟叶税，增值税，消费税和城市建设 / 教育附加税，不同类别的税率也不尽相同。对烟草税进行单一和微小的调整，不能明显提高零售价格[26]。在中国，尽管税率改革后税收占零售价格的百分比从 2014 年的 52% 上升到 2015 年的 56%，但仍低于世界卫生组织建议的 70%。更何况中国卷烟的价格一直很低（2014 年最畅销品牌的卷烟零售价格仅为每包 5 元人民币），因此消费者对卷烟价格的变动承受能力也比较高。根据国际烟草控制政策评估项目（ITC 项目）的分析，中国目前的烟草价格对吸烟者戒烟的影响非常小，只有 22% 的吸烟者表示可以考虑零售价格作为戒烟动机[13]。

总的来说，围绕烟草税这个主题的传播活动和公众参与并没有达到无烟环境或烟盒包装警示那样的高曝光度，因为在税收问题上开展有效的宣传和制定公众参与策略非常困难。任何拟提高烟税的想法都可能会受到批评和反对。同时，在信息传播过程中人们对关键信息错误理解和错误解释的风险也相对较高。而且，由于烟草税与财政政策有关，目前在公共卫生专家、公众和财政部门的官员之间的共识和信任还存在较大的距离。

但努力从未停止。过去十年来，很多媒体研讨会或新闻发布会也都针对烟草税改革的专业研究和调查结果进行报道，越来越多的中国专家和学者参与到这项政策的研究和讨论之中。很多有影响力的经济学家，甚至一些政府部门的人员都在烟草税问题上有过重要的研究或发言。世界卫生组织和世界银行等国际组织在烟草税议题的探访方面提供了大量的技术支持，包括起草专业报告，以及组织先进国家的案例研究和比较研究等。由于税收制度的技术性条款理解起来比较困难，因此使用公众比较容易接受的大众传播语言至关重要的。一个很好的例子是美籍华人教授胡德伟多年来从事烟草税研究，他提出在 2010 年，"每包烟提高一块钱（人民币）就可以挽救 340 万人的生命"[27]。在接下来的几年里，这句倡导语一再被媒体传播，直到 2015 年中国政府决定适度增提高中国的烟草税时，相关的媒体报道还在引用胡教授这句简单易懂的解释。但是，由于没有针对性地传播策略，民众对烟草加税不理解、不支持甚至反对的比例依然很多。

为什么要提高烟草税的传播有助于公众对烟草业这一特殊产业形成正确认知和警觉。经济学家胡鞍钢于 2009 年公开表示，烟草业是中国最大的健康危害产业，不应被视为主要的"经济支柱"，持续对烟草产品加税是转变烟草依赖型经济的重要举措[28]。

## 8. "我要告诉你，因为我爱你"烟包巡展：传播烟草危害，促进图形警示上烟盒

2011 年 9 月，新探健康发展研究中心联合中国疾病预防控制中心，协和医科大学发起了一个名为"我要告诉你，因为我爱你"烟包健康警示图片巡展活动。展览最初选择在北京的一些住宅社区、公园和学校举办，主要形式是通过展示国内外烟草包装的不同，来对公众进行吸烟危害健康的教育普及，同时令受众了解国外的做法：其他国家是如何规定卷烟包装，进而警示民众烟草使用危害，并有效降低烟草制品吸引力的。这项活动的最终目的是倡议并呼吁中国政府采纳这些先进国家的做法，在卷烟外包装上印刷鲜明的健康警示图像——比如腐烂的肺部、焦黄的牙齿，或生病的幼儿，使得卷烟制品不再是一种外观精致美好的普通消费品。

展览活动的核心材料是一系列大型展板，上面印着不同国家的健康警示图形烟包。其中有几块展板展示的是中国的同一品牌的卷烟，在国内和其他（需要严格的包装政策）的国家／地区分别销售的卷烟包装。很显然，中国自己销售的

包装精美的卷烟和国外那些印着烂牙腐肺的烟包形成了鲜明对比（图 5-10）。为吸引更多的人的关注，这项传播活动还增加了有关吸烟危害的短剧表演和广场舞等创意内容，并就公众对控烟知识和政策的观点和了解程度等进行现场问卷调查。

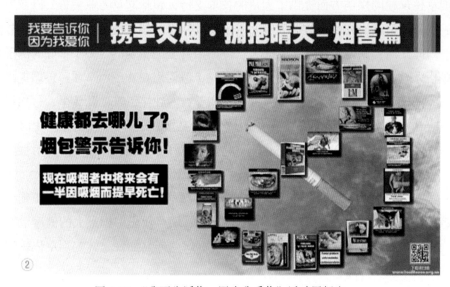

图 5-10　"我要告诉你，因为我爱你"活动展板之一

这项传播活动很快就发展为一项全国性的综合大型传播活动。在短短一个多月的时间内，就有四十个城市效仿北京的模式进行烟盒包装展览[29]。新探健康发展研究中心就整个活动的核心信息和相关素材制作了一套标准的健康教育"工具包"，并为部分市级和省级健康教育部门提供了小型启动基金，令该项活动可以深入到国内更多地方举办。根据新探提供的监测数据显示，截至 2016 年，此项运动已在全国 30 个省（市，自治区）的 200 多个市 / 县开展[30]。

"我要告诉你，因为我爱你"这传播活动可以说"重启"了当地卫生部门开展面对面的社区健康教育活动的能力——这本是中国政府在健康教育、卫生宣传方面的最大优势之一，但很容易因资源、技术的短缺而无法有效开展。而此次新探制作的活动工具包成为地方健康部门的最佳"能量补充"，保证了关键信息的一致性和准确性，同时也具有很大的灵活性：一些地方卫生部门在工具包的基础上发展了更多形式的大众传播活动，例如制作 T- 恤衫、徽章和创意贴纸，使更多的年轻人愿意并能够参与进来。

### 9. "脏烟灰缸奖"：媒体成为中国控烟进程的报道者和见证者

由于涉及鲜明及富有视觉冲击力的健康警示图像，烟盒包装政策对于大众而言总是一个比较有吸引力的话题。媒体往往更加主动报道这方面的动态，有时甚至成为重要的倡导者之一，见证了中国控烟工作的重要进展。2008 年在南非德班举行的第三届缔约方大会上，中国代表团因控烟不力而被参与大会的国际非政府组织（全球烟草控制框架公约联盟）授予"脏烟灰缸奖"（Dirty Ashtray Award）。参会的新华社记者对此进行了生动的报道，成为了中国控烟进程中的知名事件。

在每一次《公约》缔约方会议上，"全球烟草控制框架公约联盟"都会给控烟不力的缔约方授予"脏烟灰缸奖"。而对于在推动控烟进程中有良好表现的缔约方则授予"兰花奖"[31]。2008 年 11 月 19 日的南非德班会议上，在讨论关于烟草包装警示语的实施准则时，绝大多数国家都强有力的支持该实施准则，但中国代表团发言反对使用腐烂的肺等图片放上烟盒，其理由是：中国烟盒上有名山大川等美丽的风景，放上这些难看的图片是"会伤害中国人民的感情，对公众的污辱和不尊重"，因此"尽管从法律上、健康上中国不反对，但从民族感情和文化基础上持保留意见"。此发言当时遭到与会代表的嘲笑。当晚，中国被与会的200 名全球非政府组织代表授予"脏烟灰缸"奖，颁奖词是："中国政府宁要美丽的烟盒，不要中国人民的健康"。同时，国际控烟专家对中国烟草公司的人员作为中国代表团的成员参加控烟政策制定谈判给予了严厉的批评，称中国的控烟是"狐狸坐在鸡笼里讨论如何保护小鸡"[32]。

一位新华社记者撰写的媒体报道，把这一晚的情况生动地再现出来，突出了中国被授予脏烟灰缸奖的颁奖词和国际控烟专家对中国控烟机制的批评。这两句话是如此的具有感染力，以至于一经发表，它就被广泛传播开来。一直到 2016 年，一些报纸在报道中国烟盒包装政策相关文章时，该报道中的经典句子仍被引用。作为中国国家通讯社，对于特定主题，新华社的声音代表着官方态度。它将被中国的大众读者和政策制定者阅读、重视和关注。因此，这个故事也标志着烟草控制的合法性和正义性得到了媒体和广大中国人民的肯定。

事实上，有越来越多的媒体工作者投身到了中国的控烟进程之中，中国媒体已经成为影响中国政策制定者的关键因素之一。一些新华社的记者成为控烟志愿者，在新华社内帮助组织媒体控烟培训。他们也会经常在其他控烟媒体论坛和研讨会上向各大媒体记者介绍经验，介绍如何准确传播控烟知识，如何促进中国政府积极履约。

这些年来，控烟在中国从一个无人关注的小众领域成为主流媒体争相报道的热点议题，期间开展的各种媒体培训和研讨会居功至伟。除了前面提到的无烟环境促进项目城市的媒体培训课程之外，在中国每年还举办至少 3~4 场关于其他控烟政策的研讨会。据"无烟草青少年行动"（CTFK）——这些培训的主要资助者之一统计，过去 9 年间，已经举办了 40 多次烟草控制媒体研讨会和培训班，覆盖了近千名中国记者和编辑。培训和研讨会加强了媒体对控烟相关知识要点的掌握及政策解读能力，同时也强化了媒体的控烟网络。媒体记者们已不再是被动报道控烟机构提供的事件或线索，而是能够长期关注某一项控烟问题进行深入报道并探索发现新的控烟议题。

## 五、中国烟草控制大众传播的效果与挑战

### 1. 中国控烟大众传播的效果

上一节介绍的控烟传播活动，显示在传播吸烟二手烟危害，改善社会风气，告知和促进理解各项控烟政策，特别是无烟环境政策方面取得了很大的成功。

总体来说，民众关于吸烟、二手烟危害的认知有很大改善。例如 1996 年的吸烟流行病学调查显示，只有 4% 的人认识到吸烟是心脏病发生死亡的主要危险因素；20 年后，2015 年调查时显示 40% 以上的人认识到吸烟和二手烟危害与心脏病发生和死亡有关。和其他社会相比，这个认知的比例依然很低。社会风气有了一些变化，但是这个变化还是有限的。对控烟政策的支持推动，促进民众对控烟政策从不了解到了解，到支持。尤其是对不同场所（酒吧和夜总会除外）全面禁止吸烟的支持率已经超过 85%。[33]

在"烟草院士"、"脏烟灰缸奖"报道期间，引起了社会的广泛关注。这些报道在媒体上有广泛的互动和争论。对比 2010 年，公众对低焦油危害的正确认知有明显提高。"对低焦油卷烟危害的错误认识比例从 2010 年的 37.3% 下降到 2015 年的 28.1%；正确认知比例从 2010 年的 16.2% 上升到 2015 年的 24.5%"。[33]

最主要的是，过去 10 年来控烟成为一项受多数人关注的公共议题。控烟议题可以通过一系列传播活动和行动来向公众深入、系统地展示其问题所在及其解决方案，并通过大众媒体和社交媒体上公开的讨论、辩论甚至争论，来呼吁、倡议、并取得实质性的政策进展——考虑到中国传播环境的特殊性，这似乎令人难以置信。但是，通过上述九个具有代表性的活动分析，表明控烟传播活动取得了

很大的成功。

中国的控烟传播取得成功的原因有哪些呢？首先中国的控烟传播已经不只是一个单向的知识传播，通过控烟部门、媒体或个人对控烟效果评估，以及对烟草业的直言不讳的批评，引发了社会的关注。

其次，中国的烟草控制传播工作是在一个发展得相当完善成熟的合作网络内进行的——公共部门、民间社会组织、学术机构，媒体以及个人专家和意见领袖，一个都不少，各自发挥着不同的作用。政府部门（决策者）是这一网络中的主角（如卫生计生委及其下属机构），具体引领政策进展。但在实践中，大量倡导——特别是建设性的批评意见——大多来自社会组织和民间机构。学术机构的作用是为媒体和烟草控制活动者提供研究证据和相关能力建设。与媒体的长期持续合作对于确保问题的曝光率和控烟知识的准确性至关重要。主要意见领袖和专家在社交媒体领域有很高的关注度，容易与公众交流和沟通。他们对中国控烟议题的积极参与和巨大的工作热情加速推动了中国向着无烟世界前进。总之，合作充分的动员框架在控烟议题上保证了广泛的共识，使关键信息的传播更加有效和平稳，传播受到干扰的风险（主要是误解和曲解）大大减少。

第三，持续、长期举办的各种控烟媒体培训也是成功的大众传播策略的关键因素之一。作为一种媒体动员的形式，这类培训班具备如下优势：①帮助记者深入了解这个话题，尤其其中有争议的部分（如烟草业干扰和利益冲突），并且可以就烟草业在控烟历史上扮演的角色进行充分披露。②通过向记者介绍国内外最新的控烟立法进展，法律制定或政策制定，加强决策层的透明度。③加大控烟专家和科学家与媒体的沟通，增强了话题可信度。尽管中国的传媒业发生了巨大变化，但至少到目前为止，传统媒体（报纸、杂志、通讯社、电视台、电台、新闻采访权等）依然发挥着至关重要的作用，尤其是在公共政策传播领域，像人民日报、新华社、健康时报、光明日报、中央电视台及其附属网站等国有传媒机构，它们发表的文章社论可以同时引起公众和决策者的关注。此外，传统媒体在专业政策解读和可靠访谈方法方面仍然有巨大优势，这是目前在"用户生成内容"（UGC）占据主导地位的新媒体所无法取代的。

当然，在中国做传播，新媒体平台绝对不容忽视。如前所述，由于尚缺乏长期跟踪监测的数据及评估，本章未包括那些新媒体传播的案例。但自2013年以来，烟草控制机构实际上已开始开拓各类新媒体渠道，包括微博、微信、视频网站等。到目前为止也已颇有成效，包括知识传播、介绍解决问题的措施、邀请网民发表意见，以及动员公众参与政策讨论。新媒体平台面向用户的性质决定了在动员公众参与方面更加放松也更加灵活。有时，新媒体平台还担当着"资源提供者"的角色，传统媒体和控烟机构常常能在这类渠道中发现一些事件线索或第一手资料来进行跟踪报道或快速回应——例如"烟草院士"事件就是最早在微博上发酵的。

正如上一节提到的，在过去的八、九年时间里，中国关于烟草控制的媒体报道数量大幅增加，政策领域也有所改善，无论是北京和其他城市的无烟环境立法、烟草税的增加，还是烟草广告和促销方面更严格的规定——这些进展都与控烟大众传播的努力密切相关。可以说，上述总结的控烟传播特点在很大程度上决定了其效果。

## 2. 中国控烟传播面临的挑战

控烟传播取得成功的最大原因是专家学者、意见领袖和媒体的互动。如何维持这种积极互动的局面，让社会上更多人通过社交媒体交流、监督、促进控烟措施的执行，是控烟大众传播成功的关键所在。对于烟草危害知识的传播，纵然是控烟传播的主要任务，类似"我要告诉你，因为我爱你"这类经典传播活动还会继续推行，但是控烟传播还需要更多地关注控烟政策的推广和监督现有政策的执行，并持续揭露烟草业的干扰活动。

其次，政府部门，尤其是卫生计生委以外的其他部委的参与度却远远不够。几乎所有的由政府主导的控烟传播项目都停留在国家卫生计生委和相关的卫生部门内，而公约履约机制中其他部门却很少公开表态支持这件事。作为一个跨学科议题，烟草控制实际上需要各个相关公共部门共同参与，比如财政部或工信部。不同政府部门的共同参与度不高的话，部委之间就难以达成共识，反而会加大政策转变的难度。如何有效地协调各部委，建立一个真正有效的，将烟草利益集团排除在外的机制——这是控烟界无论过去、现在还是未来都面临的关键挑战。

第三，中国政府在控烟传播方面的财力投入不足。目前市级烟草控制项目的资金来源主要有两个，一是政府的专项补贴；另一个是非政府机构的外来支持。从前述案例可以看出，大多数烟草控制宣传项目——无论是无烟城市的大众媒体宣传活动、新闻工作坊还是其他具体的传播活动，是由非政府机构，特别是一些外国非政府机构和基金会支持的。另外，在那些通过了无烟法律的城市，行政机关也往往缺乏控烟执法方面的预算。这不仅影响法律的实施效果，也会降低烟草控制传播的长期有效性。如果公共管理层面不能确保在控烟领域有稳定和充足的资金投入，那么中国的控烟将难以建立和维护真正可持续发展的合作网络。

　　第四，中国的媒体产业正在发生的剧烈变化。这意味着传播渠道和方式的不确定，为制定有效的传播策略增加了难度。在过去，传统媒体一直是控烟机构进行培训和活动策划的重点受众。然而随着互联网的发展，各种新型数字平台为人们提供了比传统印刷和广播媒体格式更多的新闻和信息，其阅读和互动的模式也在不断翻新变化；其次，这些年还有一个变化趋势：那就是相对于主流、公开的传播互动平台，那些比较私密并且相对封闭的在线社交空间越来越兴旺，这些空间往往聚集着兴趣爱好趋同的亚文化人群，他们有时甚至有独特的交流方式以区别于主流人群。控烟传播如何能够接触这类受众，并调动他们继续参与公共政策讨论，这无疑是一个巨大的挑战。

　　随着信息技术的急剧变化，信息传播与接收的模式也发生了变化。控烟专家以往将大量精力用于制作基于科学证据、事实和数据的高水准传播内容，以保持信息准确性和可靠性，这是令人肃然起敬的工作。不过我们也应该同时认识到，在当下社交媒体统治的传播时代，具有强烈"情感诉求"的内容正变得空前醒目。控烟人士在不放弃信息准确性和精确性的情况下，可能需要更加努力地了解互联网受众不断变化和"进化"的情感需求，使得"无烟世界"的理念将在未来可以持续传播，令新一代人重视和珍视。

## 参考文献

[1] NATIONAL CENTER FOR CHRONIC DISEASE P, HEALTH PROMOTION OFFICE ON S, HEALTH. Reports of the Surgeon General [M]. Preventing Tobacco Use Among Youth and Young Adults: A Report of the Surgeon General. Atlanta(GA)；Centers for Disease Control and Prevention(US). 2012.

[2] NATIONAL CENTER FOR CHRONIC DISEASE P, HEALTH PROMOTION OFFICE ON S, HEALTH. Reports of the Surgeon General [M]. The Health Consequences of Smoking-50 Years of Progress: A Report of the Surgeon General. Atlanta(GA)；Centers for Disease Control and Prevention(US). 2014.

[3] 世界卫生组织 . FCTC 世界卫生组织烟草控制框架公约 ( 中文版 )[M]. 日内瓦 : 世界卫生组织出版 , 2005.

[4] 中华人民共和国工业和信息化部 . 关于印发 < 中国烟草控制规划 (2012-2015 年 )> 的通知 . 2012. http://www.tobacco.gov.cn/history_filesystem/2013yckz/fj/449995.pdf(accessed 10 Apr

2018).

[5] 中华人民共和国工业和信息化部. 中国烟草控制规划 (2012-2015 年 ). 2012. http: //apps. who.int/fctc/implementation/database/sites/implementation/files/documents/reports/china_2016_ annex7_tobacco_control_programs.pdf(accessed 10 Apr 2018).

[6] NEWS B. China profile-Media [N]. 2017.

[7] 国家新闻出版广电总局. 统计公报 2016 年全国新闻出版业基本情况 , 2017. http: //www. sapprft. gov. cn/sapprft/govpublic/6677/1633. shtml( 获得于 2018 年 5 月 8 日 ).

[8] 中国互联网信息中心. 中国互联网络发展状况统计报告 (2016 年 1 月 ). 2016. http: //www. cnnic.net.cn/hlwfzyj/hlwxzbg/hlwtjbg/201601/P020160122444930951954.pdf(accessed 10 Apr 2018).

[9] 吴家明. 微博最新财报亮眼活跃用户规模突破 3 亿 [N]. 证券时报网 , 2016.

[10] STATISTA. Number of monthly active WeChat users from 2nd quarter 2010 to 4th quarter 2016(in millions)[M]. 2017.

[11] UNIVERSITY C P C I O R, 2016.

[12] ORGANIZATION W H. World No Tobacco Day. 2017. http: //www.who.int/tobacco/wntd/ previous/en/.

[13] ORGANIZATION W H. Fact Sheet: Tobacco taxation in China. 2014. http: //www.wpro.who.int/ china/mediacentre/factsheets/tobacco_taxation/en/(accessed 28 Apr 2017).

[14] 中国疾病预防控制中心.《控烟与中国未来—中外专家中国烟草使用与烟草控制联合评估报告》发布会在北京召开 . 2011. http: //www.chinacdc.cn/n272442/n272530/n3479265/n4861 781/40967.html(accessed 10 Apr 2018).

[15] 中国人民大学公共传播研究所.《烟草控制框架公约》五周年专题监测报告 [M]. 2011.

[16] 中华人民共和国国家卫生和计划生育委员会 . 2011 年度中国烟草控制十大新闻事件 [N]. 2012.

[17] CENTERS FOR DISEASE C, PREVENTION, NATIONAL CENTER FOR CHRONIC DISEASE P, et al. Publications and Reports of the Surgeon General [M]. How Tobacco Smoke Causes Disease: The Biology and Behavioral Basis for Smoking-Attributable Disease: A Report of the Surgeon General. Atlanta(GA)；Centers for Disease Control and Prevention(US). 2010.

[18] 王珑锟 . "烟草院士" 事件 : 控烟战争背后 [N]. 三联生活周刊 , 2013.

[19] 张国 . 中国工程院 : 不会主动撤销 "烟草院士" [N]. 中国青年报 , 2013.

[20] 李木元 . "烟草院士" 应主动辞院士 [N]. 人民政协网 , 2013.

[21] 蔡文清 . 今后不再受理烟草领域院士提名 [N]. 北京晚报 , 2013.

[22] CDC C, COLLEGE P U M, HEALTH J H B S O P. Towards A Smoke-free China: Program Summary Report(January 2007– December 2008)[M]. Beijing: China CDC, 2009.

[23] 国家卫生计生委宣传司 . 中国烟草控制大众传播活动 . 2016. http: //www.nhfpc.gov.cn/xcs/s3 582/201611/998799f05d7349c9a8c1d3186aa4bf0c.shtml(accessed 10 Apr 2018).

[24] 国家卫生计生委宣传司 .《北京市控制吸烟条例》的出台与实施——第九届全球健康促进大会案例 . 2016. http: //www.nhfpc.gov.cn/xcs/s3582/201611/c5c0212a7a054876a130dcb9d198 483e.shtml(accessed 10 Apr 2018).

[25] 杜燕 , 尹力 . 北京"史上最严"控烟条例 : 有屋顶的地方不能抽烟 [N]. 中国新闻社 , 2015.

[26] BANK W. Taxing to Promote Public Goods: Tobacco Taxes. 2016. http: //pubdocs.worldbank. org/en/799981480947591462/Taxing-to-Promote-Public-Goods-tobacco-taxation-chapter-conference-25-nov-2016-final-version-pmarquez-002.pdf(accessed 28 Apr 2017).

[27] 顾钱江 . 专家测算每包卷烟增加 1 元从量税将挽救 340 万人生命 [N]. 国际先驱导报 , 2010.

[28] 孙自法 . 烟草成国人最大"杀手"清华教授呼吁全面控烟 [N]. 中国新闻社 , 2010.

[29] REDMON P, CHEN L C, WOOD J L, et al. Challenges for philanthropy and tobacco control in China(1986-2012)[J]. Tobacco control, 2013, 22 Suppl 2(ii4-8).

[30] COMMISSION N H A F P. NGO help to accelerate tobacco control movement in China [M]. Beijing: National Health and Family Planning Commission, 2016.

[31] MAMUDU H M, GLANTZ S A. Civil society and the negotiation of the Framework Convention on Tobacco Control [J]. Global public health, 2009, 4(2): 150-168.

[32] 顾钱江 . 中华烟包装内外有别中国控烟成为世界反面教材 [N]. 国际先驱导报 , 2008.

[33] 中国疾病预防控制中心 . 2015 中国成人烟草调查报告 [M]. 北京 : 人民卫生出版社 , 2016.

# 第六章

# 中国的公益诉讼与烟草控制

黄金荣

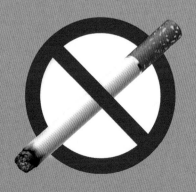

**摘要** ●

控烟公益诉讼在中国是一种相对较新的现象。公益诉讼在控烟领域的迅速发展是中国公益律师与烟草控制领域中的非政府组织密切合作的结果。由于不同的法律制度和法律环境，中国烟草控制的公益诉讼与其他国家有很大的不同。同时在中国，控烟公益诉讼案例成功几率也很低。然而，大多数烟草控制公益诉讼案件的失败并不意味着在烟草控制法规倡导的失败。尽管现阶段依然存在影响控烟公益诉讼成功的一些限定条件和不确定性，但控烟公益诉讼仍有很大潜力，案例成功的机会也会增加，如 2017 年"电梯劝烟案"的成功改判。我们相信控烟公益诉讼在未来烟草控制政策倡导中将发挥重要作用。

**关键词：** 公益诉讼　烟草控制　控烟法规　中国

## 一、导论：中国的公益诉讼与控烟行动

公益诉讼通常指的是通过法院促进社会进步的诉讼，或者是指那些为了达到超越个案目的而设计出来的诉讼。自上世纪 90 年代末公益诉讼在中国出现以来，其已成为更大范围的法律倡导运动的一部分。公益诉讼与私益诉讼不同，它旨在获得超出个案范围的更广泛影响。参与公益诉讼的活动者，通常在参与或发起诉讼时有非常明确的公共利益目标。公益诉讼的目标可以是倡导法律改革、政策改变、法律实施或揭露违法或不合理的实践或政策。与美国不同的是，在中国社会背景下，人们对公益诉讼往往有着更为广泛意义上的理解。"公益诉讼"在我国不仅仅是指法庭上的"诉讼"，而且也指其他形式的公益法律实践活动，包括对国家机关提出的行政申请（如申请行政复议或政府信息公开）、仲裁以及提出对相互冲突的法律、法规进行合法性审查的法律建议。对于公益法律活动者而言，任何可以用来倡导社会正义、人权、法治的法律手段均可被宽泛地称之为"公益诉讼"。

公益诉讼在中国的出现与发展在很大程度上得益于近 30 年来中国在法治和公民社会方面的进步。中国社会对法治的日益重视，极大地提升了公众的法律意识。越来越多的法律专业人士以及非政府组织开始利用法律工具来解决各种被忽视的社会问题。从某种程度上说，在中国当前的政治环境下，公益诉讼是法律专业人士和非政府组织的战略选择。由于政府经常过于强调维护稳定，因此其对

任何可能产生政治影响的行动都比较警觉。如此一来，公民社会持续性地使用法律手段开展活动被广泛地认为是一种可以相对安全地倡导社会公正、司法改革和人权保障的方式。大多数公益律师通常会谨慎地选择一些不具有政治敏感性并能够产生广泛社会影响的案件。正因如此，中国大多数的公益诉讼都主要集中在消费者权益保护、反对歧视、受教育权利、环境保护和公共卫生等领域便不足为奇了。此类案件通常政治敏感度较低，一般不易引起政府干预，媒体也有可能对此类法律行动进行报道，并使其产生广泛的社会影响力。还有一些法律专业人士和非政府组织则选择了相对激进的路径。他们关注敏感的政治话题，进而选择直接挑战政府或政党利益的案件，或者直接卷入集体诉讼或群体性事件之中。此类激进的行动以及随之而来的政府行动经常会受到西方主流媒体的关注。但在中国，由于大众传媒受到比较严格管理，一般公众往往接触不到这些信息。因此，总体而言，在公益诉讼方面采取温和的路径才是公益诉讼的主流，因为它们在中国的语境下更有持续性，也更容易取得成效。

与我国其他领域的公益诉讼相比，控烟公益诉讼是一个相对新生的事物。尽管在 21 世纪初期，就已经出现过零星的几例控烟公益诉讼案例，但大多数案例还是发生在过去 10 余年。这一领域公益诉讼的快速发展在很大程度上是擅长公益诉讼的中国公益律师与希望法律能够给控烟倡议活动带来真正改变的控烟非政府组织紧密合作的产物。

众所周知，中国是世界上最大的烟草生产国和消费国，同时也是遭受烟草流行之害最深的国家。然而，直到 1991 年的中国《烟草专卖法》出台，烟草控制才被提上国家的议事日程。该法规定"国家和社会加强吸烟危害健康的宣传教育，禁止或者限制在公共交通工具和公共场所吸烟"。然而直到 2006 年 1 月 9 日，世界卫生组织《烟草控制框架公约》（以下简称《公约》）在中国生效后，烟草控制才获得了强有力的推进。自世界卫生组织于 2003 年 5 月通过《公约》以来，全球范围内掀起了一个全面推进控烟立法的浪潮，在此背景下，中国控烟运动也获得了越来越多的资金和资源。例如，自《公约》生效以来，诸如布隆伯格控烟项目基金、比尔和梅琳达·盖茨基金会等国际基金会一直积极地资助中国地方政府以及非政府组织开展各种烟草控制项目。在这种情况下，国内控烟非政府组织在倡导控烟法律的制定与实施方面日益活跃。但是在法律专业人士中找到天然的同盟军之前，控烟非政府组织的法律倡导工作开展得并不顺利。

对于那些热心公益的法律专业人士来说，烟草控制是一个非常好的公益诉讼主题。其首要原因在于，烟草流行是一个全球性问题，它给公共卫生与健康带来了严重后果，而中国是世界上最大的烟草危害受害国之一，在中国开展烟草控制的倡导活动完全正当，并且很容易受到社会公众的欢迎。其次，虽然在烟草控制领域的法律法规仍有待制定或进一步强化，但总体而言，中国的控烟法律在很多方面已经具有相对坚实的基础。更加令人鼓舞的是，由于《公约》的存在，控烟倡导者能够很容易站在道德与法律上的制高点。第三，对于公益法律专业人士来说，烟草控制是一个相对来说比较安全的领域，在这方面开展公益诉讼有比较大的空间，在尤其在政府部门对公益诉讼以及公益律师加强监管的情况下，这一点显得尤其重要。

控烟非政府组织与公益律师在控烟公益诉讼领域开展合作，对双方而言均有益处。对于前者而言，公益律师可以帮助其利用法律武器来开展控烟活动。在法治一再被政府与社会视为国家建设目标的时代，缺少法律以及法律专业人士的参与，控烟倡导就很难产生应有力度。对于后者而言，非政府组织可以向法律专业人士提供几乎无穷无尽的控烟信息，从而使其开展各类控烟公益法律行动成为可能。不仅如此，非政府组织在利用媒体方面技巧和经验对公益律师也非常有价值，毕竟在中国的环境下媒体宣传是任何公益诉讼行动不可或缺的组成部分。

## 二、中国控烟公益诉讼的概况

公益诉讼的概念起源于美国，控烟公益诉讼亦是如此。自上世纪 50 年代起，美国出现了三次控烟公益诉讼浪潮。第一次浪潮发生在 1954 年至 1970 年期间，诸多个人原告都试图在法庭上证明烟草制品可引发疾病，但令人遗憾的是，在这一时期大多数案件最后都以败诉告终。第二次浪潮发生在 1982 年至 1990 年代初期。第二次浪潮中的案件与以前一样大都仍是个人原告试图向烟草商寻求损害赔偿。尽管大部分案件仍都败诉，但胜诉的案件却已经开始出现。"西伯隆尼诉利吉特公司（*Cipollone v. Liggett*）"是这个阶段最具影响力的案件，该案最终获得胜诉，此后某些与之类似案件也相继取得了胜利。第三次烟草诉讼浪潮始于 1994 年。这个阶段总体以集团诉讼为主要特征。这个阶段的烟草诉讼案件更多地关注烟草业刻意隐瞒问题，如早就知道的吸烟造成的健康风险以及二手烟暴露的健康危害。在美国乃至全世界范围内，这些诉讼对于确立烟草消费和二手烟暴露可致死亡、疾病和残疾的观念发挥了重要作用。它们将烟草业推销烟草制品、掩盖烟草烟雾危害的肮脏伎俩公之于众。这些成功诉讼案件也对世界各地的公益活动者采取类似的行动起到了巨大的鼓舞作用，我国也不例外，尽管我国开始烟草公益诉讼要比美国晚很多。

我国被公众知悉的第一个烟草公益诉讼案件是"鄢卓洵诉国家烟草专卖局及龙岩卷烟厂等24家卷烟厂案"。该案由一名公益诉讼活动者和北京青少年法律援助与研究中心的两名公益律师于2001年6月在北京发起。原告是一名维权人士的儿子，时年17岁，是武汉市的一名中学生。原告声称，因为听信被告网站上的误导性宣传，其从13岁便开始吸烟，后来才知道吸烟有害健康，他认为其作为消费者的知情权受到了侵犯。原告请求法院判令国家烟草专卖局和24家卷烟厂在各自单位网站的主页面上注明"吸烟有害健康"、"禁止向未成年人售烟"、"禁止中小学生吸烟"等警示语。该案虽然被媒体广泛报道，但两级法院都认为，原告的主张不属于人民法院的管辖范围，因此裁定不予受理。从法律上讲，本案的法律依据可能并不十分充分，一次就对25家政府机构和卷烟厂提出诉讼，在中国的背景下也显得太异乎寻常。但这是我国的公益律师第一次提出此类诉讼，因此在控烟公益诉讼领域，此案的开创性意义不容否认。不过，直到2006年《公约》在中国生效后，真正的控烟公益诉讼热潮才开始到来。

我国的控烟公益诉讼在寻求消费者损害赔偿、揭露烟草行业的不法行为和关注控烟执法等方面与美国的控烟诉讼存在诸多相似之处。但在对法院的依赖方面，两国却存在显著不同。在美国，绝大多数的公益诉讼案件都通过诉讼途径解决。但在中国，向法院提出诉讼只是公益诉讼的一部分内容而已，向国家行政机关提出的公益行政申请要比向法院提出诉讼的案件多得多。在中国，大多数的公益诉讼案件都会先向国家行政机关提出要求对违法行为采取法律行动的申请，如果申请成功便无需再提出诉讼了。并且即使行政申请失败，基于成本上的考虑，通常也只有很小比例的案件会推进到诉讼阶段。

由于中美两国法律体系和法律环境的不同，两者在控烟公益诉讼案件的类型方面也存在很大不同。在美国，大多数案件都是烟草受害者直接向烟草商寻求损害赔偿，而我国的情况则要复杂得多。虽然在我国也有少量烟草受害者向烟草商提起的损害赔偿诉讼案件，但更多的案件还是涉及烟草广告、烟草商标、烟草标签与包装以及有关烟草政府信息公开方面的执法问题。此外，我国的大多数控烟公益诉讼案件一般也不直接挑战烟草公司本身，相反地，它们主要将矛头指向那些未能有效执行控烟法律法规的行政机关。

总体来说，我国目前的控烟公益诉讼主要有五种类型，其典型的控烟诉讼案件和行政申请案件包括如下一些案例。

## 1. 吸烟损害赔偿和确保无烟环境的案件

尽管我国烟草受害者提出损害赔偿的案件没有美国那么多，但他们在这个方面也进行了几次尝试。这些案例除了挑战烟草行业之外，也试图让未能确保无烟环境的工作场所承担法律责任。

### （1）刘先生诉江苏南京卷烟厂及北京国华商场案 [1]

该案由首都经济贸易大学法学院一位刘姓教师于 2007 年提起。原告刘先生称自 1992 年以来，他一直是南京卷烟厂生产的"南京"牌香烟的忠实消费者。由于长时间吸烟，他的牙齿开始变色、变黄。他要求两名被告赔偿其洗牙费用，因为无论是烟草生产者抑或销售商，均未明确地在香烟包装上或采用其他方式，警示吸烟有上述不良后果。北京市第一中级人民法院裁定，作为一个受过良好教育的人，在南京卷烟厂已经按照法律规定在烟盒上标示"吸烟有害健康"警语的情况下。刘先生本人应该对吸烟所造成的损害承担全部责任。

### （2）王英诉陈跃峰及许昌市广播电视大学案 [2]

王英是许昌市广播电视大学的一名教师，同时也是热心发起公益诉讼案件的积极分子。她曾因在上个世纪 90 年代末和 2000 年初提起几起针对酒品制造商的公益诉讼而闻名，当时她起诉这些酒品制造商没有在酒类包装上向消费者标明饮酒有害健康的警示语。2008 年，她又将与自己共用一间办公室的同事及其工作所在的大学推上被告席。她声称，由于被动地吸食同事陈跃峰的二手烟，自己长期以来一直遭受过敏、咳嗽和胸闷的折磨，并且在其向同事及学校抗议多次后，这种状况并没有得到改观。她要求两被告分别向其赔偿 100 元人民币。但当地法院认为吸烟是道德问题而非法律问题，因此裁定不予立案。这是见诸媒体报道的我国首例因二手烟而要求损害赔偿的案件。2009 年，王英又起诉了一家烟草公司，要求被告向其支付 9800 元人民币的损害赔偿金，并要求其在产品包装上增加诸如"闻烟有害健康"这类健康警示语，但该案亦未被当地法院受理。

### （3）黄先生诉东莞市煤矿机械制造有限公司案 [3]

从严格意义上讲，该案并非典型的公益诉讼案件，但其却展示了确保工作场所无烟的重要性。黄先生经所在公司安排，与一位烟瘾严重的同事住在员工宿舍。在不到一年的时间里，该同事的二手烟让黄先生饱受折磨。黄先生最终被医院诊断为高血压。然而，其所在公司却以不能干涉员工的吸烟自由为借口，不仅无视其投诉以及更换室友的要求，还因黄先生的一再投诉而解雇了他。黄先生向法院提起诉讼，要求公司赔偿其因被动吸烟而产生的损失。但法院最终以二手烟所造成的健康损害问题不属于劳动争议为由驳回了其主张。

**（4）要求行政机关执行禁烟法规的行政申请案例**

虽然我国实行无烟城市的行政机关每天都会收到大量要求其执行无烟法律的投诉，但在此领域由非政府组织与公益律师以公共利益为目的而进行的投诉仍然并不太多。不过，北京市东方公益法律援助律师事务所曾于 2010 年下半年开展了一项调查性的法律投诉行动，其目的既是为了了解北京市禁烟令的遵守情况，同时也是为了测试不同国家机构对投诉的反应情况。在此项行动中，律师事务所的志愿者们进入了一些禁烟公共场所进行调查，当他们发现存在违反禁烟令的行为时，就向相关行政机关提出一系列的投诉，然后测试相关执法机构是否会对这类投诉进行回应以及如何回应。最终，该事务所根据行政投诉结果于 2011 年 1 月 5 日发布了《北京禁烟令的执行情况报告》。[4]

## 2. 烟草广告案件

烟草广告是控烟公益活动最关注的领域之一。在该领域存在一定数量的公益诉讼案件，此外还有数量更多的行政投诉案件。该领域公益诉讼之所以比较繁荣原因主要有两个：首先，1994 年国家出台了一部对烟草广告进行了相对严格规制的法律；此外，国家工商行政管理局于 1995 年又制定了更加严格的行政规章。其次，由于烟草广告通常都没有明显的受害者，公民投诉并不积极，因此各地工商行政管理部门对烟草广告的执法和监管一向不温不火。在这种情况下，通过公民社会去推动行政机关采取行动打击非法烟草广告就显得非常重要。与此同时，公民社会的公益行动在推动烟草广告法律规则的进一步明确化方面也可以发挥重要的作用。

**（1）朱晓飞诉北京市工商行政管理局案**［北京市海淀区人民法院行政裁决书（2010）海行初字第 00308 号］

该案由北京市东方公益法律援助律师事务所的志愿者和律师于 2010 年发起。它针对的是中国中央电视台第十电视频道发布的一则比较隐蔽的烟草广告，其广告词是"山高人为峰，红塔集团"。我国的法律禁止通过电视媒体发布烟草广告。然而，这则广告却利用法律对电视节目片尾赞助广告的规定漏洞大肆宣传中国最大的烟草公司——红塔集团的名称和形象。此外，这则广告的资金来源是红塔集团下属的一家专注投资的子公司，因此表面上它似乎只宣传了主营业务并非烟草制造和销售的子公司形象，但实际上它向公众宣传了整个红塔集团。北京市工商行政管理局以该广告并非烟草广告为由拒绝宣布其非法。向国家工商行政管理总局提出的行政复议申请被以同样的理由驳回。随后，原告以北京市工商行政管理局为被告向海淀区人民法院提起诉讼。法院最终以原告与具体行政行为没有法律上直接的利害关系因而原告无诉讼主体资格为由裁定驳回起诉。北京市第一中级人民法院维持了原审裁定。

**（2）新探健康发展研究中心诉北京市工商行政管理局案**

该案由北京著名的控烟非政府组织——新探健康发展研究中心（以下简称"新探"）与河北省一名公益律师于2014年发起。该案件针对的烟草广告与"朱晓飞诉北京市工商行政管理局案"基本一样，唯一不同的是，本案中的烟草广告被投放在北京西站的入口处而非中央电视台。本案最终的结果也与"朱晓飞诉北京市工商行政管理局案"一样以原告不具备诉讼主体资格为由被两级法院驳回起诉。

**（3）李恩泽诉王秀荣和江西中烟工业有限责任公司案 ［北京市第一中级人民法院民事判决书（2014）一中民终字第125号 ］**

该案由北京市义派律师事务所律师于2013年发起。该案旨在挑战烟草业长期宣传的"低焦油、低危害"欺骗性观念。这是我国第一起关注此类问题的诉讼案件。被告江西中烟工业有限责任公司在其网站上声称，其生产的金圣牌香烟通过高科技手段使卷烟的焦油含量大幅降低，进而实现了低焦油、低危害的目的。同时还声称该结论已经中国毒理学会及中国人民解放军军事医学科学院证实。原告先是买了一包金圣牌香烟，然后对烟草销售商和烟草公司提起诉讼，其理由是其因受非法烟草广告的欺骗而购买了香烟，因此要求被告赔偿其购买卷烟所受的损失。法院受理了该案，但最终驳回了原告的诉求，理由是减少烟草中的焦油含量是《烟草专卖法》明确规定应予鼓励的行为。此外，法院还认为，在被告提供了相关研究机构出具的科学证据的情况下，"低焦油、低危害"的说法并不是完全毫无根据。该案经过三级法院审判最终都以败诉告终。

**（4）谢亚西诉陕西中烟工业有限责任公司及陕西高川乐仕商贸有限公司案 ［西安市雁塔区人民法院民事判决书，（2014）雁民初字第06213号 ］**

该案由陕西省的一名公益律师于2014年发起。该案针对的也是烟草公司虚假宣传广告，它采取了与"李恩泽诉王秀荣和江西中烟工业有限责任公司案"相似的诉讼策略。原告声称，他看到被告发布的几则"好猫"牌香烟广告，这些广告夸大了吸烟对健康的好处。原告在虚假宣传的误导下购买了两包"好猫"牌香烟，为此向法院起诉烟草公司与烟草销售商，要求法院判令二被告赔偿其购买卷烟的价款。然而，当地法院以技术上的理由驳回了原告的诉请。法院认为，原告向法庭提供的烟草广告与被告在其他地方发布的烟草广告并不一致，原告无证据证明被告系该广告的发布者。法院还认定，由于被告已经将"吸烟有害健康"印制在其烟草制品上，因此这些广告并不构成对消费者的虚假宣传。

**（5）田峰诉广东五叶神实业发展有限公司案** [5]

该案也是由北京义派律师事务所发起的一个公益诉讼，它也采取了与"李恩泽诉王秀荣和江西中烟工业有限责任公司案"一样的诉讼策略。2014 年，一名叫田峰的志愿者向广东省深圳市盐田区人民法院主张，自己在被告官方网站刊登的虚假广告的误导下购买了"五叶神"牌香烟，该广告宣称"五叶神"牌香烟经权威机构检测证实，能够持续地减少吸烟所带来的咳嗽等副作用，并且对血液流变性有改善作用。一审法院审理后认为，中国毒理学对被告的部分广告内容确实进行过授权，因而被告发布的广告内容是正当合法的。然而 2015 年 4 月，经过二审法院调解后，原被告双方达成协议。根据该协议，被告向原告支付 9935 元，并承担诉讼费用。迄今为止，这是在我国首例获得积极裁判结果的控烟公益诉讼案件，不过令人遗憾的是，法院并没有对烟草公司虚假或夸大宣传其烟草产品的行为作出认定。

**（6）其他行政投诉案件**

在烟草广告问题上，控烟非政府组织以及公益活动者提出的行政投诉案件要比诉讼案件多得多，并且相对于后者，前者取得的结果也更令人满意。以新探针对非法烟草广告采取的行政投诉行动为例，2010 年在新探的申请之下，北京市工商局调查了一起由北京卷烟厂等机构在北京朝阳公园举办的跑酷比赛时发布非法烟草广告的案件，并处罚了相应的广告公司。2012 年 9 月，在新探的申请下，四川省工商局查处了两所臭名远扬的烟草学校内的所有烟草广告。2012 年 12 月，四川省工商部门又根据新探的投诉，进一步拆除了一些由烟草公司赞助的中小学校内的烟草广告。2013 年 5 月，在新探的申请之下，江西省工商局也查处了江西烟草公司在其官网上发布的非法烟草广告。

### 3. 烟草商标案件

对于烟草公司来说,商标是其推广销售烟草制品的重要方式。《公约》第 11 条规定,缔约国应确保烟草制品包装和标签不以任何虚假、误导、欺骗或可能对其特性、健康影响、危害或释放物产生错误印象的方式推销烟草制品。2001 年中国《商标法》进行了修订,禁止在商标中出现"同中华人民共和国的国家名称、国旗、国徽、军旗、勋章相同或者近似的,以及同中央国家机关所在地特定地点的名称或者标志性建筑物的名称、图形相同的"或"有害于社会主义道德风尚或者有其他不良影响的"图形或文字。第 41 条进一步规定"已经注册的商标,违反本法第十条规定的","由商标局撤销该注册商标;其他单位或者个人可以请求商标评审委员会裁定撤销该注册商标"。该条规定为控烟公益活动者和非政府组织挑战那些有可能违反《商标法》和《公约》规定的烟草商标提供了可能。在这方面有两个典型的例子。

**(1)汪石如诉国家工商行政管理总局商标评审委员会案** [6]

该案针对的是中国最著名的烟草商标之一——"中华"。汪石如是一名在上海执业的律师。2008 年他向中国商标评审委员会提出了要求撤销"中华"商标文字以及"天安门"图片的申请,其理由是根据 2001 年《商标法》,上述商标文字及图片不能用于有损健康的烟草制品。2011 年商标评审委员会拒绝了汪先生的申请,理由是该商标注册时间远早于《商标法》的出台时间,后来北京市第一中级人民法院的判决仍然维持了原裁定。

**(2)新探健康发展研究中心诉国家工商行政管理总局商标评审委员会案〔北京市高级人民法院行政裁决书(2012)高行终字第 310 号〕**

该案主要挑战中国另一个著名的烟草商标——"中南海"。这是由新探与北京市东方公益法律援助律师事务所联合发起的,它几乎与汪石如案件同时进行,只不过两个案件的当事人并不知道对方也发起了类似的案件。2009 年新探向商标评审委员会提出,在该商标续展注册时应撤销该商标,理由是"中南海"系中华人民共和国国务院和国家主席两个中央机关的所在地。"中南海"作为商标违反了我国《商标法》及《公约》的相关规定。商标评审委员会在 2011 年拒绝了该主张,理由是该争议商标在现行《商标法》施行之前的取得注册,在现行《商标法》施行后继续有效。北京市第一中级人民法院与北京市高级人民法院以同样的理由,认定争议商标在 2001 年《商标法》生效前获准注册,根据法不溯及既往的原则,即使有违新法规定,仍可继续获得续展。

### 4. 控烟领域政府信息公开

自 2007 年《政府信息公开条例》颁布以来，公益活动者就经常利用该规则开展公益行动，因为该条例为公众提供了一个获取政府信息低成本的有效途径。由于该条例使得政府信息公开诉讼主体资格要求降低，这就使得公益活动者对此类问题提起诉讼变得相对比较容易。在此背景之下，控烟活动者也利用这样的法律工具来推进控烟行动进程。

**（1）李恩泽诉国家烟草专卖局案**［北京市第一中级人民法院行政判决书（2014）一中行初字第 6099 号］

该案由北京义派律师事务所公益诉讼律师李恩泽于 2013 年提起。其诉讼目的是获取国家烟草专卖局所掌握的政府信息，并敦促其澄清在诸如是否支持在烟草包装上发布图形健康警示等控烟问题上的立场。在提起该案前，李恩泽已经从由八部委共同组成的国家控烟领导小组中成功地获得了部分部委赞成健康图形警示上烟包的回复。但作为领导小组成员之一的国家烟草专卖局具有很大的特殊性，它既是控烟的领导部门之一，同时自身又是卖烟的烟草公司，其对控烟行动大多虚与委蛇、表里不一。该案的目的之一就是要揭露其对控烟行动的真实态度及其作为主要控烟部门之一却不作为的行径。李恩泽以国家烟草专卖局未向其提供所申请信息为由提起诉讼。法院最终驳回了其全部诉讼主张。法院认为，李恩泽所申请的有关"自 2006 年以来国内烟草企业为公益事业捐款的数额"以及"你单位是否支持在国内推广'警语图形'上烟包的工作"的信息并非被告根据《政府信息公开条例》有义务披露的信息。

**（2）王颖诉国家工商总局案**［北京市第一中级人民法院行政判决书（2015）一中行初字第 1565 号］

该案由河北省的一名公益律师于 2015 年发起。与"李恩泽诉国家烟草专卖局案"类似，该案的目的也是为了了解八部委控烟领导小组为实施其于 2012 年制定的《中国烟草控制规划（2012-2015 年）》所采取的实际行动。原告向国家工商总局递交了一份申请，要求其公开为成效地降低吸烟率以及增强吸烟有害健康意识而采取的措施。但国家工商总局答复称，该类信息不属于政府信息公开范围，法院最终支持了被告的主张。

**（3）有关政府信息公开的行政申请**

为了进行控烟宣传而涉及政府信息公开的行政申请案件也有很多。例如，北京义派律师事务所于 2015 年发布了一份有关 15 个城市禁烟令实施情况的报告，该报告在经申请而公开的政府信息基础上形成。该律师事务所于 2016 年以同样的方式发布了一份关于 18 个城市禁烟令实施情况的报告。

### 5. 烟草制品的标签与包装

设计精良的健康警示是传递健康风险与减少烟草使用最有效的措施之一。《公约》对烟草制品的标签和包装有严格的规定。然而，在中国，有关部门对烟草标签和包装的监管却并不到位。2008 年，国家烟草专卖局和国家质量检验检疫总局为了实施《公约》联合发布了《境内卷烟包装标识的规定》。但该规定并未达到《公约》的要求，其实施状况更是无法令人满意。尽管国家质量检验检疫总局参与了《境内卷烟包装标识的规定》的制定，并且《产品质量法》也明确规定国家质量检验检疫部门是工业产品包装规定的法定执行机关，但在实际生活中其是否具有执行有关烟包规定的权限却并不清楚。为此，新探与北京市东方公益法律援助律师事务所公益律师共同发起了一次公益法律行动，其目的既在于试图澄清国家烟草专卖局和国家质量检验检疫总局两机构在执行《境内卷烟包装标识的规定》方面的职权划分，也是为了揭露国家烟草专卖局由于卖烟与控烟存在利益冲突因而完全不适于执行烟包规定的现实。

来自新探的王克安先生和吴宜群女士于 2012 年 3 月，分别向国家烟草专卖局和国家质量检验检疫总局提出了两项申请，要求二者对部分烟草包装进行调查，这些包装都涉嫌宣传"低焦油、低危害"或烟草存在其他方面好处，因此明显违反《境内卷烟包装标识的规定》。不出所料，烟草专卖局对吴女士做出了所涉烟草包装不存在任何违规行为的回应，而国家质量检验检疫总局则对王先生答复称，对违反烟草包装规定的行为进行相关调查是烟草专卖局的责任，它不负有这方面的职责。2012 年 6 月 25 日，王克安向国务院法制办提出了行政复议申请，但国务院法制办以此申请不属于其行政复议范围为由宣布不予受理。

## 三、影响性评估：被改变和未变的图景

从上述公益诉讼案例我们可以看出，自 2006 年以来，控烟公益诉讼还是比较繁荣的。它是更大范围控烟运动的一个重要组成部分。然而，繁荣并不一定意味着结果都是成功的。从法律的角度看，除"田峰诉广东五叶神实业发展有限公司案"外，几乎没有任何关于控烟的法庭诉讼案件在法律上可被视之是成功的。

大多数的公益诉讼案件不是被法院裁定不予受理，就是被驳回起诉。

这与美国或印度烟草公益诉讼突出成功记录形成了鲜明的对比。在上世纪70年代前美国的第一波公益诉讼浪潮中，由于侵权法的限制以及经验的缺乏，美国大多数的烟草诉讼损害赔偿案件也几乎全部都以失败告终。但自上世纪80年代初控烟诉讼第二次浪潮中里程碑式的"西伯隆尼诉利吉特公司案"获得突破，很多烟草诉讼的烟草受害者都获得了巨额赔偿金，并且也成功地达到了揭露烟草公司掩盖吸烟风险恶行的目的。在第三波烟草诉讼浪潮中，针对烟草业而发起的诸多人身损害赔偿及消费者欺诈集体诉讼，更是非常成功地迫使烟草公司向消费者支付巨额赔偿金，或者为支持烟草控制研究而设立了特别基金会。

印度控烟公益诉讼的效果也不错。印度法院（特别是印度最高法院）以其激进的司法能动主义闻名于世。在这种司法能动主义的推动下，印度的控烟公益诉讼出现了不少成功的案例。例如，在2001年的"姆里·S·德尔拉诉印度联邦及其他被告案（Murli S. Deora v. Union of India and Others）"中，原告就取得了巨大的胜利，该案成功地实现了禁止公共场所吸烟的目的。印度最高法院在该案中认为，在公共场所吸烟构成对非吸烟者的生命权的间接侵犯，因为在公共场所吸烟会损害非吸烟者的身体健康，非吸烟者因为吸烟导致的空气污染而成为无助的受害者。法院为此要求印度联邦政府、各邦政府和联邦属地在公共场所实施禁烟令，禁止在诸如礼堂、医院、卫生机构、教育机构、图书馆、法院、政府办公室以及诸如铁路等公共交通工具内吸烟。该案在很大程度上促使印度于2003年通过了禁止公共场所吸烟的《卷烟与其他烟草制品法》。此外，印度公民社会还通过一系列关于嚼烟（Gutka，一种可以导致口腔癌的咀嚼型烟草制品）的公益诉讼，促使印度法院禁止使用嚼烟烟草制品使用塑料包装，并敦促印度多个邦禁止嚼烟的销售。

我国与美国、印度之间在控烟公益案件法律结果上的巨大差异说明，我国的烟草公益诉讼在很大程度上尚无法与同美国、印度的烟草公益诉讼同日而语。虽然我国控烟公益诉讼在法律上取得的可怜结果在一定程度上可归因于其正处于发展的初期阶段，但公益诉讼成功概率低很显然也与公益活动者必须面临不利的法律环境有很大关系。有相当多的因素限制了我国控烟公益诉讼在法庭上获得成功的可能性。

## 1. 诉讼主体资格

诉讼主体资格是公益诉讼中一个常见的问题。像其他领域的公益诉讼一样，大量的烟草控制案件没有被受理，或原告诉请被法院判决驳回，其理由是原告不具备诉讼主体资格。正像"朱晓飞诉北京市工商行政管理局案"以及"新探健康发展研究中心诉北京市工商行政管理局案"所表明的那样，公益活动者或非政府组织对有关行政机关执法不力时缺乏诉诸法院的资格极大地限制了其在发现行政机关执法不力时进行法律挑战能力，也在很大程度上意味着行政机关对于很多执法行为事实上可以免受法律的监督。对于公益活动者和非政府组织来说，突破这种限制的唯一可行方式是，在某些时候扮演"受害人"的角色，就像"李恩泽诉王秀荣和江西中烟工业有限责任公司案"及"田峰诉广东五叶神实业发展有限公司案"中原告所做的那样。这是公益活动者所采用的惯常策略，但这种策略能否管用在很大程度上还是要有赖于法院的决定。

## 2. 不利的法律法规

自 2006 年《公约》在我国生效以来，虽然我国在烟草控制方面取得了巨大进步，但在很多方面仍未能满足《公约》的要求。我国至今没有一部全面的烟草控制法律，也没有一部全国性的公共场所禁烟的法规，管制烟草制品成分的法律法规也不存在。除国家烟草专卖局于 2008 年制定的《中华人民共和国境内卷烟包装标识的规定》这个规章外，没有其他法律、法规对烟草制品的包装和标签进行规定。这些法律的缺失无疑都不利于通过公益诉讼进行控烟倡导。

此外，1991 年《烟草专卖法》对控烟公益诉讼而言也是一个负面因素。《烟草专卖法》除了规定旨在保护烟草垄断生产与销售的条文外，还存在一些反映陈旧烟草控制观念的条款。例如，该法第 5 条规定，国家加强对烟草专卖品的科学研究和技术开发，提高烟草制品的质量、降低焦油和其他有害成分的含量。这样的规定意味着烟草行业通过科学研究，减少焦油或其他有害成分的努力是值得鼓励的行为。这种"低焦油、低危害"的观念已经被《公约》所否定，现代科学证据也已经证明这种说法并没有科学依据，但法律的这种规定却意味着"低焦油、低危害"这种错误观念在法律上并非没有依据。正是这一条款的存在部分地导致旨在挑战烟草业"低焦油"宣传策略的"李恩泽诉王秀荣和江西中烟工业有限责任公司案"最终以失败告终。

即使存在强有力法律规制的烟草广告领域，实施烟草控制倡导也仍存在很多限制。无论是 1994 年《广告法》，还是 2015 年更为严格的新《广告法》，均未对何为烟草广告做出明确的界定。这使得工商行政管理部门在定义烟草广告方面享有巨大的权力。此外,《广告法》并未按照《公约》的要求禁止烟草促销与赞助,从而给烟草业利用促销和赞助进行广告宣传保留了口子。这也是为什么许多以赞助名义发布的烟草广告不能通过法律途径予以查处的原因所在。目前接受烟草公司赞助并以烟草公司或烟草品牌冠名的"烟草学校"在现实生活中仍然大量存在就是一个很好的证明。

国际公约在我国法律体系中地位模糊不清对控烟法律倡导而言也是一个消极因素。《公约》对于我国的控烟倡导而言是一个非常有用却不是那么强有力的法律工具。尽管在我国有大量特定领域的单行法律规定,在国际法与国内法相冲突时,优先适用国际法,但宪法或其他法律都没有对如何处理国内法与国际法二者之间关系作出一般性或原则性的规定。国内法院对国际法的可诉性问题也没有统一的法律理论。正因如此,除非在某个领域的法律已经对国际法和国内法关系做了明确规定,我国法院或行政机关通常都不愿直接适用国际法。这种情况使得公益活动者很难通过无视国内法律中关于烟草广告、促销与赞助、包装与标签的条款、直接援引《公约》赢得诉讼。

### 3. 孱弱的法院

在任何国家,法院对公益诉讼的作用都是至关重要的。在美国或印度的公益诉讼模式中,公益诉讼在很大程度上要依赖法院通过解释或废除现有法律的方式做法以及责令对公共机构进行全面改革的能力才能发挥作用,但在中国公益诉讼活动中,法院所起的作用相对要逊色得多。我国法院在名义上无权废除法律,其可以给予当事人的司法救济的类型也十分有限;即便存在的司法救济措施,执行机制也很脆弱。司法独立性不够、法院不能直接适用宪法以及法律本身局限性这些因素均导致我国公益诉讼的低胜诉率。[7]

法院的脆弱地位不仅使它们容易受到外部压力的影响,而且不太愿意从对公益活动者有利的角度解释法律,在处理涉及由法律和政府保护的强大烟草业问题时,更是显得如此。例如,在"李恩泽诉王秀荣和江西中烟工业有限责任公司案"中,法院不仅在证据问题上做了狭义的法律解释,而且还采取措施阻挠记者和其他公益活动者参加庭审。主审法官故意将庭审安排在一个只有两个听众座位的小法庭进行,并且还事先安排了两名法院工作人员把仅有的两个旁听席位占据了,这就使得审判实际成了秘密审判。

但尽管如此,大多数控烟公益诉讼案件都以失败告终并不意味着控烟法律倡导行动遭遇全面失败。毕竟诉讼只是控烟公益诉讼行动的组成部分之一。不仅如此，尽管法律诉讼成功率很低，但控烟行政申请案件成功率却并不低。再进而言之，即使是那些不成功的诉讼案例，从长远来看，也会对烟草控制产生积极影响。

首先，尽管大多数控烟诉讼结果并不理想，但有相当多的行政申请案件取得了积极的效果。如上所述，我国公益活动者与非政府组织在争取社会对控烟的支持并确保社会对控烟法律法规的遵守方面发挥了核心作用。他们在通过行政申请确保行政机关执行法律法规方面取得了相当多的积极成果，在烟草广告领域尤其如此。我们通过以下两个案例来说明非政府组织与公益活动者在监督烟草广告法律法规的执行方面所能起到的作用。

（1）"烟草学校"案

四川省曾有两所臭名昭著的"烟草学校"。这两所小学都是在四川烟草公司的赞助下成立的，也都以烟草公司的名称命名，并且在学校墙壁上还贴有烟草公司的标识以及"烟草助你成才"的标语。这两所烟草小学自 2009 年被曝光以来，里面赤裸裸的烟草广告一直受到包括中央电视台在内的媒体的广泛批评。但直到 2012 年 9 月新探向四川省工商局提出对两所学校的烟草广告进行查处的行政申请，这些非法烟草广告一直堂而皇之地存在。在新探的申请之下，四川省工商局最终清理了这两所烟草学校以及四川省内其他类似学校中存在的大部分烟草广告。在这个案例中，很显然，正是控烟非政府组织对行政机关的法律督促，非法烟草广告才得到了查处。

（2）互联网烟草广告案

在我国一度泛滥成灾的互联网烟草广告受到很大的遏制在相当程度上也要归功于控烟公益活动者与非政府组织所采取的法律行动。根据 1995 年国家工商行政管理局颁布的《烟草广告管理暂行办法》，如果在 1994 年《广告法》明确禁止之外的媒体和公共场所发布烟草广告，就需要获得省级或经省级授权的工商管理部门批准。该规定意味着，未经事先审批，在互联网这一在《烟草广告管理暂行办法》出台数年之后才发展起来的媒体上发布烟草广告是不合法的。自 2000 年以来，互联网成为了烟草行业发布广告的主要渠道。然而，在很长的时间里，有关部门并未履行监管职责，调查和惩罚那些未获得事先审批的互联网烟草广告违规行为。最终还是控烟非政府组织与公益活动者成功通过法律行动激活了该规定。在他们的推动下，工商部门最终采取行动查处了很多互联网烟草广告。值得一提的是，虽然涉及烟草公司虚假宣传的"李恩泽诉王秀荣和江西中烟工业有限责任公司案"以及"田峰诉广东五叶神实业发展有限公司案"在法律上并不算成功，但原告们旨在撤销互联网烟草广告的行政申请却都取得了圆满结果。涉案的两个烟草公司最终都因在互联网发布虚假烟草广告而受到查处。

其次，尽管公益活动者或非政府组织都希望打赢官司，但诉讼结果上的失败并不意味着他们的努力是完全徒劳的。事实上，所有的公益诉讼案件，无论其结果如何，从长远来看对烟草控制来说都会带来一些改变。就像其他领域的公益诉讼一样，发起控烟公益诉讼也具有多重目的。一方面，许多法律行动旨在测试政府机构的反应，并确定其在某些问题上的真实意图。无论结果如何，公益活动者都可用以这种反应作为未来采取进一步法律倡导活动的依据。例如，北京市东方公益法律援助律师事务所在 2010 年底开展的法律调查行动是为了了解北京市禁烟令的执行情况，并测试不同行政机关对公民投诉的反应情况。该法律调查行动发现，当时北京市禁烟令的执行情况堪忧。最令人震惊的发现是，没有任何一个行政机关有意愿依法对违反禁烟令的网吧处以罚款，甚至在调查者发现网吧再次违法并向同一行政机关再次举报后仍然如此。调查还发现，北京当时并没有便捷而统一的方式让公民可以对违反禁烟令的行为进行投诉，并且已有的投诉机制还经常失灵。这些发现经媒体报道后，都可以成为北京市在 2015 年修订禁烟令并加强执法的事实依据。

此外，公益诉讼在提高公众控烟意识以及争取公众对控烟立法与执法的支持方面，其作用也不容小觑。公益诉讼志存高远，它从来都不单纯只是一个法律问题。它与媒体和宣传可以说紧密相连，在公众对烟草危害以及烟草控制的意识至关重要的烟草控制领域尤其如此。对控烟非政府组织来说，公益诉讼可以作为一种动员媒体的有效方式，因为它为媒体提供了值得报道的生动故事。公益诉讼本身也严重依赖于媒体，没有媒体的报道，它几乎很难产生任何社会影响力。这在中国的语境下尤其如此，毕竟中国法律实践者的执业法律环境通常要比其美国或印度的同行困难得多。例如，虽然当地法院未受理许昌广播电视大学教师王英的案子令人遗憾，但王英因受二手烟危害起诉同事和工作单位的事件被媒体广泛报道后，其就向社会公众传递了卷烟烟雾有害健康以及每个人都可为维护自身权益挺身而出的积极讯息。同样，尽管"李恩泽诉国家烟草专卖局案"败诉了，但其也向社会揭露了这样一个残酷的事实，即国家烟草专卖局本身就是一家烟草公司，公众永远也不能指望它能够在烟草控制方面采取积极的态度。因此，将国家烟草专卖局作为"烟草控制框架公约履约工作部际协调领导小组"成员本身就是一件充满讽刺意味的事情。总而言之，如果没有公益诉讼和其他方式的倡导，很难想象我国会在过去十年里，在烟草控制方面取得如此大的进步。

## 四、新法律环境下的控烟公益诉讼前景

过去的十年见证了控烟公益诉讼的蓬勃发展以及控烟立法与执法的巨大进步。但鉴于我国离完全实现《公约》所设定的目标仍然任重道远，公益诉讼在未来还有很大的潜力为控烟倡导继续发挥重要作用。

公益活动者与非政府组织已经在很多控烟领域都开展了公益诉讼，在很多方面在未来仍值得进一步发展。在两个典型案例都失败并且未来可以挑战的烟草商标已经非常有限的情况下，公益活动者与非政府组织继续挑战涉嫌违反《商标法》和《公约》烟草商标合法性方面的空间已经非常有限，并且未来诉讼获胜的几率将非常低。不过，在寻求烟草损害赔偿方面，公益诉讼仍然具有很大的潜力。此外，公益诉讼在督促行政机关加强在烟草广告、无烟环境、烟草标签与包装以及烟草政府信息公开领域的执法方面，其可发挥作用的空间依然巨大。

我国是世界上吸烟率最高的国家之一。尽管近年来控烟活动取得了一些进步，但我国的吸烟率依然保持在很高的水平。吸烟以及将卷烟作为贵重礼物相赠的文化仍然植根于中国社会，大多数人对烟草烟雾所带来的健康风险（包括可怕的肺癌）仍然所知甚少。在这种情况下，我国确实需要像加拿大的芭芭·塔博克斯（Barb Tarbox）这样的反吸烟人士站出来告诉人们，吸烟会导致怎样的致命疾病以及死于肺癌将会遭受何种非人痛苦。我们也需要更多像"西伯隆尼诉利吉特公司案（Cipollone v. Liggett）"或"诺玛·布隆尼诉菲利普·莫里斯公司案（Norma Broin v. Philip Morris）"的烟草受害者那样，针对烟草行业的虚假宣传提起诉讼。我们还需要更多像王英一样的人士，勇于对未能保护员工免受二手烟损害的工作单位提起诉讼。无论诉讼结果如何，由烟草受害者（尤其是那些因烟草而身患绝症的人）持续性地发起诉讼能够极大地促进公众对烟草烟雾危害意识的提高。从长远来看，公众的烟草危害意识才是推动政府采取更为严格的控烟措施最为关键的推动力。

公益诉讼在烟草广告和无烟环境方面的运用也特别值得一提。尽管在2015年的《广告法》中，烟草广告受到了比以往更为严格的监管，但在一些灰色地带违法活动依然非常猖獗，在烟草促销与赞助仍然合法的情况下这种情况几乎是很

难避免的。控烟活动者与非政府组织需要密切关注以赞助为名的变相烟草宣传活动，并确保其不闯入法律禁区。此外，没有控烟活动者与非政府组织对各级工商行政管理部门的监督，这些机构的执法活动就非常容易松懈。一个可以说明问题的例子是，在 2015 年《广告法》通过后，尽管新《广告法》本身并没有对烟草经销商做出明确的豁免规定，但国家工商行政管理局却试图对烟草经销商在执行新法方面（主要涉及烟店的烟草广告）作出例外规定。为此，控烟活动者和非政府组织需要不断利用法律手段来应对工商行政管理部门执法松懈的现象。

无烟环境也是一个值得未来公益诉讼关注的领域。自 2006 年以来，中国城市的无烟立法一直在蓬勃发展。国务院也正在起草全国性《公共场所控制吸烟条例》。然而，禁烟令的实施状况却不尽如人意。由于缺乏有效的执法，大多数城市的禁烟令执行效果欠佳，公众对禁烟令的信心依然不足。虽然在一些城市，禁烟令在执行方面已经取得了相当大的进步，但大部分城市禁烟令的实施情况仍然不令人满意。即使在北京、深圳和上海这样执法相对严格的城市，公众禁烟令遵守率仍远远无法与加拿大、澳大利亚和英国等发达国家相比。这种状况的出现虽然在一定程度上要归因于某些地方政府缺乏足够的意愿去实施禁烟令，但公民社会缺乏对政府机构的有效监督也是一个重要的因素。事实上，与烟草广告领域的公益诉讼不同，过去很少出现能够促进政府机构加大执法力度的公益诉讼案件。因此，在未来的时间里，公益诉讼在这个方面仍然大有可为。

从中国未来控烟和法治的发展趋势看，我们总体而言有理由对未来的控烟公益诉讼保持一种乐观的态度，毕竟随着时代的发展，公众的控烟意识和法治意识都会日益得到提高。2017 年发生的"医生电梯劝烟案"就充分说明，在社会公众的支持以及控烟组织和个人的努力下，控烟诉讼是完全有希望取得非常良好的法律和社会效果的。

"医生电梯劝烟案"发生于 2017 年 5 月 2 日上午，郑州的杨医生因在小区电梯内劝阻一老人不要在电梯内抽烟而与老人发生争执，杨医生离开后，老人心脏病发，猝然离世。老人家属随即起诉至法院，要求杨医生赔偿 40 万余元。郑州市金水区法院根据《侵权责任法》规定的公平责任判决杨医生补偿老人家属 1.5 万元。老人家属不服一审判决，上诉至郑州市中院。2018 年 1 月份，郑州中院审理后对此案进行公开宣判，认为杨医生劝阻老人在电梯内吸烟的行为未超出必要限度，属于正当劝阻行为。因此，杨医生不应承担侵权责任。一审判决杨医生补偿家属 15000 元，属于适用法律错误，二审法院依法予以纠正，撤销一审判决，驳回家属诉讼请求。[8]

该案最后能够得到圆满解决，舆论和控烟组织及个人可以说发挥了重要作用。一审判决经媒体报道后，引起了社会广泛关注和热议。按照法院一审的判决，必然严重挫伤公众依法劝阻公共场所吸烟的行为，因而会对公共场所禁止吸烟法规的执行产生严重的不利影响。因此，一审判决引起了社会公众普遍的不满，许桂华、胡大一等控烟专家以及法学家、公益律师等群体也通过媒体、自媒体对一审判决提出了严厉批评。正是在社会的这种巨大压力下，郑州中院撤销了一审判决，并宣告依法劝烟者完全无责。

该案虽然从严格意义上说并非控烟公益诉讼，但在社会公众和控烟组织和个人的努力下却取得了与控烟公益诉讼一样的效果，它的胜诉对于勇于行使自己控烟法律权利的公众来说是一种巨大的鼓舞。控烟要取得持久的效果，归根结底要依赖于公众控烟意识的觉醒及其同非法吸烟行为进行斗争的实际行动。但所有人都知道，即便是要行使劝阻非法吸烟行为的法律权利，对于大部分公众来说仍需要莫大勇气，毕竟这种劝阻行为很容易引发冲突和纠纷。该案二审判决的积极意义在于，它确定无疑地告诉公众，公民正当合法地行使劝阻非法吸烟的权利会受到司法的有力保障，不必过于担心承担不可测的法律风险。该案还有一个重要意义在于，它可以在一定程度上促进国务院的《公共场所控制吸烟条例》早日出台。该案在法律上之所以能够成功，与郑州市存在禁止公共电梯内吸烟以及公民有权劝阻他人非法吸烟的规定存在密切关系。只有全国性的《公共场所控制吸烟条例》早日出台，才可能使全国所有地方的公众都像郑州的杨医生一样理直气壮地依法同在公共场所吸烟的行为做斗争。这个由舆论和控烟组织和个人推动的诉讼产生了极大的法律和社会影响。最高人民法院甚至将该案作为正面的典型案例写入2018年最高人民法院工作报告，该报告认为法院依法审理的"医生电梯内劝阻吸烟案"，"让维护法律和公共利益的行为受到鼓励，让违反法律和社会公德的行为受到惩戒，让见义勇为者敢为，以公正裁判树立行为规则，引领社会风尚。"

从该案的发展过程也可以看出，在公众的控烟和法治意识日益提高的背景下，控烟活动人士通过发起或者参与类似"医生电梯劝烟案"的控烟案件非常容易获得社会的响应，也容易取得积极的社会效果。因此只要控烟活动人士能够敏锐地发现和利用控烟问题或者控烟事件，未来控烟公益诉讼的前景还是比较光明的。当然，尽管公益诉讼有很大的潜力，我们也不能否认现实中还存在一些可能会对其未来发展产生负面影响的限制性或不确定性因素。控烟公益诉讼能走多远，在很大程度上可能要取决于以下几个因素。

首先，政府部门和法院对公益诉讼以及公益律师的谨慎态度，仍然是影响控烟公益诉讼的不利因素。从法律角度言之，自2014年《环境保护法》和2013年《消费者权益保护法》赋予部分非政府组织诉讼主体资格以来，公益诉讼概念在法律上已获实质上的正当性。然而，这种积极的发展并不必然意味着，所有领域的公益诉讼在中国就获得了法律和政治上的正当性。由于公益诉讼通常与一般权利倡导运动密切相关，近年来，政府部门出于公共安全的考虑加强了对公益律师和非政府组织的监督与管理。尽管与其他领域的公益诉讼相比，控烟公益诉讼仍然相对"安全"，但这种社会氛围对于对公益律师和非政府组织来讲仍然是影响其积极性的不利因素。

除了行政机关，法院对公益诉讼的态度也没有那么友好。在某种程度上，许多法院仍然将公益诉讼视为草率的、没有太大意义的行为，并将公益律师视为法律与政治上无事找事的"麻烦制造者"。例如，在"李恩泽诉王秀荣和江西中烟工业有限责任公司案"的判决书中，法院就暗示发起这场公益诉讼的原告是非常草率的，因为原告的诉讼成本远远超出了其支付的购烟价款。该法院还对公益诉讼作出了消极的表态，称"法律鼓励消费者以正当方式，积极地维护自身权益，但却不会支持其消费者权益之外的其他主张"。该法院的消极态度还表现在故意限制媒体参与审判的旁听。在法院持消极态度的情况下，公益诉讼案件不被受理和败诉率畸高可以说几乎是必然的。当然，虽然公益活动者和非政府组织不得不面对对公益诉讼不太友好的法院系统，但未来他们仍将继续利用法院作为追求社会公平正义的一个法律平台，毕竟这是控烟法律倡导不可或缺的法律途径。

在控烟法律倡导领域，对我国烟草业的干预和反击永远不可小视。我国拥有世界上最为庞大的烟草业。《公约》第5.3条规定，"在制定和实施有关控烟的公共卫生政策时，应防范国家法律对烟草行业的商业和其他既得利益者进行保护"。但在我国，由于烟草行业本身即是政府的一部分，所以在制定和实施有关控烟的公共卫生政策方面，这种干预不仅是普遍的，而且还带有公权性质的。对于烟草业来说，它在很大程度上名正言顺地负有"领导"中国控烟事业的职责。近年来随着控烟事业的发展，烟草业的反击也随之加强。烟草业的领导层已经把公益活动者倡导全面禁止烟草广告、促销与赞助以及100%无烟环境的行为贴上控烟"片面化、绝对化、扩大化"的标签。在当前中国经济下行的趋势下，"确保国家财政收入"增加成为烟草业推迟或减弱控烟行动效果的借口。烟草业还经常通过指控控烟公益活动者和非政府组织"利用境外资金损害国家利益"来对控烟活动进行政治化和妖魔化。中国政府或公众并不总会相信这样的无稽之谈，但这种指责对控烟活动的寒蝉效应却仍然不可低估。正是在烟草业的强烈影响下，2016年3月通过的《慈善法》并未按照《公约》以及非政府组织的要求禁止所有烟草赞助行为。

此外，《境外非政府组织境内活动管理法》也是影响未来控烟公益诉讼的一个不确定因素。一个不可否认的事实是，中国境内的控烟非政府组织在很大程度上要依赖境外资金。到目前为止，相当一部分公益诉讼案例是由境外控烟及公共卫生领域的非政府组织直接或间接资助的。公益活动者和非政府组织可以从境外非政府组织或基金会获得持续性的资金支持，这一点非常重要。然而，在某种程度上说，新出台的《境外非政府组织境内活动管理法》使获得资金支持变得不确定。该法于2017年1月1日开始生效，根据该法规定，境外非政府组织未经登记设立代表机构、开展临时活动未经备案的，不得在中国境内开展活动、资助相关单位或者个人开展活动。此外，对境外非政府组织设立代表机构以及开展活动，也提出了很多要求。这项法律出于国家安全方面的考虑，旨在加强对中国境外非政府组织的监督。然而这部法律给境外非政府组织设立分支机构或开展资助活动带来了许多风险。虽然控烟通常是一个政治敏感性较低的领域，但我们也不能排除，境外非政府组织未来在中国资助公益活动者和非政府组织的活动可能会受到一些负面影响。

## 参考文献

[1] 中国法院网. 法学教师状告卷烟厂索要洗牙费败诉 [M]. 2007.

[2] 胡志强. 女教师不堪忍受二手烟状告吸烟同事及烟厂 [N]. 河南商报, 2009-12-03.

[3] 董哲. 工程师频频投诉室友抽烟反遭解雇 [N]. 广州日报, 2010.

[4] 许林贵. 北京网吧烟雾缭绕执法机关"手软"为禁烟最大阻碍 [N]. 2011.

[5] 王国平. 全国首例消费者状告烟企虚假宣传获赔万元 [N]. 2015.

[6] 张媛. 律师起诉中华香烟称其印华表有损社会主义道德 [N]. 2011.

[7] JINRONG H, HATLATHELLE, FANG W. China under Transition to Rule of Law: the Role of Legal Aid and Advocacyorganizations [M]. A Human Right to Legal Aid. skive, Denmark; Handy-Print A/S. 2011.

[8] 段伟朵, 侯梦菲. "电梯劝阻吸烟案"写入最高法工作报告 [N]. 大河报 2018-3-10.

# 第七章

# 监测中国烟草使用及烟草控制政策的执行

万 霞 夏志森 杨功焕

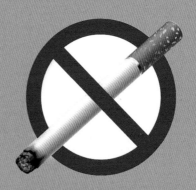

**摘要**

发展和维持一个综合的烟草监测系统，对国家发展烟草控制计划、确定烟草控制的优先重点和发展控烟项目十分重要，同时，也是作为世界卫生组织《烟草控制框架公约》（以下简称《公约》）缔约方义不容辞的责任。本章讨论了中国烟草监测中所采用的方法，包括调查样本、问卷设计、以及控烟政策执行情况的评估指标和分析方法。中国大约每五年更新一次成人烟草流行监测结果；五次全国成人烟草调查和 2014 年青少年烟草调查的结果从国家层面提供了中国人群烟草使用的流行特点和变化趋势。监测表明，自 2005 年《公约》在中国生效的 10 多年里，中国成人的烟草流行率仅有微弱下降，徘徊在 27% 左右。在这一时期，中国的烟草控制政策的执行明显受到烟草业的干预，执行效果很差：2010 年全国成人烟草调查显示，五项最重要的控烟政策的执行绩效平均得分为百分制的 37.3 分。现行的烟草监测系统需要强化监控烟草业的反烟活动，改善数据共享和数据使用的机制。另外，国家提供持续的资金支持，改善地方一级的控烟监测能力，是未来加强中国烟草监测系统需要关注的重点。

**关键词**：监测、样本设计、问卷模块、政策执行评估、监测烟草业、数据共享、中国

## 一、引言

一个综合的烟草监测系统包括烟草使用和烟草控制政策执行情况的监测，监测结果为烟草控制的成功与否提供坚实的证据支持。对烟草使用的监测包括人群烟草流行情况的监测，以及烟草所致的人群健康危害及经济负担；对控烟政策执行情况的监测，包括世界卫生组织《烟草控制框架公约》（以下简称《公约》）中涵盖的关键政策的履行情况的监测。

发展监测规划和开展监测活动是《公约》缔约方的责任。《公约》20 条"研究、监测和信息交换"中指出，"各缔约方应酌情制定烟草消费和接触烟草烟雾的流行规模、模式、影响因素和后果的国家、区域和全球的监测规划。为此，缔约方应将烟草监测规划纳入国家、区域和全球监测健康规划，使数据具有可比性，并适当时在区域和国际层面上进行分析。"

一个强有力的国家烟草监测系统，对于成功遏制烟草流行是必需的。烟草监测数据为履行《公约》提供了必需的、及时的基线数据。准确、可靠的测量有助于我们理解当前所面临的问题及挑战。综合监测及评估所提供的证据使政府领导人及公众了解到烟草流行对个人、家庭、社区乃至整个国家造成的危害；监测信息也有助于有效分配控烟活动资源。通过对控烟政策执行情况的监测，人们可以了解到控烟政策在国家内或在不同国家间的执行情况，并促进控烟政策的发展。

中国于 1984 年、1996 年、2002 年、2010 年及 2015 年进行了 5 次全国成人烟草流行调查。早期的调查主要集中在烟草流行情况，后期的调查除了关注烟草使用的流行情况外，还增加了与《公约》有关的烟草控制政策的执行情况。中国烟草监测系统采用了量化指标进行监测，包括了全球烟草监测系统推荐的指标，具体包括以下几类：①烟草使用，即烟草使用的流行水平等；②烟草控制政策执行的效果，包括保护人们免受烟草烟雾危害、提供戒烟帮助、警示烟草危害、确保禁止烟草广告与促销及提高烟税的效果；以及③烟草业的营销、促销及游说等阻扰控烟的活动。[1]

烟草监测结果的有效传播，可以让各级政府决策者、社会大众了解控烟政策有效履行的情况，从而为有效的政策倡导提供支持。

世界卫生组织（WHO）、美国疾病预防控制中心（US CDC）及加拿大公共卫生协会于 1988 年开始，发展了全球烟草监测系统（Global Tobacco Surveillance System，GTSS），其中包括采集青少年（13 ~ 15 岁）及成人（15 岁以上）与烟草流行和控制的两类监测系统。目前，全球青少年烟草调查（GYTS）和全球成人烟草调查（GATS）在全球运行得非常好。[2] 另外，WHO 全球学校卫生调查（Global School Health Survey，GSHS）[3] 及 WHO 慢性病危险因素调查（WHO STEPWISE）[4] 覆盖了多项危险因素调查，其中也包括烟草使用及二手烟暴露的内容。但是这些调查对控烟政策的执行、烟草业的营销及游说阻碍烟草控制方面的情况几乎没有关注。

2008 年，WHO 根据《公约》提出了烟草控制的六大有效策略，即监测烟草使用与预防政策，保护人们免受烟草烟雾危害，提供戒烟帮助，警示烟草危害，禁止烟草广告、促销和赞助，及提高烟税。使用每项政策的首个英文字母，即称为 MPOWER 政策工具包[1]，为各个国家履行《公约》提供了行动的路线图。为评估各国烟草流行的现状及阻止烟草流行的干预措施的效果，WHO 分别于 2008 年、2009 年、2011 年、2013 年、2015 年及 2017 年发布了各国执行 MPOWER

策略的系列报告。报告显示，已有综合烟草监测系统的国家数从 2007 年的 46 个（20%）上升至 2016 年的 76 个（39%）。[5]

中国是发展中国家中较早开展烟草流行病学调查的国家，有关烟草流行的数据不断更新，并且这些数据具有全国代表性。从全球来看，由于不同的调查，在指标定义上不完全一致，要整合这些监测数据存在一些困难。本章我们将讨论中国烟草监测系统的发展历史和主要特点，重要的监测结果，以及监测系统的优势和不足。为建立一个全国性的、综合的烟草监测系统，监测烟草消费、控烟履约的执行情况，以及烟草流行对社会、经济和健康的影响提供参考。

## 二、中国烟草流行监测

中国的烟草流行监测是由一系列的烟草相关的流行病学调查组成的。

### 1. 中国成人烟草调查

第一次具有全国代表性的成人烟草调查可追溯到中国刚刚开始改革开放的时期。1979 年，中国卫生部联合财政部、农业部和轻工业部发出《关于宣传吸烟有害与控制吸烟的通知》[6] 后，急需了解当时中国人群的吸烟流行情况及其变化趋势。1984 年，中国开展了首次全国 15 岁及以上成人烟草流行病学调查。调查从全国 29 个省 / 市 / 区调查了 519 600 人。1984 年调查显示，男性现在吸烟率为 61.0%，女性为 7.5%，戒烟率为 5%，二手烟（SHS）暴露率为 39.8%。这些调查结果以"中国 15 岁以上人群的吸烟率"为题发表在中华医学杂志上 [7]。这是中国第一篇关于中国人群吸烟流行情况的论文，已经成为中国人群吸烟情况的基线数据。

从 1984 年到 1995 年，尽管中国烟草业发展迅速，但仅有少数局部的烟草调查结果发表，例如上海闵行区的调查 [8]。这十年间没有开展全国烟草流行病学调查。

为了迎接 1997 年第 10 届"世界吸烟或健康大会"在北京召开，为更有针对性地、有效地开展烟草控制工作，有必要再次了解我国人群吸烟流行情况。在中国吸烟或健康协会（后更名为中国控烟协会）的倡议下，卫生部和全国爱国卫生运动委员会办公室委托中国预防医学科学院（后更名为中国疾病预防控制中心，简称 China-CDC）组织了 1996 年全国吸烟行为的流行病学调查。全国 30 个省、直辖市和自治区的卫生防疫站（后更名为疾病控制中心）参加了这次在全国疾病监测点（Disease Surveillance Point，简称 DSP）系统进行的大规模的科学调查。该次调查是在有全国代表性的 145 个城市和农村 DSP 进行的。在每个监测点，通过三阶段随机抽样，抽取 1000 个家庭，每户抽取 1 名 15 岁以上成员进行调查。共完成调查样本 123 930 人。调查发现，男性现在吸烟率为 63%，女性为 3.8%，戒烟率为 9.4%；二手烟暴露水平为 53.5%。结果表明，男性人群的现在吸烟率比 1984 年上升了 2 个百分点。但是女性现在吸烟率却从 7.5% 下降至 3.8%。戒烟率有所增加[9]。陈敏章部长指出，"中国和美国约翰·霍普金斯大学的流行病学家，对这次调查的设计、现场调查质量、数据管理和结果分析进行了认真评价，一致认为这次调查的设计是严谨的，现场调查质量是可靠的，结果分析也是令人信服的。这也是对所有参与此项工作的人的科学态度和敬业精神的真实评价。"[10]

2002 年，在国家科技部项目基金支持下，China-CDC 进行了全国行为危险因素的调查，其中包含了烟草使用的结果。该次调查依然在 145 个 DSP 进行，抽样方法与 1996 年调查类似，但是样本量仅为 16 407 人，仅为 1996 年调查样本量的 12.5% 左右。[11]调查内容更广泛，包括多个危险因素，与世界银行贷款的 7 城市健康促进项目中的危险因素监测类似。[12]2002 年调查结果显示，人群的现在吸烟率为 31.4%、男性和女性分别为 57.4% 和 2.6%，戒烟率为 11.5%，二手烟暴露为 51.9%，情况比 1996 年调查结果均有所进步，但二手烟暴露水平几乎没有改变。[13]

2010 年在布隆伯格控烟基金和梅琳达·比尔盖茨基金支持下，China-CDC 负责组织了全球成人烟草调查中国部分（GATS-China）的调查。该调查使用全球统一的调查方案和调查问卷[14]。首先在全国不同地区直接抽取 100 个市（县），然后抽取乡镇和家庭，最后共调查 15 岁以上成人 13 354 人。调查发现男性现在吸烟率为 52.9%，女性现在吸烟率为 2.4%，戒烟率为 16.9%，二手烟暴露率为 72.4%[15]。

2015 年，China-CDC 再次进行了中国成人烟草调查，这次调查中使用的问卷中的核心问题与 2010 年 GATS-China 调查问卷相同。该次调查首次由中国国家卫生与计划生育委员会出资，初级抽样单元使用原全国健康素养调查的 336 个区或县。其他的抽样流程与 2010 年成人烟草调查类似，共调查 15 岁以上人群 15 348 人。调查发现男性现在吸烟率为 52.1%，女性现在吸烟率为 2.7%，戒烟率为 14.4%，室内工作场所二手烟暴露率为 54.4%。[16]

从 1996~2001 年，中国预防医学科学院在世界银行资助的"健康促进项目"（简称为卫Ⅶ项目，项目号：P003589）中的北京、上海、天津、成都、柳州、威海和洛阳 7 个城市进行。该项目开展了长达 6 年的，包括烟草使用在内的多个行为危险因素的动态监测，获得了以上七城市人群的行为危险因素的变化数据。在 1996~2001 年卫Ⅶ项目基础上，从 2004 年开始，中国建立了慢性非传染性疾病及相关危险因素监测系统（BRFSS）。该监测系统采用样本调查的方法，每三年进行一次。监测样本来自具有全国代表性的 161 DSP（为了提高该系统的代表性，从上世纪 90 年代的疾病监测系统中删除了 42 个监测点，新增加了 58 个点）。监测内容包含了一系列与慢性非传染性疾病相关的行为危险因素，也包括烟草使用的内容 [17]。BRFSS 中有些结果与烟草流行调查的结果是类似的，例如：人群烟草使用流行率，但是有些结果差异较大，例如二手烟暴露 [18-21]，该系统调查的二手烟暴露率均低于 40%。这主要与调查问卷和判断标准不同有关，在后面还会进一步讨论。

## 2. 中国青少年烟草调查

中国最早的与青少年吸烟行为有关的调查可以追溯到 1988 年的北京市中学生的吸烟行为调查。[22]

全球青少年的吸烟情况主要来源于全球青少年烟草调查（GYTS）[23]。GYTS是以学校为基础，选择学校及班级，采用标准化的学生自填问卷表和规范的数据收集流程，采集 13~15 岁学生的烟草使用情况。1999 年，43 个国家成功地开展了 GYTS 调查，中国是其中之一。但是，对于中国来说，覆盖面太小，仅有重庆、广东、山东和天津四个市共 10 978 名 13~15 岁的学生接受了调查 [24]。结果显示，青少年烟草使用率最高为重庆（30.1%），最低为山东（16.2%）。尝试吸烟率为 22.5%，其中男生为 32.5%，女生为 13.0%，且有 54.8% 的尝试吸烟行为发生在 12 岁以前 [25]。2004 年，中国开展了第二轮 GYTS 调查，这轮也仅覆盖了天津、上海、珠海及濮阳四个城市 [26]。因此，我们可以看出在 2004 年以前，虽然中国开展了两轮小规模的 GYTS 调查，但是还难以代表我国青少年吸烟状况的全貌。

1998 年我国完成了一项以人群为基础的青少年吸烟调查 [27]，调查对象为 11~20 岁的校内外青少年。由于我国 15~19 岁的青少年人群中 40% 的人已经离开学校，此次调查的优势为 24 个 DSP 中 24 000 名校内外青少年，城市和农村的人数各半。结果显示男孩的尝试吸烟率为 47.8%，女孩为 12.8%。非在校生的吸烟率（8.3%）高于在校生（5.2%）。

2004~2005 年，北京大学儿童青少年卫生研究所组织了自愿参加的 18 个省、自治区、直辖市相关部门开展了"中国城市青少年健康相关 / 危险行为调查"。在每个省，按照社会经济水平将城市分为三类，从每一类中选择一个城市作为研究现场。在每个选中的城市中，采用两阶段整群抽样，产生对应的代表性样本，分别代表初中、高中及大学。调查采用自填问卷的方式，调查内容包括饮食相关行为、体力活动和生活习惯、物质成瘾行为、精神成瘾行为、非故意伤害行为、故意伤害行为和性行为等七部分。研究显示，有效样本 213 253 人（男 103 483 人，女 109 770 人），男女生现在吸烟率分别为 22.4% 和 3.9%。但是，由于此次调查的问卷及目标人群均与别的研究不一致，因此，很难与其他研究结果进行比较。

2013 年，受国家卫生和计划生育委员会（国家卫计委）委托，China-CDC 组织实施了第一次全国青少年吸烟调查。此次调查覆盖全国 31 个省（自治区、直辖市），336 个样本点（县、市、区），这些样本点与 2015 年全国成人烟草调查的样本点相同。这些区县的选择是按照城市和农村进行分层，并作为初级抽样单元（PSU）。具体抽样方法如下：首先，采用按容量比例概率抽样方法（PPS）选择 PSU，然后，采用同样的 PPS 法在每一个选中的 PSU 中选择学校。在选中的学校中，随机选择一个班级。在选中的班级中，所有的学生均参与问卷调查。该调查采用 GYTS 标准的核心问卷，一共有 1020 所中学的 155117 名 13~15 岁的初中生均填写问卷表。结果显示：初中学生现在烟草使用率为 6.9%，男生（11.2%）高于女生（2.2%），农村（7.8%）高于城市（4.8%）。19.9% 的初中生尝试过烟草制品，男、女生分别 30.1% 和 8.7%。其中 82.3% 的学生报告尝试吸烟发生在 13 岁及以前。72.9% 的学生在家、室内公共场所、室外公共场所或公共交通工具中暴露于二手烟。此次调查是我国首次在全国层面上开展的青少年吸烟行为的调查，且具有省级初中学生的代表性。[28]

## 三、中国烟草监测系统的特点与发展

全球很多国家的烟草监测系统发展都有一个过程。首先通过其他的监测系统抽取与烟草使用相关的信息；但后来发现仅依靠抽取的信息不能满足现阶段控制烟草流行的需要，从而建立了独立的烟草监测系统。如美国自 1957 年开始的国民健康问卷调查（https://www.cdc.gov/nchs/nhis/index.htm）和自 1984 年开始以各州为单位的行为危险因素监测系统（https://www.cdc.gov/brfss/）都包含烟草使用的内容。这两个调查每年重复进行，可以定期从这些调查中了解人群的吸烟和戒烟的问题。但是这些调查有自己特定的目的，未涉及与控烟政策执行有关的问题。为了更好地了解控烟政策的执行情况和有效性，US CDC 后来又开展了全国成人烟草调查（https://www.cdc.gov/tobacco/data_statistics/surveys/nats/index.htm），关注烟草控制的相关内容，形成了美国的烟草监测系统。泰国也是这样，通过行为危险因素监测系统、全国吸烟与饮酒调查只能了解人群吸烟、戒烟和二手烟的流行情况；结合全球成人烟草调查——泰国部分，才能监测人群烟草使用和控烟政策的执行情况，这两部分监测共同组成泰国的综合烟草监测系统。

　　中国也是这样，虽然于 2004 年建立了每三年进行一次的行为危险因素监测系统，其中包含烟草流行的内容，但是也不能满足有关烟草控制政策监测的需要。只有 GATS-China 监测了烟草控制关键政策的执行情况。再加上中国人口众多，不仅要建立满足全国，也需要满足省级需求的烟草监测系统。下面我们将讨论烟草监测中方法学，旨在为改进现有的烟草监测系统提供有用的信息。

## 1. 烟草监测中的样本设计

　　烟草监测是由一系列的烟草调查构成的。在本节，我们将讨论过去完成的中国系列成人烟草调查的样本设计问题。如上节所述，五次全国吸烟流行病学调查包括 1984 年全国吸烟抽样调查，1996 年全国吸烟行为的流行病学调查，2002 年全国行为危险因素调查，2010 年全球成人烟草调查——中国部分，和 2015 年中国成人烟草调查。这里我们简单地讨论这五次调查的抽样设计，有兴趣的读者可进一步查阅相关文献[29]。

　　1984 年全国烟草调查的目标人群是 15 岁以上的散居人群，在 29 个省市自治区的城市和农村单独分层，采用多阶段分层随机整群抽样方法获得调查样本。总样本量为 519 600 人，总应答率为 95%，现在吸烟率的设计效应约为 75[7]。

　　1996 年全国吸烟行为的流行病调查的目标人群是 15 ~ 69 岁以上非集体户居民。按城乡（2 组）和社会经济指标（7 组）分层后，采用多阶段分层随机整群抽样完成[30]。初级抽样单元为预先随机抽样建设的全国 DSP 的 145 个区县，总样本量为 120 298 人，总应答率为 94%，现在吸烟率的设计效应约为 42[9, 31]。

2002 年全国行为危险因素调查的目标人群、抽样方法、分层指标和初级抽样单元，与 1996 年全国吸烟流行病调查完全相同。该调查的总样本量为 16 056 人，现在吸烟率的设计效应约为 6.5[11]。

2010 年全球成人烟草调查中国部分的目标人群是 15 岁以上非集体居住的居民，采用多阶段分层随机整群抽样方法，其中按城乡（2 组）和地域（东、中、西部）分层。初级抽样单元为 100 个随机选取的区县，总样本量为 13 354 人，总应答率为 96%，现在男性吸烟率的设计效应约为 3.7。

2015 年中国成人烟草调查的目标人群是 15 岁以上非集体户居民，采用多阶段分层随机整群抽样方法。其中分层指标和初级抽样单元采用了先前开展的全国健康素养调查的分层指标和 336 个初级抽样单元，也保证了每个省市自治区有 10 个随机选取的区县。该调查总样本量为 15 348 人，总应答率为 92.5%，现在男性吸烟率的设计效应约为 5.6。

值得一提的是，比起其他有关健康的全国调查，烟草监测作为一项专项监测发展是迅速的。国家计划生育委员会直到 1982 年，卫生部直到 1993 年，才使用具有全国代表性的样本，分别进行了第一次全国生育调查和第一次全国健康调查。

烟草监测方法学上的进展是显著的。首先，调查的样本量逐渐变小。早期，设计者认为大样本能减少调查误差；由于当时政府可以不计成本动用行政权力支持调查，现场调查费用不是调查设计者考虑的因素。事实上，调查误差是由抽样误差和非抽样误差两部分组成。虽然较大的样本量可以减少抽样误差，但不可避免地会增加调查员和现场督导员的人数，还要进行大规模或多级培训，所有这些都会增加非抽样误差。调查设计者逐渐认识到非抽样误差给调查带来的代价，还有调查成本的增加，这些导致了烟草调查样本量越来越小。

第二，抽样设计中的一个重要概念是设计效应，定义为 1+ρ（初级抽样单元内平均样本量 +1）[32]，其中 ρ 是所研究变量的内相关性，对"现在吸烟率"这个指标来说通常约为 0.05 左右。设计效应可以被认为是将在简单随机抽样设计下样本量转换为当前样本设计下的样本量的比例。这通常被称为有效样本量。因此，设计效应越大，样本设计的效率在与简单随机抽样下的等同样本量比起来就越低。这也就是为什么烟草调查设计者更加专注于增加初级抽样单元数量和同时减少每个初级抽样单元中的样本量。这一点影响也从烟草调查中的设计效应越来越小可以看到。

　　沿用原有的调查点还是直接根据人口普查来抽取抽样单位在烟草监测中面临着重大选择。2010 年的调查就是直接根据人口普查数据作为抽样框架来抽取初级抽样单位。建立 DSP 的出发点是方便在一个固定人群中进行长期观察，DSP 在人口众多的国家收集信息尤为重要。但关键问题是 DSP 的代表性。在构建 DSP 系统时，人口普查获得的县级社会经济指标，通过主成分分析结果作为分类的主要依据，包括国内生产总值、12 岁以下文盲率、出生率、14 岁以下和 65 岁及以上人口的比例、死亡率和婴儿死亡率等。按社会经济指标分组，使得分在同一组的县更相似。然后在每个层内随机选择县，共获得 145 个 DSP。这种做法的优点是使初级抽样单元具有代表性和较小的抽样误差。其局限性主要是①人口普查数据仅适用于每 10 个人口普查年份；②中国不同地区社会经济发展变化程度差异很大，几年后基于这些社会经济指标的分组，可能已经不能反映当地的社会经济水平。前面已经提到，中国的 DSP 于 2004 年后，根据新的人口普查数据进行了调整。2010 年完全根据最近的普查数据估计预测抽样框架，选择初级抽样单位的样本设计不仅可以提高效率，更可以验证调整后的 DSP 的代表性。同时 2010 年 GATS-China 还采用了一些控制抽样（Controlled Sampling）方法，例如立方体抽样（Cube Sampling）可以克服代表性不强的挑战。

　　总结烟草调查抽样设计可以使未来的烟草监测系统设计带来益处。首先，烟草监测或重复调查的设计与设计一次性横断面调查的方法不完全一样；第二，确定样本量的一些参数值得讨论。在中国，烟草调查的关键变量往往是男性人群的现在吸烟率和戒烟率。对于男性现在吸烟率的合理估计为 50%～54%，戒烟率不超过 20%。关键变量的设计效应估计在 3～4 之间。合理地假设这些参数可以保证足够的样本量；第三，如何分配和随机选择样本比样本量确定本身更复杂。因为计划设计效应与实际设计效应之间由于调查成本关系经常存在差异，所以应该认真评估选择多少初级抽样单元（PSU）以确保预先确立的设计效应的实现；第四，烟草监测的一个重要方面是监测控烟政策的执行。综合的行为危险因素监测可能无法包括足够的与控烟政策执行的相关问题。在这种情况下除非控烟政策问题可以包括在调查中，否则仍然需要进行专门深入的烟草调查。烟草监测的另一个直接应用是估计归因于吸烟的死亡率。烟草监测在开展死亡监测的地区进行是个很好的选择，值得考虑，有利于未来估计烟草所致的健康风险。最后，上述所有讨论都没有把调查成本考虑进去。在调查实践中，调查成本在设计烟草监测时，也是需要考虑的重要元素。

因此，从这些国家烟草调查中可以看出，抽样调查，特别是多阶段分层抽样设计方法，对充分估计中国疾病和其相关的风险因素的程度方面起着重要的作用。一个好的抽样设计并不需要太多的样本量。虽然中国人口超过 13 亿，通过随机选择的样本数量只有 15 000 也可以提供代表全国的有效估计。1984 年的调查样本超过五十万人口，但并不具有严格的国家代表性，仅代表城乡。所以抽样设计方案是烟草调查中的关键环节，需要慎重对待。

从重复调查的角度，对于关注变量的差别估计的方差是存在的。以两次重复调查作为例子，如 1996 年和 2002 年的两次调查均使用了疾病监测点（DSP）作为初级抽样单元。方差可以分为三个部分：①初级抽样单元之间的变化；②初级抽样单元中所选个体之间的变化；③研究变量的真正变化。第三部分是我们想要检测的。如果前一次调查中的同一被访者在后一次调查中接受访问（重复一次），第一和第二个部分为零，这是最好的情况。如果重复调查完全独立于前一次调查，则第一和第二部分是不能忽略的。由于在重复调查中重复访问前一次调查选定的受访者通常是不实际的，所以一个折中方案是在重复调查中保持相同的初级抽样单元（这通常是可管理的），重新抽样初级抽样单位内的住户及个人。在这种方案中，第一个部分变化为零。总体变化在两种极端情况之间。因此，在重复调查中使用相同的初级抽样单元设计是用于监测的重复调查的常见做法。从这五项调查中，1996 年和 2002 年的调查使用了相同的初级抽样单元，所以它们之间的总体差异比其他调查低。

其他调查，如 2002 年中国国民营养与健康调查、2003 年和 2008 年中国卫生服务调查、2004、2007、2010 和 2013 年全国慢性病危险因素监测也都包括了烟草使用信息，但这些调查或由于随机抽样的不严格，或存在较大的非抽样误差，或吸烟率的定义不同，因此很难用来评估全国的吸烟率。在 2002 年全国行为危险因素调查和 2002 年中国国民营养与健康调查及 2003 年度全国卫生服务调查比较中，发现 2002 年年全国行为危险因素调查得到卷烟消费总量非常接近烟草工业公布的卷烟生产数据[33]。因此，这四次全国成人烟草调查，2002 年全国行为危险因素调查和 2014 年青少年调查提供了较好的调查样本。

## 2. 烟草调查的模块及问卷

对于国家、省及国际的烟草控制项目来说，人群烟草使用的流行水平的数据是必不可少的[1]。因此，很多机构都致力于寻求在控烟监测中，对烟草使用状态给以标准定义。[34]

以上 5 次全国成人烟草调查均包括了烟草使用率、二手烟暴露率、戒烟、知识、态度及对烟草危害的认识。GATS 问卷，又称为烟草调查问题（Tobacco Questions for Surveys，TQS）[35]，包括烟草政策的指标，这些问题均包括在中国 2010 年 GATS 及 2015 年的中国政府支持的成人吸烟调查（简称 CATS）中。因此，2010 年及 2015 年的调查能够评估保护人们免受二手烟暴露等相关政策的执行情况，这部分内容我们将在"政策执行的影响"部分详细描述。

但是，以上 5 次全国调查对于现在吸烟者的定义（包括是否涵盖了偶吸者或非每天吸烟者、是否采用了明确的时间框）以及二手烟暴露的定义还是有所不同。这也是进行数据分析时首先要关注的。

### （1）吸烟者的定义

这 5 次调查使用的现在吸烟者及过去吸烟者的定义均来自于 WHO，现在吸烟者指在调查时吸食烟草制品者，而曾经吸烟者则指在调查时已经戒烟的吸烟者。但是，对于吸烟者的定义则有些不同。在 1984 年、2010 年及 2015 年的调查意义是指，吸烟者是指一个人在其一生中吸过任何烟草制品。而 1996 和 2002 年的，吸烟者的定义则是指被调查者一生中吸了 100 支或 100 克烟草制品。关于吸了 100 支烟则为吸烟者的定义来源于心理测量学的发展及验证。Bondy's 的研究发现对于现在吸烟者（过去 30 天内吸烟者）、自报每日吸烟者或偶吸者这几类指标，加上"吸食 100 支烟"的限定，均使原吸烟率降低 1 ~ 3 个百分点，且变化趋势是一致的。而且，在这些数据中，每一年中最高和最低的吸烟率的差异没有统计学意义[36]。（见图 7-1）。1996 年的调查进一步关注了吸 100 支烟和吸 6 个月烟来定义吸烟者，根据"吸 100 支烟"定义的吸烟者的流行率比"吸 6 个月烟"的流行率大约高 1 个百分点。在后期的研究中，已经放弃测量吸烟者的流行水平，仅用现在吸烟者及戒烟者来描述人群吸烟情况，这里我们也只使用这两个指标来描述中国人群过去 30 年的吸烟流行趋势。

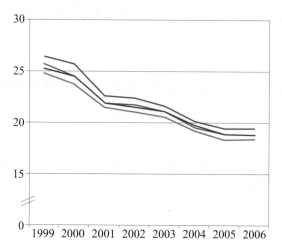

图 7-1    加拿大烟草使用监测调查中 15 岁以上人群在不同现在吸烟者定义下现在吸烟率
（1996～2006）

■ 现在吸烟率（过去 30 天吸 1 支及以上）（2006 年为 19.5%）；
■ 现在吸烟率（在以上定义的基础上，增加吸够 100 支烟的限制）（2006 年为 19.0%）；
■ 现在吸烟率（自报"每天吸烟者"或"偶尔吸烟者"）（2006 年为 18.9%）；
■ 现在吸烟率（自报"每天吸烟者"或"偶尔吸烟者"），增加吸够 100 支烟的限制（2006 年为 18.5%）.
数据来源：加拿大统计数据的二次分析，人口是经过加权的，汇总样本为 171948.[36]

对于青少年，仅将"**吸过一口烟**"作为尝试吸烟的定义，而不应该去讨论吸够 100 支烟的稳定吸烟者。在 GYTS 和 2004～2005 年中国城市青少年健康相关 / 危险行为调查中，"过去 30 天（1 个月），你有几天吸过烟"作为测量现在吸烟者的标准问题。回答为 1 天及以上吸过烟的学生则为现在吸烟者。这个定义在不同的研究中均被采用。

### （2）二手烟暴露的定义

从 1984 年到 2010 年，以上四次全国烟草流行情况调查显示中国人群二手烟暴露率呈现上升趋势。但由于调查问卷中二手烟暴露的定义有所差异，故二手烟暴露是否上升存在很大的疑问。因此，在统一定义的基础上描述中国二手烟暴露的流行趋势十分必要。1984 年第一次全国吸烟流行病学调查研究中，二手烟暴露定义为"每天吸入吸烟者呼出的烟雾超过 15 分钟"[6]；1996 年和 2002 年两次全国调查的定义为"不吸烟者每周至少有一天吸入吸烟者呼出的烟雾超过 15 分钟"[9, 13]；2010 年全球成人烟草调查中国调查和 2015 年中国成人烟草的定义对"每周至少一天吸入吸烟者呼出的烟雾"作了更严格的规定。2010 年 GATS-China 的定义根据新的研究证据－只要接触二手烟就会对健康造成影响[37, 38]，因此，去掉了"15 分钟"的限制。其他一些研究，包括全国慢性病及其危险因素调查以及地方性的调查研究对二手烟暴露的测量也分别使用了以上三种不同的定义[39-44]，因此，导致了在不同调查中二手烟暴露水平的不同。

　　因此，当我们在设计问卷时，为了能在不同时间趋势及国际内的比较，必须考虑到定义的标准化问题。

## 四、中国烟草流行监测结果

### 1. 烟草流行水平

以上 5 次成人烟草调查提供一个中国烟草流行的水平和变化趋势。

　　中国男性烟草使用流行率一直保持在一个较高的水平，中国有超过 3 亿的现在吸烟者。尽管男性的吸烟率有微弱下降，但是还是一直超过 50%，处在高平台期。在第一批开展 GATS 调查的国家的男性吸烟率中，中国位居第二。女性吸烟率维持在较低的水平。由于 1930 年前出生的女性逐渐退出调查人群，而这部分女性人群的吸烟率是偏高的，从而导致女性吸烟率从 1984 年的 7% 下降到 2015 年的 2.4%。采用 2000 年人口普查的数据进行标化后，自 2002 年以来，中国人群标化吸烟率基本没有变化。（见表 7-1）

表 7-1　不同年代 15～69 岁人群现在吸烟率（%）

| 现在吸烟率 | 1984 | 1996 | 2002 | 2010 | 2015 |
|---|---|---|---|---|---|
| 男性 | 61.0 | 63.0 | 57.4 | 54.0 | 53.0 |
| 女性 | 7.04 | 3.8 | 2.6 | 2.1 | 2.4 |
| 城市（男性） | | 57.0 | 52.4 | 51.0 | 50.1 |
| 农村（男性） | | 63.0 | 60.0 | 56.5 | 56.0 |
| 工人（男性） | | 67.4 | 56.3 | 67.0 | 55.0 |
| 农民（男性） | | 66.6 | 61.2 | 61.2 | 60.9 |
| 干部（男性） | | 58.5 | 54.2 | 54.2 | 51.6 |
| 医务人员（男性） | | 55.4 | 45.0 | 40.5 | 43.6 |
| 教师（男性） | | 51.0 | 48.4 | 36.9 | 48.7 |
| 合计（粗率） | 33.9 | 35.3 | 31.1 | 28.7 | 28.1 |
| 合计（标化率）* | 36.0 | 33.7 | 28.5 | 27.9 | 27.1 |

*：采用 2000 年人口结构计算的标化率。

数据来源：作者根据五次调查数据制表。

关于二手烟暴露，由于缺乏标准的定义和一致的调查问题，我们很难直接描述其近年来二手烟暴露的变化趋势。正如前文所述，如果我们仅根据 1984 年二手烟暴露率为 39.75%、1996 年为 53.48%、2002 年为 52.9% 和 2010 年为 72.4%，就简单地说从 1984 年到 2010 年二手烟暴露率呈上升趋势，是不正确的。经过定义的统一校正，我们把每周 7 天暴露于二手烟定义为重度暴露，4～6 天为中度。1～3 天为轻度。我们假定，中重度暴露二手烟者，一般每天的暴露时长超过 15 分钟，而轻度暴露于二手烟者，可能每天暴露时长低于 15 分钟。按照这个标准我们对二手烟暴露情况进行了细分。结果发现，二手烟暴露率从 1996 到 2002 年没有变化，从 2002 年至 2010 年，重度暴露率（每天都暴露于二手烟的比例依然没有变化，但是轻度暴露（即每天至少暴露一天的比例），由于没有至少 15 分钟的限制，呈增长趋势。但总的来说，从 1996 年到 2010 年，二手烟暴露水平维持在高水平，没有下降，但也没有上升。由于二手烟暴露的定义不同，导致了二手烟暴露上升的假象。这个例子明确说明，这几次成人烟草调查直接报告的二手烟暴露水平不能直接比较，只有经过校正以后，不同时期的二手烟暴露才可以比较。

由于标准一致，2010 年的 GATS-China 调查结果能容易地与其他国家进行比较。2010 年在 14 个 GATS 国家中，中国的家庭及室内场所，包括工作场所和公共场所的二手烟暴露率是最高的。图 7-2 显示了 14 个 GATS 国家在室内工作场所二手烟暴露的情况。中国人群二手烟暴露率高达 63.3%，排名第一。

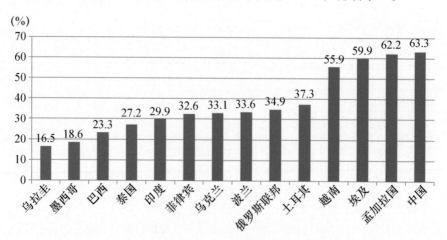

图 7-2　14 个 GATS 国家的工作场所二手烟暴露率 *[45]

　　* 指在 GATS 调查时，过去 30 天内，在家庭外工作的人，无论其是否在室内还是室外工作的人均包括。

　　数据来源：GATS2008-2010，USCDC 网站

根据前面对"中国青少年烟草调查"部分的描述，由于几次调查的目标人群和覆盖的地区均不一致，而且除 2014 年的调查外，覆盖人群十分局限，目前很难描述青少年人群烟草使用的流行趋势。

## 2. 公众对烟草流行的知晓及烟草控制的态度

大部分的人知道吸烟会导致肺癌，2010 年和 2015 年调查显示对该问题的认知率分别为 77.5% 和 79.5%。但是，对吸烟会引起其他疾病的知晓率相对偏低。公众对吸烟导致肺癌、中风、心脏病发作的认知率在 2015 年仅为 26.6% 与 2010 年的 22.1% 相比，变化不大。公众对吸烟导致性功能障碍的知晓率更低，仅为 19.7%。从总体来看，2015 年，公众知晓吸烟能导致以上四种疾病的比例仅为 12.1% 目前公众对烟草危害的知晓率还很低。

## 3. 地方层面的烟草调查结果

尽管中国还未有全国层面的无烟立法，但是包括首都北京在内的 18 个城市已经出台或者修改了地方层面的公共场所的无烟法规，同时一些省级也开展了许多烟草控制的项目。因此，来自于地方层面的证据有助于评价地方无烟政策及相关控烟项目的执行情况。

国际烟草控制政策评估项目（ITC）中国的调查结果显示在接受第三轮调查的 7 个城市中，由于各城市各自地方控烟政策的执行力度不同，有人在室内工作场所吸烟比例从 2007 年至 2012 年呈下降的幅度就明显不同。其中北京广州该比例下降了将近 20%，而昆明则只下降了 5%。（图 7-3）[46]

另外一些项目也关注省 / 市一级的烟草监测结果，例如美国国立卫生研究院支持的中国烟草控制流行与干预研究项目 (9R01TW007949-06)。该项目采用随机分层的方法在 7 个省 / 直辖市（上海、天津、黑龙江、河南、广东、浙江和江西）中进行调查。调查结果显示 2010 年，七省二手烟暴露率在 65.7%（上海）至 78.6%（天津）之间，男性吸烟率在 35.5%（上海）至 45.2%（浙江）之间。（图 7-4）[47]

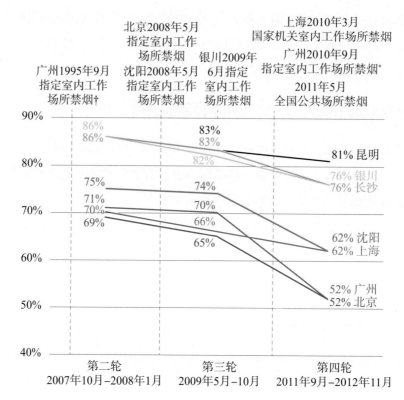

图 7-3　不同城市各轮调查中意识到有人在室内工作场所吸烟比例

数据来源：世界卫生组织西太平洋区域办事处、滑铁卢大学国际烟草控制政策评估项目（ITC项目）。中国无烟政策：效果评估及政策建议。世界卫生组织西太平洋区域办事处，马尼拉；2015.

†机关、团体、部队、学校、企事业单位的课堂、礼堂、会议厅（室）和设有空调设备的办公室

*机关、团体、部队、学校、企业、事业单位的办公、会议等工作场所和食堂、通道、电梯、卫生间等内部公共场所禁止吸烟

　　在中国，目前已有包括哈尔滨[48]、天津、上海、广州、青岛、兰州、长春、唐山、深圳及北京[49]等在内的 18 个城市有了地方政策或法规，全面或部分保护人们免受二手烟烟草烟雾的危害。为了评估这些地方的政策执行情况、烟草控制项目的长期和短期效果及健康效应及相关的社会和经济因素，迫切需要建立省、市级层面的烟草监测系统。中国 CDC、美国 CDC 及其他国际组织联合开展了中国城市成人烟草调查[50]。但是，调查结果表明在这些城市，还需要提高监测能力，规范监测流程和改善监测质量等很多工作，包括编制标准的操作手册、测量指标的发展、调查能力的建设，及地方层面监测结果的传播及利用。

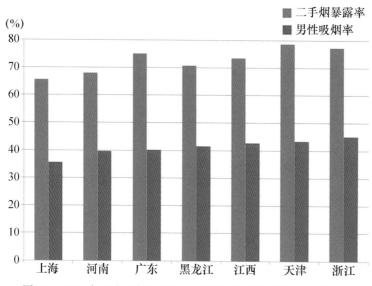

图 7-4　2010 年 7 省 / 直辖市二手烟暴露标化率及男性标化吸烟率
来源：作者根据项目调查数据作图。

## 五、监测烟草控制政策

### 1. 政策执行绩效指标

为了评估《公约》的五大关键策略在中国的执行情况，杨功焕等根据 WHO 提出的 MPOWER 六大控烟政策[1] 及 2010 年 GATS 的问卷，发展了一套评价政策情况的执行指标（policy performance indicators，PPI）。（表 7-2[51]）

表 7-2　控烟措施执行情况的测量指标

| 《公约》条款 | WHO MPOWER 措施 | 对应的指标 |
| --- | --- | --- |
| 第 8 条防止烟草烟雾 | 保护人们免受二手烟的危害 | 过去 30 天室内工作场所有人吸烟的比例 |
| | | 过去 30 天室内公共场所有人吸烟的比例 |
| 第 14 条与烟草依赖和戒烟有关的降低烟草需求的措施 | 提供戒烟帮助 | 过去 12 个月吸烟者看病时医护人员建议戒烟的比例 |
| | | 过去 12 个月，吸烟者试图戒烟时得到戒烟帮助的比例 |

续表

| 《公约》条款 | WHO MPOWER 措施 | 对应的指标 |
|---|---|---|
| 第11条烟草制品的包装和标签和第12条教育、交流、培训和公众意识 | 警示烟草危害 | 过去30天看到烟草危害和控烟宣传信息的比例 |
| | | 过去30天看到烟盒包装上的健康警示而考虑戒烟的比例 |
| 第13条烟草广告、促销和赞助 | 禁止烟草广告、促销和赞助 | 过去30天看到了烟草广告和促销的比例 |
| | | 过去30天在电视上看到了烟草广告的比例 |
| 第6条减少烟草需求的价格和税收措施 | 增加烟草税收和价格 | 50%的吸烟者购买一盒卷烟的最高花费 |
| | | 每百盒卷烟平均费用占测度年度人均国民生产总值的比例 |

万霞等[47]分析了烟草控制强度指标（Strength of Tobacco Control，SOTC）的要素与过去30天工作场所和公共场所有人吸烟的比例之间的关系，发现烟草控制强度与无烟环境效果存在相关。

ITC项目也基于前瞻性队列研究，发展了综合模型和一套问卷和指标来评估《公约》降低烟草需求政策执行后的行为和心理影响。这个项目在9个国家，包括中国完成了多轮调查。[52]例如，项目评价了公约11条，烟盒包装和标签，包括健康警语，以及消除潜在的误导描述（淡味，柔和）的政策执行情况。[53]

## 2. 烟草控制政策执行的绩效评估

2011年，即《公约》在中国执行5年之际，杨功焕等利用2010年GATS-China调查的数据，采用前文上述的PPI指标来评估以上5大控烟政策在中国的执行情况。结果显示，截止到2010年，五项控烟关键政策在中国的执行情况不容乐观，平均得分仅为百分制的37.3分，与《公约》的要求有很大的差距[54]。该研究结果被国内外多家媒体广泛报道，"控烟不力"引起了高层领导的重视。2011年中华人民共和国第十一届全国人民代表大会四次会议上，把"公共场所全面禁止吸烟"写进了"国民经济和社会发展第十二个五年规划纲要"（简称十二五规划）中。从2015年调查结果显示，对控烟五大关键策略的执行来看，中国取得了一定的进展。但是，由于前述的10个指标中，在2015年的结果报告中仅包括了6个中国成人吸烟指标，另外4个指标或者缺失或者定义不一致，缺失的或定义不一致的指标即为"过去30天室内公共场所有人吸烟的比例"、"过去 30 天在电视上看到了烟草广告占广告的比例"、"每百盒卷烟平均费用占上一年人均国民生产总值的比例"及"过去 30 天看到了烟草广告和促销的比例",导致不能直接比较。2015 年有三项指标较 2010 年有所进步,包括:"过去 30 天室内工作场所有人吸烟的比例"从 2010 年的 63.3% 下降到 2015 年的 54.3%。另外两项取得进步的指标是关于提供戒烟帮助方面的,吸烟者从医护人员处获得戒烟建议的比例平均上升了 20%,2015 年达到了 58.2%,吸烟者试图戒烟时得到戒烟帮助的比例也相应有所提高。而"警示烟草危害"这条策略没有任何的进步,其中"过去 30 天看到烟草危害和控烟宣传信息的比例"在 2010 年和 2015 年分别为 59.8% 和 61.2%,"过去 30 天看到烟盒包装上的健康警示而考虑戒烟的比例"在 2010 年和 2015 年分别为 36.4% 和 37.9%。

ITC 项目也通过与马来西亚健康警语效果比较,证实中国的文字型健康警语基本无效。[55]

## 六、监测烟草业的反烟策略

保护烟草控制政策免受烟草企业的干扰,警示烟草企业任何破坏和颠覆烟草控制的企图,是履行《公约》5.3 条的最基本的要求。肃清烟草企业的干预首先必须了解烟草企业已经做了什么。2012 年 WHO 报告"烟草业干预控烟:全球概览"总结了烟草业干预控烟的策略。2012 年新探健康发展研究中心的主题报告《揭露和反抗中国烟草企业的干预》[56] 详细地揭示了中国烟草专卖局 / 中国烟草总公司(STMA/CNTC)如何阻碍中国履行烟草控制框架公约。本书中大部分章节均有对烟草企业干扰活动案例的描述,第 3 章总结了烟草企业的七大干扰活动,包括:①夸大烟草产业的经济重要性;②操纵和影响烟草控制的政策和立法;③资助科研人员,制造"伪科学";④诋毁和歪曲业经证明的科学结论;⑤宣传烟草文化,对抗控烟行动;⑥操纵舆论,改善烟草企业的社会形象;⑦对烟草控制倡导者进行政治威胁。因此,需要针对烟草企业的这些策略,建立常规的针对烟草企业破坏行为的监测策略、指标及相关内容。

根据过去 10 年追踪烟草业的所作所为的经验教训发现,虽然烟草业的活动一般来说是能够发现的,但是还是有两方面的困难。一是烟草业的活动太多,很难追踪所有的活动;二是有些活动是不透明的。当烟草业的干扰活动公之于众时，事情已成定局，难以纠正。例如：以烟草企业研究人员谢剑平的所谓"减害降焦"的伪科学研究为例。谢剑平由于伪科学研究，获得了几项国家科学技术进步奖，并成为中国工程院院士，该事件成为中国科学界的丑闻。其中值得思考的是在几轮科学技术进步奖评选时，评选者为什么没有指出他的研究是伪科学？是由于中国的评奖机制腐败，还是这些资深科学家无知？如果评选专家中有人指出"减害降焦"是伪科学研究，科学技术奖绝不会颁发给谢剑平，烟草业的目的也不会达到。通过这些教训，我们体会到要有效地对烟草业的干扰进行监测，必须做到以下几个方面：

首先，中国的控烟团队需要更关注提升相关政府部门及机构的烟草控制意识和相关知识，烟草制品健康危害和成瘾性，以及烟草业对控烟政策的干扰等。只有提高了这些人员的认知，才能使他们睁大眼睛，敏锐地发现烟草业的干扰破坏活动。

其次，从哪里可以获取到烟草业干扰的相关信息呢？可以从媒体报道、烟草出版物、网站等媒介。例如，中国烟草专卖局、中国烟草杂志、中国烟草学会、中国烟草科教网等，以及综合烟草网站，如中国烟草市场、东方烟草网、中国烟草在线等，以及地方烟草公司和烟草企业的网站及其发表物。控烟政策的执行提高了媒体记者、志愿者对烟草业阻碍控烟政策的意识，特别是烟草业所谓的"社会责任"、各种促销和赞助活动等活动。因此，媒体也需要更关注烟草行业的动态，紧紧盯着烟草业的活动，并时时向公众报告。

第三，监测烟草业的一个重要方面是促使烟草业的活动透明，要求国家烟草专卖局提供烟草业准确的活动信息。履约协调领导小组应要求烟草业常规提交烟草产量、生产、市场份额、财政收入及其他包括游说、慈善及参与的政策活动等信息。

除了常规监测外，还需要围绕不同时期烟草控制活动进行专题监测。例如，当修改《广告法》时，需要重点监测关注 STMA 针对广告法修订的行为，他们的态度和言论，以及向哪些机构进行游说，他们反对广告法中关于烟草广告修订的理由和根据，等，这样才能有针对性进行反击。

需要组建一支队伍对烟草业的反烟活动进行监测。新探健康发展研究中心，作为一个非政府组织，已经在这方面做了很多工作。自 2008 年以来，新探每季度发布一本《烟草追踪简报》，这个报告是我国当前唯一一个监测烟草业的出版物。他们监测了烟草企业的网站、出版物及研究，以及通过公众、大众媒体、

China CDC 及其他控烟机制所监测到的烟草广告、赞助和促销等内容。[57]

但是，我国目前对烟草业干扰活动的监测，还做得远远不够。目前针对烟草业干扰活动的监测还不系统、不及时。WHO 建议建立烟草监测中心，并强调需要了解烟草业当前及未来干扰控烟的重点与方法。在现有的基础上，形成系统的监测烟草业反烟活动的工作机制。

## 七、烟草监测数据的获得与共享

《公约》要求各缔约方根据国家法律促进与《公约》有关的科学、技术、社会经济、商业和法律资料以及有关烟草业业务和烟草种植的信息交流。在保护隐私和数据机密的情况下，这些数据应尽可能被广泛免费地使用。

WHO 建立了全球健康观察（GHO）数据库（http：//www.who.int/gho/about/en/），收集所有 WHO 成员国有关慢性非传染性疾病和相关危险因素数据，其中包括了烟草使用信息。GHO 数据库提供了一个卫生统计数据交互式储存库。同时，在 US CDC 网站上，在"吸烟"及"烟草使用"专题下，发布了部分国家以及多国调查（GATS，GYTS）的调查表、实施手册和数据集。从下面这个网址中（https：//www.cdc.gov/tobacco/data_statistics/surveys/index.htm），国家报告和原始数据集都可以轻松地访问到。

中国是一个数据大国，但不是数据强国，很多数据并没有有效利用。海量数据分散在不同的部门及研究领域中，相互之间不能共享，造成了巨大的浪费。科技部希望改变这种状况，强调只有在不同部门及研究领域中数据共享才能实现数据潜在的价值。大约 2003 年，科技部启动了数据共享工程，先后建成了约6000 多个数据库，基本覆盖了科学技术的各个领域[58]。公共卫生科学数据共享自 2004 年至今经历了这么多年的发展，整合集成了一批分散的数据资源，特别是抢救了一批珍贵的数据资源，为国家重大战略需求、科研计划、高等教育和生产应用提供了很好的数据支撑等。China CDC 建立了公共卫生数据共享中心。这个共享平台为公众、研究者及公共卫生工作人员提供了传染病、慢性非传染性疾病、生命登记信息、健康危险因素信息和基础信息等，基本覆盖了公共卫生的主要领域。烟草使用的数据在健康危险因素模块中，目前仅包括 1996 年全国烟草流行水平调查数据库、2002 年行为危险因素调查数据库以及 1998 年青少年烟草使用调查数据库。之后有关烟草调查数据就没有更新。2010 年的 GATS-China 数据，由于是布隆伯格控烟基金经费支持，在 US CDC 的网站上实现了数据共享，但是 2015CATS 的调查是由中国政府出资，到目前为止还未实现数据共享。由 China CDC 组织的几次行为危险因素调查的数据库也未实现数据共享。

因此，为了满足《公约》的要求，实现烟草使用数据的共享，在中国需要完善科学数据共享相关政策法规，并严格执行。同时，需要加大宣传与推广科学数据共享理念，扩大数据共享的广度和深度，规范数据加工流程。并积极探索新技术，培养相关的数据管理人才，提高数据共享服务能力。

## 八、结语

中国已经在 1984 年、1996 年、2002 年、2010 年和 2015 年进行了国家成人烟草调查。尽管资金来源多样，监测指标不是完全一致，但是中国基本做到了每五年更新一次烟草监测数据，基本反映了中国人群吸烟行为的变化趋势。监测结果告诉我们，公约生效后十年，中国人群的现在吸烟率没有明显变化，大约仅下降了 1% 左右。

与其他健康相关的调查相比，中国烟草监测在方法学上进展迅速。五次全国成人烟草调查和 2014 年的青少年烟草调查不仅提供了国家层面的烟草使用的分布和趋势，后两次调查还提供了控烟政策执行的信息。

中国批准《公约》后，烟草监测系统引入控烟政策执行的监测尤其重要。2010 年 GATS-China 数据显示，实施五项控烟关键策略，包括保护人们免受二手烟，全面禁止烟草广告、促销和赞助，警示烟草危害，支持吸烟者戒烟，提升烟草制品的税率和价格的平均得分只有 100 分制的 37.3 分。控烟政策履行的监测评估结果导致全社会关注控烟，从而促进"公共场所全面禁烟"写入了我国的十二五规划中。这也进一步说明政策评估作用巨大，这些政策评估指标可不仅用于监测评估国家控烟的进展，也可用于评估地方控烟政策执行情况。

第二，为了促进无烟公共场所的立法及地方层面的烟草控制项目的开展，亟需在地方层面开展成年人和青少年的烟草监测，尤其是评估控烟政策的执行和烟草所致的健康影响。

最后，尽管中国进行了五次全国成人烟草流行病学调查，只有 2015 的调查是通过国家常规财政资金支持的。中国政府既然已经认识到烟草控制的重要性，并批准了公约，财政部应该制定常规的财政资金支持可持续的控烟监测，维持综合烟草监测系统的运转。

## 参考文献

[1] ORGANIZATION W H. WHO report on the global tobacco epidemic, 2008. The MPOWER package [J]. Geneva Switzerland Who, 2008, 34(3): 581-581.

[2] Tobacco Free Initiative, Survey. http: //www.who.int/tobacco/surveillance/survey/en/.

[3] Non-communicable diseases and their risk factors, Global school-based student health survey(GSHS). http: //www.who.int/ncds/surveillance/global-school-student-survey/en/.

[4] Non-communicable diseases and their risk factors, STEPWISE approach to surveillance(STEPS). http: //www.who.int/ncds/surveillance/steps/en/.

[5] ORGANIZATION W H. WHO report on the global tobacco epidemic 2017: Monitoring tobacco use and prevention policies-eScholarship [J]. 2017,

[6] 中央爱国卫生运动委员会 . 1984 年全国吸烟抽样调查资料汇编 [M]. 人民卫生出版社 , 1988.

[7] WENG X Z, HONG Z G, CHEN D Y. Smoking prevalence in Chinese aged 15 and above [J]. Chinese medical journal, 1987, 100(11): 886-892.

[8] GONG Y L, KOPLAN J P, FENG W, et al. Cigarette smoking in China. Prevalence, characteristics, and attitudes in Minhang District [J]. Jama, 1995, 274(15): 1232-1234.

[9] YANG G, FAN L, TAN J, et al. Smoking in China: findings of the 1996 National Prevalence Survey [J]. Jama, 1999, 282(13): 1247-1253.

[10] 陈敏章 . 序言 [M]// 中国预防医学科学院 , 中华人民共和国疾病控制司 , 中国吸烟与健康协会 , 等 . 1996 年全国吸烟行为的流行病学调查——中国吸烟与健康研究 . 北京；中国科学技术出版社 . 1997.

[11] 杨功焕 . 中国人群死亡及其危险因素流行水平、趋势和分布 [M]. 北京 : 中国协和医科大学出版社 , 2005.

[12] BANK T W, 30613[R].

[13] 杨功焕 , 马杰民 , 刘娜 , 等 . 中国人群 2002 年吸烟和被动吸烟的现状调查 [J]. 中华流行病学杂志 , 2005, 26(2): 77-83.

[14] TFI. Global adults tobacco survey(GATS). http: //www.who.int/tobacco/surveillance/survey/gats/en/(accessed 8 Apr 2018).

[15] 中国疾病预防控制中心 . 2010 全球成人烟草调查中国报告 [M]. 北京：中国三峡出版社，2011.

[16] 中国疾病预防控制中心 . 2015 中国成人烟草调查报告 [M]. 北京：人民卫生出版社 , 2016.

[17] CDC C N-C D P C O C. Non-communicable disease and BRFS Surveillance, Newsletter, No. 4 special issue. 2010. http: //ncncd.chinacdc.cn/cbw/mbzxtx/201203/P020120312586082266424. pdf(accessed 8 Apr 2018).

[18] 中国疾病预防控制中心 . 中国慢性病及其危险因素监测分析报告 2004 年 [M]. 北京：中国协和医科大学出版社 , 2009.

[19] 中国疾病预防控制中心 . 中国慢性病及其危险因素监测报告 2007[M]. 北京：人民卫生出版社 , 2010.

[20] 中国疾病预防控制中心 . 中国慢性病及其危险因素监测报告 2010[M]. 北京：军事医学科学出版社 , 2012.

[21] 中国疾病预防控制中心 . 中国慢性病及其危险因素监测报告 2013[M]. 北京：军事医学科学出版社 , 2016.

[22] ZHU B P, LIU M, WANG S Q, et al. Cigarette smoking among junior high school students in Beijing, China, 1988[J]. International journal of epidemiology, 1992, 21(5): 854-861.

[23] TFI. Global youth tobacco survey(GYTS). http: //www.who.int/tobacco/surveillance/gyts/en/ (accessed 8 Apr 2018).

[24] Tobacco use among youth: a cross country comparison [J]. Tobacco control, 2002, 11(3): 252-270.

[25] 李爱兰 , 黄悦勤 , 王燕玲 , 等 . 我国青少年学生吸烟行为及其影响因素的初步分析 [J]. 中国公共卫生 , 2001, 17(1): 75-77.

[26] WARREN C W, JONES N R, PERUGA A, et al. Global youth tobacco surveillance, 2000-2007[J]. Morbidity and mortality weekly report Surveillance summaries(Washington, DC: 2002), 2008, 57(1): 1-28.

[27] YANG G, MA J, CHEN A P, et al. Smoking among adolescents in China: 1998 survey findings [J]. International journal of epidemiology, 2004, 33(5): 1103-1110.

[28] 中国疾病预防控制中心 . 2014 中国青少年烟草调查报告 [M]. 北京：人民卫生出版社 , 2014.

[29] HSIA J, ASMA S. Methodology of the Global Adult Tobacco Survey in China, 2010[J]. Biomedical and Environmental Sciences, 2010, 06: 445-450.

[30] 杨功焕 , 郑锡文 . 第二阶段疾病监测点的选取及其代表性 [J]. 中华流行病学杂志 , 1992, 4:

197-201.

[31] 中国预防医学科学院 , 中国吸烟与健康协会 , 中华人民共和国卫生部疾病控制司 , 等 . 1996 年全国吸烟行为的流行病学调查——中国吸烟与健康研究 [M]. 北京 : 中国科学技术出版社 , 1997.

[32] KISH L. Survey Sampling [M]. New York: John Wiley & Sons 1965.

[33] 肖琳 , 杨杰 , 万霞 , 等 . 中国人群的吸烟率究竟有多高——三项全国烟草流行调查结果比较 [J]. 中华流行病学杂志 , 2009, 30(1): 30-33.

[34] 未找到 Indicators for monitoring tobacco control: a resource for decision-makers, evaluators and researchers [J]. 2006,

[35] TFI. Protocols and guidelines, core questionnaire with optional questions, 6_GATS_CoreQues tionnairewithOptionalQuestions_v2.1_FINAL_13June2014.pdf. http: //www.who.int/tobacco/ publications/surveillance/tqs/en/(accessed 8 Apr 2018).

[36] BONDY S J, VICTOR J C, DIEMERT L M. Origin and use of the 100 cigarette criterion in tobacco surveys [J]. Tobacco control, 2009, 18(4): 317-323.

[37] OFFICE ON S, HEALTH. Publications and Reports of the Surgeon General [M]. The Health Consequences of Involuntary Exposure to Tobacco Smoke: A Report of the Surgeon General. Atlanta(GA)；Centers for Disease Control and Prevention(US). 2006.

[38] ORGANIZATION W H. WHO report on the global tobacco epidemic, 2009: implementing smoke-free environments. 2009. http: //www.who.int/tobacco/mpower/2009/en/(accessed 8 Apr 2018).

[39] YIN P, ZHANG M, LI Y, et al. Prevalence of COPD and its association with socioeconomic status in China: findings from China Chronic Disease Risk Factor Surveillance 2007[J]. BMC Public Health, 2011, 11(586.

[40] 蒙晓宇 , 陈娜萦 , 杨虹 , 等 . 广西城乡居民吸烟和被动吸烟及戒烟调查 [J]. 中国慢性病预防与控制 , 2011, 19(2): 206-207.

[41] 方红 , 张金玲 , 何丹丹 , 等 . 上海市闵行区居民吸烟现状调查 [J]. 健康教育与健康促进 , 2009, 2): 33-35.

[42] 陈明磊 , 郑衍玲 , 鹿子龙 , 等 . 2007 年山东省 15 ~ 69 岁居民吸烟行为流行特征分析 [J]. 中华疾病控制杂志 , 2009, 13(2): 163-166.

[43] 王春平 , 王俊芳 , 徐雪芳 , 等 . 中国县级地区被动吸烟暴露现状分析 [J]. 医学与哲学 , 2008, 29(5): 43-44.

[44] 周海滨，马玉全，彭绩，等. 深圳市常住居民吸烟、戒烟与被动吸烟现状分析 [J]. 中国社会医学杂志，2011, 28(5): 329-331.

[45] SONG Y, ZHAO L, PALIPUDI K M, et al. Tracking MPOWER in 14 countries: results from the Global Adult Tobacco Survey, 2008-2010[J]. Global health promotion, 2016, 23(2 Suppl): 24-37.

[46] ORGANIZATION W H. Smoke-free policies in China: evidence of effectiveness and implications for action. 2015. http: //www.wpro.who.int/china/mediacentre/factsheets/smoke_free_20151019/en/(accessed 8 Apr 2018).

[47] WAN X, STILLMAN F, LIU H, et al. Development of policy performance indicators to assess the implementation of protection from exposure to secondhand smoke in China [J]. Tobacco control, 2013, 22 Suppl 2(6):1519-1526.

[48] 哈尔滨市防止二手烟草烟雾危害条例. 2011. https: //baike.baidu.com/item/%E5%93%88%E5%B0%94%E6%BB%A8%E5%B8%82%E9%98%B2%E6%AD%A2%E4%BA%8C%E6%89%8B%E7%83%9F%E8%8D%89%E7%83%9F%E9%9B%BE%E5%8D%B1%E5%AE%B3%E6%9D%A1%E4%BE%8B/6037722?fr=aladdin(accessed 8 Apr 2018).

[49] 北京市控制吸烟条例. https: //baike.baidu.com/item/%E5%8C%97%E4%BA%AC%E5%B8%82%E6%8E%A7%E5%88%B6%E5%90%B8%E7%83%9F%E6%9D%A1%E4%BE%8B/12703752?fr=aladdin(accessed 25 Jan 2015).

[50] 中国疾病预防控制中心. 2013～2014 中国部分城市成人烟草调查报告 [M]. 北京：军事医学科学出版社，2015.

[51] YANG G H, LI Q, WANG C X, et al. Findings from 2010 Global Adult Tobacco Survey: implementation of MPOWER policy in China [J]. Biomedical and environmental sciences: BES, 2010, 23(6): 422-429.

[52] FONG G T, CUMMINGS K M, BORLAND R, et al. The conceptual framework of the International Tobacco Control(ITC)Policy Evaluation Project [J]. Tobacco control, 2006, 15 Suppl 3:iii3-11.

[53] 世界卫生组织西太平洋区域办事处，滑铁卢大学，国际烟草控制政策评估项目 (ITC 项目 )，等. 中国烟盒健康警示：效果评估及政策建议. 2014. http: //iris.wpro.who.int/bitstream/handle/10665.1/12666/9789290617501_chi.pdf?ua=1(accessed 8 Apr 2018).

[54] 控烟与中国未来 [M]. 北京：经济日报出版社，2011.

[55] ELTON-MARSHALL T, XU S S, MENG G, et al. The lower effectiveness of text-only health warnings in China compared to pictorial health warnings in Malaysia [J]. Tobacco control, 2015,

24 Suppl 4(iv6-13).

[56] 新探健康发展研究中心 , 中国控制吸烟协会 , 中华预防医学会 . 2012 年世界无烟日主题报告——揭露并抵制中国烟草业对控烟的干扰 [J].

[57] 李金奎 . 对烟草业追踪监测的探索和实践——以《烟草追踪简报》为例 . http: //www.docin.com/p-1170939266.html(accessed 17 July 2017).

[58] 樊秀娥 , 李欣欣 , 张英杰 , 等 . 公共卫生数据共享政策探讨 [J]. 中国卫生工程学 , 2006, 5(2): 113-114.

# 第八章

# 保护中国免受烟草烟雾危害

甘　泉

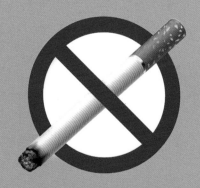

## 摘要

　　20 世纪 80 年代的中国见证了地方和全国性无烟法规的兴起。这些早期的法规旨在保护不吸烟的公众免受烟草烟雾带来的危害，但其规定的禁止吸烟的场所范围有限，而且允许设立吸烟区或吸烟室。这些法规的立法初衷也以倡导为主，普遍缺乏强制力。21 世纪初，很多地方政府遵循世界卫生组织《烟草控制框架公约》及其实施准则通过了无烟法规，其中有几座城市的法规实施效果显著，具有代表性的是北京、深圳和上海。在政府领导、卫生部门、立法部门、执法部门及国际和国内非政府组织合作推动无烟法规的出台及实施方面，中国积累了宝贵的经验。目前中国十分之一的人口已受到地方无烟法规的保护，但全国层面的无烟立法至今仍未通过。在北京、深圳和上海的无烟法规成功实施之后，无论在国家还是地方层面，烟草控制倡导者与烟草业在无烟环境政策领域内的博弈愈发激烈。烟草业对于控烟政策制定的干扰依然是中国烟草控制的主要障碍。解决这种利益冲突对于实现中国烟草控制政策的实质性突破至关重要。

**关键词：** 无烟立法、二手烟、北京、深圳、烟草业、中国

## 一、引言

　　二手烟烟草烟雾（简称二手烟）是从卷烟或其他烟草制品燃烧端散发的烟雾，且通常与吸烟者呼出的烟雾混杂在一起。[1] 对于不吸烟者来说，二手烟暴露是多种疾病的危险因素。[1]2010 年全球成人烟草调查显示，中国有 72.4% 的非吸烟者长期暴露于二手烟之中。[2] 自 1981 年国际上首篇关于二手烟暴露与肺癌发生和死亡相关的研究论文发表以来，[3] 越来越多的研究证据证明二手烟暴露与多种疾病存在相关性。2006 年美国卫生总监报告的结论称：①二手烟可引起儿童和不吸烟成人过早死亡和患病；②暴露于二手烟的儿童患新生儿猝死综合征、急性呼吸道感染、耳部疾患和严重哮喘的风险增加。父母吸烟可导致儿童出现呼吸道症状和肺部发育迟滞；③成人二手烟暴露可对心肺系统造成急性不良影响，并引发冠心病和肺癌。随着研究证据的增多，政策制定者和公众开始意识到在公共场所禁止吸烟的必要性。[1]《世界卫生组织烟草控制框架公约》（简称《公约》）

---

1　WHO 烟草控制框架公约第 8 条实施准则 2013 年版

第 8 条规定，公约缔约方应当实施相关法规，在室内公共场所、室内工作场所和公共交通工具禁止吸烟。[4]《公约》第 8 条实施准则进一步说明"烟草烟雾暴露不存在安全水平……除了 100% 无烟环境以外的任何途径，包括通风、空气过滤和使用指定的吸烟区域……均反复被证明无效，"而且"所有人都应当受到保护，避免二手烟暴露。"此外，"必须立法……非强制性的禁烟规定一再被证实无效。"[5]

## 二、《公约》生效前的无烟环境创建工作

20 世纪 80～90 年代期间，中国政府开始关注到二手烟暴露带来的健康问题。1987 年国务院颁布《公共场所卫生管理条例》之时，便进行了首次的立法尝试。[6]四年之后，卫生部发布了《公共场所卫生管理条例》实施指南[7]（2011年修订[8]），并禁止在 13 类公共场所吸烟。同年颁布的另外两部全国性法律也包含了控烟条款——《中国烟草专卖法》规定，在公共交通工具和公共场所禁止或限制吸烟。[9]《中华人民共和国未成年人保护法》进一步规定"任何人不得在中小学校、幼儿园、托儿所的教室、寝室、活动室和其他未成年人集中活动的场所吸烟、饮酒。"[10]1997 年，第 10 届世界烟草或健康大会在北京召开。开会前几个月，"关于在公共交通工具及其等候室禁止吸烟的规定"出台。[11]该规定使用所有公共交通工具及其等候室，包括民用机场和民用飞机。从 20 世纪 90 年代到21 世纪初，很多地方政府也通过了相关法规，禁止在公共场所吸烟。截至 2006年 10 月，154 个地方政府通过了地方性条例，禁止在医院、学校、影剧院、托幼机构、会议室、图书馆、公共交通及其等候区域等公共场所吸烟。但室内工作场所、饭店、酒吧和娱乐场所往往不在禁止吸烟之列，而且吸烟室通常在所有场所被允许设立。很多法规没有设立执法主体，部分法规未规定罚款，即便规定罚款的，数额通常也非常小。[12]这些法律的立法初衷是通过教育民众实现自行约束，而非强制执行以杜绝违法，所以实施效果普遍不理想。很多媒体曾报道，当地的无烟法规实施多年，却从未开过一张罚单。尽管如此，这些法规积聚的影响力仍引起了烟草业的担忧。[13]

第 10 届世界烟草或健康大会在北京召开几年后，在美国国立卫生研究院Fogarty 中心的支持下，北京协和医学院和约翰·霍普金斯大学于 2003 年启动了降

低二手烟暴露的流行病学干预项目。该项目在中国江西、四川和河南三个省份的农村地区进行。项目的调查结果发现，农村地区的二手烟暴露十分严重，缺乏二手烟对健康危害的认识，很多男性在家中吸烟，导致妇女和儿童的二手烟高暴露率。但是应首先通过城市立法开展无烟环境的建设来降低二手烟暴露，再逐步向农村扩展。在农村仅开展公共教育和倡导无烟环境是无效的。该项目继后在 5 个省的城市开展了预防二手烟暴露的流行病学干预，发展了预防二手烟暴露的干预工作流程和监督评估指标和评估机制，为在中国履行《公约》第 8 条奠定了基础。[14]

## 三、《公约》生效后的无烟政策与立法

### 1. 无烟医疗机构

中国于 2005 年批准了《公约》并于 2006 年正式开始实施，但国家层面的烟草控制立法工作却并未立即启动。[15]直到 2009 年，《2011 年起全国医疗卫生系统全面禁烟的决定》才由卫生部等四部委联合颁布。该决定要求，医疗卫生机构室内全面禁烟，可在室外设立吸烟区。为了推进实施，该决定还将无烟医疗机构纳入医院的精神文明建设范畴并开展了评审检查[16]。根据这项决定设立的目标，全国半数的医疗机构应在 2010 年达到全面无烟标准，所有医疗结构应在 2011 年达标。卫生部的这一决定的必要性显而易见，控烟工作需要医生和公共卫生人员带头。从 2010 年开始，卫生部开展了全国范围的年度检查，并按省份进行成绩评定。实施五年后，医院内的吸烟现象比例有所下降，但并不明显，从 2010 年的 36.8% 降至 2015 年的 26.9%。[17]全国所有医疗机构实现无烟的目标尚未实现。卫生部推进无烟医院的工作取得了积极的效果。但是，单纯依靠行政措施也造成良性运转机制和惩戒措施的缺位。周期性的检查一旦结束，实施效果就面临倒退的风险。

### 2. 无烟学校

依照《2011 年起全国医疗卫生系统全面禁烟的决定》，教育部和卫生部于 2010 年共同发布了一项《关于进一步加强学校控烟工作的意见》，号召在全国建立无烟学校[18]。意见要求禁止室内吸烟，同时禁止在小学和中学校园内的室外区域吸烟。该意见为教育部教体艺厅发布的一份行政文件，同样缺少执行机制

和明确的惩罚措施。意见的实施效果并不理想。2014 年全球青少年烟草调查的结果表明，半数以上的学生仍然在学校暴露于二手烟中。[19]

### 3. 《关于领导干部带头在公共场所禁烟有关事项的通知》

2013 年底发布的《关于领导干部带头在公共场所禁烟有关事项的通知》（下文简称《通知》）有着深远的政治意义。[20]《通知》由中共中央办公厅和国务院办公厅联合发布，它标志着中国的控烟工作受到了前所未有的政府高层重视。《通知》禁止领导干部在公共场所吸烟。同时，《通知》还禁止在公务活动中使用卷烟，以及以往常见的使用公款购买卷烟的行为。尽管《通知》针对的是领导干部，但其影响范围却包括所有政府工作人员。《通知》反映了中国最高层领导对控烟工作的态度，及其对领导干部带头控烟的要求。《通知》的发布背景是全国范围的反腐行动。而反腐行动取得的广泛成效也增加了《通知》的威慑性。为了推动《通知》的实施，中国疾病预防控制中心启动了无烟政府办公室项目。[21]该项目旨在为地方政府制定无烟政府政策提供指导。北京、上海和其他四个省份相继加入该项目。《通知》发布两年后，政府办公大楼内的吸烟比例从 2010 年的59.4% 下降至 2015 年的 38.1%。[17]但是，由于缺乏有效的执行措施，《通知》的实施并不具有广泛的持续性。而且随着时间的推移，《通知》的政治影响力也在日渐下降。

### 4. 地方无烟立法

国际大型活动对于城市无烟法规的推动作用不容忽视。2008 年到 2010 年间，中国的四个一线城市颁布了无烟法规，其中三部法规都是在当地举办的国际活动的背景下出台的。为了准备"无烟奥运"，北京市政府在 2008 年颁布了《北京市公共场所禁止吸烟范围若干规定》并要求在体育场馆、健身场所和对社会开放的文物保护单位等公共场所禁止吸烟。[1]该规定首次对餐厅、宾馆、饭店、旅店、招待所、培训中心、度假村等公共场所提出了室内禁烟的要求。为了实现"无烟世博"，上海市于 2010 年通过了《上海市公共场所控制吸烟条例》。2016 年，借全球健康大会在上海举办的机会，上海市又成功修订了该条例。[2]在"无烟亚运"理念的影响下，广州也于 2010 年颁布了《广州市控制吸烟条例》。[22]与之前的

---

1　北京市人民政府，北京市公共场所禁止吸烟范围若干规定，政府令〔2008〕204 号，2008-04-10

2　上海市人民代表大会常务委员会，上海市公共场所控制吸烟条例，2009 年 12 月 10 日

无烟法规相比，这三部法规虽然并没有完全依照《公约》的要求实现全面禁烟，但其在禁烟范围上有了很大的进步。更重要的是，这三部法规在当时有着很强的社会倡导作用。值得一提的是，《广州市控制吸烟条例》在禁止办公室吸烟的规定上开了国内的先河。虽然其初稿并未禁止在政府办公楼的单人办公室内吸烟，但当地的非政府机构进行了非常成功的媒体倡导活动，并通过公众意见向人民代表大会施压，使得这一漏洞得以弥补。[23] 其后通过的很多地方禁烟法规都借鉴了广州的经验。[24, 25] 在控烟条例实施一年后，广州市政府很快意识到在罚款收缴存在困难。其主要原因是，法律要求执法人员先警告违法者，只有违法者拒绝改正才能罚款。很显然，该规定削弱了法律的威慑力。广州市人民代表大会遂于2012 年通过了该条例的修订，并赋予执法者发现违法行为即可处罚的权力。[26] 这项措施对于其他城市建立行之有效的执法程序提供了宝贵的经验。[27]

《公约》的实施给烟草控制工作带来了前所未有的国际关注。[4] 其中影响深远的变化之一便是来自纽约市前市长迈克尔·布隆伯格和微软创始人比尔·盖茨对于控烟工作的慈善捐赠。2006 年，布隆伯格设立了"布隆伯格控烟项目基金"，盖茨于 2008 年也加入其中。两位慈善家于 2008 年发布了一项联合声明，承诺将为国际烟草控制事业捐赠五亿美元。[28] 中国是这一倡议的主要受惠国家之一。布隆伯格和盖茨的捐赠对于推进中国地方的无烟立法以及随后的全国无烟立法起到了重要作用。

"迈向无烟中国"是《公约》在中国生效后首个由国际机构资助的大型控烟项目。该项目由中国疾病预防控制中心、北京协和医学院和约翰·霍普金斯大学于 2007 年发起，并得到了布隆伯格慈善基金会的支持。[29] "迈向无烟中国"项目在美国国立卫生研究院 Fogarty 中心项目的基础上，通过公众教育以及建立烟草控制网络来推动无烟医院、学校和政府大楼的创建以及地方立法。该项目持续了两年，覆盖 20 个省的 40 座城市和县。该项目的重要经验是地方首长的政治承诺对于烟草控制、特别是政策推动的重要性。之后很多类似的控烟项目都吸取了这一重要经验。

继"迈向无烟中国"项目之后，另外两个推动地方无烟法规的国际资助项目给中国的控烟工作带来了深远的影响。这两个项目在布隆伯格慈善基金会和比尔及梅琳达·盖茨基金会的支持下于 2010 年同时启动。两个项目的目标相似，即通过在较大城市推动无烟法律，来进一步影响全国立法的进程。这一目标的形成得益于 Fogarty 项目及其他国家的经验。相比于小县城和农村，较大城市的官员和社会公众具有相对较高的无烟环境意识。同时，烟草业在城市层面的影响比在国家层面的影响要小一些。[30] 与以往侧重宣传教育和行为干预的项目显著不同，这两个项目的重点是无烟法规的制定和通过。以往多年的尝试发现，虽然《全国医疗卫生系统全面禁烟的决定》、《进一步加强学校控烟工作的意见》和《通知》等在当时起到了营造无烟环境氛围的作用，但这些干预手段都没有强制性的惩戒措施，单纯依靠行政检查很难带来威慑性和执行的持续性。该侧重点是《公约》第 8 条的明确要求，也标志着中国控烟工作新时代的开始。与以往不同的另外一点是，烟草控制专业人士开始意识到，仅仅依靠公共卫生医生的力量推动控烟立法的工作是不够的。这项工作需要法律界人士、媒体记者和经济学家合作完成。[31]

七座城市入选了中国疾病预防控制中心与国际防痨和肺病联合会合作发起的布隆伯格项目，包括两个直辖市（天津和重庆），一个特区（深圳）和四个省会城市（哈尔滨、沈阳、南昌和兰州），这些城市的人口在几百万至千万之间。[32] 根据"迈向无烟中国"项目的经验，该项目在启动之初即取得了各城市市长或副市长的支持，并联合全国专家与地方政府密切合作来推动地方无烟环境立法。在不到两年的时间里，哈尔滨率先于 2011 年通过了《哈尔滨市防止二手烟草烟雾危害条例》。[1] 几个月之后，天津也通过了《天津市控制吸烟条例》。[2] 在接下来的两年里，兰州和深圳也相继出台了《兰州市公共场所控制吸烟条例》和《深圳经济特区控制吸烟条例》。[4] 2014 年，北京市人大也通过了《北京市控制吸烟条例》，并禁止在所有室内公共场所、室内工作场所和公共交通工具上吸烟。[5][33] 虽然北京并不是全国第一座通过 100% 禁烟法规的城市，但作为首都带来的政治影响力及其有效的实施成果，使其成为地方无烟立法的代表城市。

七城市中有几座城市未能通过无烟立法。在南昌、沈阳和重庆，地方政府和人大未能就无烟法规的关键要点达成政治共识，即室内工作场所（包括单间办公室）禁止吸烟以及室内不能设立吸烟室和吸烟区等。当时地方立法未能引起卫

---

1　黑龙江省人大，哈尔滨市防止二手烟草烟雾危害条例，2011，8，12

2　天津市人大，天津市控制吸烟条例，人大公告 38 号，2012，3，28

3　甘肃省人大，兰州市公共场所控制吸烟条例，2013，7，26

4　深圳市人大，深圳经济特区控制吸烟条例，2013，10，29

5　北京市人大，北京市控制吸烟条例，2014，11，28

生部的足够重视是立法未能通过的原因之一。另外，这些城市没能像哈尔滨、天津、深圳、兰州在市级的卫生部门和立法部门形成有效的合作。[1] 政府官员，尤其是立法部门的官员对二手烟的危害和在室内公共场所、工作场所、公共交通工具全面禁止吸烟的必要性认识水平较低。除此以外，这些城市有关吸烟和二手烟危害的宣传教育开展得也不充分。

在布隆伯格倡议行动启动的同时，由比尔及梅琳达·盖茨基金会资助的 17 座城市控烟项目也在新探健康发展研究中心的支持下于 2010 年开始实施。[34, 35] 该项目最初的核心策略是通过健康传播、公共教育来营造无烟环境氛围。由于当时无烟环境立法在国内已经成为一种共识，因此在 2012 年到 2014 年间，有四座城市（唐山、长春、鞍山和青岛）也通过了无烟法规，基本实现了室内公共场所、室内工作场所和公共交通工具禁止吸烟。

2008 年到 2016 年间，共有 18 座城市通过或修订了地方禁烟法规。这些城市大约占全中国人口的 10%（图 8-1）。这些地方法规比 20 世纪 90 年代的无烟法规更加接近《公约》第 8 条的要求。各个城市出台的无烟法规基本覆盖了所有室内公共场所、工作场所和公共交通工具。特别需要指出的是，多部法规要求"国家机关、社会团体组织的室内区域全部禁止吸烟"，从而实现了室内工作场所全面禁止吸烟。几乎所有城市在审议法规时都对是否应当允许在宾馆、餐厅、酒吧、咖啡厅等餐饮场所和娱乐场所设置室内吸烟室进行过激烈的争论。某些城市（如广州和天津）允许设置吸烟室，而其他城市（如哈尔滨、兰州和深圳）则只允许在过渡期内设置吸烟室。长春、唐山和北京（2015 年）等城市则依照《公约》第 8 条及其实施准则要求通过了全面禁烟令。一般来说，允许设定吸烟室的地方法规通过得更早，而全面禁止吸烟的法规则较晚通过。中国疾病预防控制中心对 14 座大型城市（北京、上海、天津、哈尔滨、长春、鞍山、唐山、青岛、杭州、广州、深圳、兰州、西宁和银川）的无烟法规与《公约》第 8 条及其实施准则要求的吻合度进行了评估。评估标准分为 100% 全面无烟和部分禁止（指设有吸烟室，采用列举法及未包括全部该类场所）（图 8-2）。所有 14 个城市都要求在医疗卫生机构全面禁烟。允许在餐厅和酒吧设置吸烟区的城市分别为 5 个和 6 个。在这 14 个城市中，杭州、银川和西宁的无烟法规制定过程基本没有国家及国际专家的参与，故其对《公约》第 8 条的理解不够全面。但这些城市在《公

---

1　杨功焕，杨杰，推进无烟立法的法律专家们（待发表）

约》生效伊始即采取行动，则显得十分难能可贵。特别是作为中国西部经济相对落后的城市银川和西宁。[27]

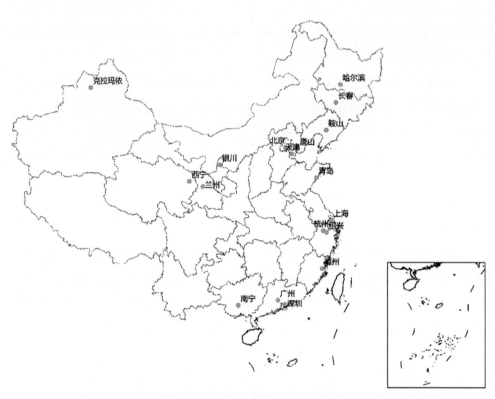

图 8-1    自 2006 年中国实施 WHO FCTC 以来已通过禁烟法的十八座城市

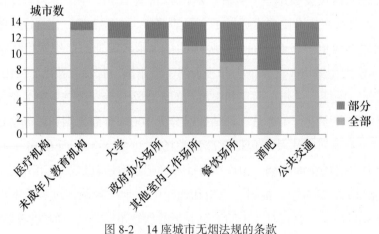

图 8-2    14 座城市无烟法规的条款

来源：作者根据文献 [27] 的资料作图。

## 四、地方无烟法规的执行

地方无烟法规的实施效果差别很大。北京[36]、深圳[37]和上海的实施效果很好，但其他城市面临诸多问题，办公大楼、饭店、网吧和 KTV 等场所的吸烟情况依然严重。[38, 39]

### 1. 北京市无烟法规的实施经验

2015 年，北京通过了覆盖所有公共场所、工作场所和公共交通工具的无烟法规，相比于其他通过类似的全面无烟法规的城市，北京在实施方面取得了令人瞩目的成绩。[40]北京的成功并非偶然。早在 1994 年，北京市政府就通过了无烟法规。借奥运之机，北京市在 2008 年出台了《北京市公共场所禁止吸烟范围若干规定》并启动了无烟奥运的宣传。此外，过去十年间，很多卫生部及民间的控烟活动都在北京举行。当地和全国的媒体报道很大程度上提高了北京市民以及政府对烟草控制的关注度。国际影响的作用也很关键。近年来，随着北京与其他国家的交流日益增多，北京市民有更多的机会亲身体验其他国家的无烟法规，而由此带来的对于本地清洁空气的呼声也越来越高。

在北京市的无烟法规正式实施前，北京市政府和非政府组织成功调动了当地庞大的媒体资源进行公众教育。国际组织也通过组织社交媒体和免费媒体以及提供经费支持制作电视广播公益广告对北京的宣传工作提供支持。北京市政府对无烟法规的实施显示了很强的政治决心。作为立法机构，北京市人民代表大会密切监督法规的实施进程。北京市卫生计生委制定了完备的执法计划，包括部门的职责分工、执法程序、投诉举报电话等内容。[40]广泛的宣传和高强度的执法相结合，使得场所管理者和公众对于违法吸烟现象的关注度大大提高。12320 热线电话收到大量投诉，执法机构对投诉进行了及时的处理。与大多数其他城市不同的是，北京市采用卫生监督机构承担主要执法工作的模式。这种模式避免了多部门协调带来的效率降低的问题。由于卫生局领导的决心，卫生监督部门全面动员，将无烟执法放在了工作的首位。同时，卫生监督部门还通过对典型案例的宣传，提高了法律的权威性和民众的依从性。[41]对于卫生监督部门来说，无烟执法是一项新的工作职责。在执法初期，卫生监督部门通过提高无烟执法的优先性保证了执法的强度。但随着时间的推移，卫生监督部门人手不足的问题日渐凸显。为了弥补这一不足，北京市控制吸烟协会通过组织志愿者对法律的实施情况进行排查，并对违法行为进行举报，有效地提高了卫生监督部门的执法效率，并达到了对违法行为进行有效劝阻的目的。

## 2. 深圳市无烟法规的实施经验

深圳市无烟法规的成功实施有多方面的原因。由于毗邻香港带来的地理优势，深圳市民对香港的生活有着充分的了解。而香港在无烟法规实施方面取得的进展使深圳市民对本地的无烟法规有着非常高的认同感。与其他内地城市相比，深圳的媒体更加活跃。在无烟法规还在深圳市人民代表大会审议时，深圳的媒体就已经开始积极支持和呼吁无烟城市的到来，并通过探讨之前无烟法规不能有效执行的原因来促进法规的修订。[1] 在国家卫生计生委、中国疾病预防控制中心、国际非政府组织等的支持下，地方政府通过召开新闻发布会、开展落地大型活动、播放电视公益广告、发放宣传材料、短信通知等多种手段来促进公众提升无烟环境意识和了解法规的内容。当地政府与地方电视台合作，跟踪播出执法过程，有效地提高了公众对于法规的知晓度。与北京不同，深圳采取了多部门联合执法的模式。虽然多部门联合执法在其他城市面临协调的困难，但深圳市政府的高行政效率有效地避免了这一问题。深圳市卫生计生委控烟办公室通过部门联席会议实现了各部门在执法工作上的联动。市长热线 12345 被设置为举报投诉电话的做法进一步调动了各执法部门的积极性。深圳市无烟法规实施的另一关键因素是有效的执法监督机制。深圳市人大和区人大开展了对市政府各级执法部门的监督。无烟法规的执法工作主要由区级单位负责，这一监督机制的实施成功确保了整个执法网络的运转。法规执行的前 10 个月里，执法部门对 9.4 万家场所进行了检查，接近 10% 的机构被要求进行整改，8000 多名违规吸烟者被处以罚款，收缴罚款的总额达 40 多万元。[27] 法规实施 1 年后的评估调查显示，除网吧内吸烟现象较高以外，其余场所基本达到法规的要求。（图 8-3）[37]

---

1　李克军，啸洋；深圳控烟条例 12 年未开一张罚单有规则却难执行，搜狐新闻，2010. 3. 23，http：//news.sohu.com/20100323/n271028025.shtml

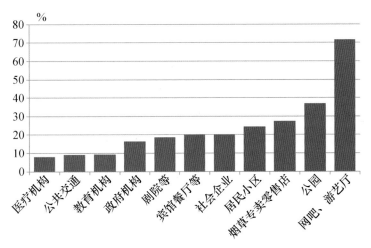

图 8-3 深圳无烟法规生效 1 周年后，观察 2162 家场所发现吸烟现象比例
来源：作者根据文献 37 中数据作图。

### 3. 上海市无烟法规实施的经验

自 2017 年 3 月 1 日以来，修订后的《上海市公共场所控制吸烟条例》在实施方面取得了显著的成绩。与北京和深圳的经验类似，上海市控烟条例的成功实施得益于市政府和人大领导的重视、有效的执法协调机制以及广泛、持续的宣传动员。上海市健康促进委员会在条例的执行阶段通过协调各执法部门，制定执法计划，开展广泛的培训活动，并动员志愿者的支持来保证执法的高效开展。在条例修订前，上海把各部门分头受理投诉举报的模式归并为由 12345 市民热线平台统一受理。同时，依托 12345 市民热线，控烟投诉举报受理处置情况也纳入市政府对各区各部门的绩效考核范畴。在宣传方面，上海市健康促进委员会很好地动员了本地的宣传资源，开展了形式多样的社会倡导活动。特别值得一提的是，外滩与陆家嘴地区的 4 处上海地标性建筑（浦东滨江的震旦大厦、花旗大厦外滩之窗、中国金融信息中心蓝宝石大屏及浦西第一高楼北外滩白玉兰广场）户外视频免费播放控烟公益广告近 6000 次。2017 年，全市共检查各类场所 24 万户（次），处罚场所 1133 户（次）、处罚金额 258.9 万元；处罚个人 415 名，处罚金额 3.16 万元。2017 年的调查显示，大多数场所的吸烟现象较 2016 年相比都有明显改善。

### 4. 其他城市无烟法规的实施现状

中国已经有 18 个城市按照《公约》第 8 条出台了无烟法规。但在实施方面，很多城市面临诸多挑战。

在执法准备期和实施期，媒体传播是十分重要的执法辅助手段。全世界各地的经验显示，视觉冲击力强的信息是更加有效的烟草控制宣传方式。但是地方政府需要时间来接受这一观念。传统的温和的宣传理念仍然根深蒂固，致使宣传效果在很多地方打了折扣。此外，各城市能够调动的公益广告资源也非常有限。很多城市提供的免费或折扣的公益广告播出时间都不在黄金时段。大多数城市并没有进行系统的执法宣传。执法案例并未经过媒体传播来扩大影响。《中国城市控烟执法工作调研报告》发现，由于政府未能对媒体及时公开执法信息和处罚案例，媒体的监督作用没有得到充分发挥，执法的警示作用也未得到体现。[27]

在这些城市，记者在社会动员中扮演的角色也通常有限。虽然国际组织在当地组织了记者培训，帮助记者们熟悉烟草控制，但由于当地政府对于媒体的管控以及政府领导对于公共卫生问题的关注度缺乏，培训结束后记者对于无烟环境报道的产出与北京和深圳等地相比差距很大。

单一部门执法和多部门联合执法的孰优孰劣是经常被提及的话题。实施无烟法规的大部分城市都采用了多部门联合执法的模式。所有城市都建立了执法协调机制，而且通常都由卫生主管部门牵头。当各执法机构对无烟法规的重要性有很好的共识时，例如在深圳和上海，协调机制通常会运转良好。但在更多城市，这种共识依然缺乏。卫生主管部门通常并不具备协调其他执法部门的影响力，导致执法工作在很多场所处于停滞状态。另外一些城市采用了单一部门执法的模式，如北京、长春和唐山等。单一部门执法模式只需要卫生行政部门领导的支持，而卫生部门对于烟草控制通常持支持态度。卫生监督机构的传统管辖范围只包括医疗卫生机构。政府需要特别授权以将其职责范围扩大至其他公共场所和工作场所，尤其是网吧、酒吧等。这对于卫生监督机构的执法能力也是一种挑战。而卫生监督的队伍需要扩充才能满足无烟法规执法的人力要求。

面对有限的可利用资源，大多数城市都会利用已有的执法人员，通过增加他们的额外职责来实施无烟法规。与组建独立的禁烟执法团队相比（如香港和澳门），这种方式能够更高效地利用现有的行政资源。但是，这些城市的执法部门经常已经满负荷运转，对于承担无烟法规执法的积极性并不高。另一挑战是，很多市政府面对减少编制的压力，这会不可避免地会影响到人手已经捉襟见肘的执法团队。只有在极少数情况下，市政府能够扩充执法检查队伍来满足无烟法规实施带来的额外工作量需求。[42] 考虑到有限的执法资源，在法规实施的各个阶段确定各类场所的执法优先级可能是更加有效的实施解决办法。在法律开始实施时，可以在几类公共场所和工作场所集中执法，包括二手烟暴露较严重、对公众影响较普遍的场所，例如饭店和办公大楼。在法律实施一段时间后，可以将执法的重点转移至其他二手烟暴露水平较高但不是大部分公众经常光顾的场所，例如KTV、网吧和按摩院。在执法后期，大部分场所能够自觉守法的情况下，则应根据举报，将执法集中在实施的盲区，做到高效执法。

国际经验显示，执法人员应有权对吸烟者个人和场所的经营者、管理者同时进行处罚，应避免出现执法人员只能处罚吸烟者个人或只能处罚场所经营管理者的情况。虽然中国所有实施无烟法规的城市都做到了这一点，但部分城市的法规却要求执法人员先对违法者予以警告，只有在未改正的情况下才能处以罚金。在实际操作时，大多数人都会在执法人员警告后停止吸烟，因此执法人员很难收缴到罚款。尽管罚款并不是法律出台的目的，但这种情况却使法律的威慑力大为降低。在意识到这一点后，广州率先对当地的无烟法规进行了修订，并赋予执法人员一旦发现违法行为便可处以罚款的权力，而无需先行警告。北京和深圳也纷纷效仿，这一做法大大提高了法规的威慑力。所有颁布实施无烟法规的城市都应当简化执法程序，赋予执法人员发现违法行为即可处罚的权力。

采取多部门执法模式的城市会面临的另一个问题是举报热线的整合。由于每个执法部门都设有举报热线，如果不能将多个举报热线整合，就会造成投诉热线的效果受限。另外，多个举报热线同时存在也会导致投诉效果变差。部分城市如哈尔滨、深圳、天津和上海将各执法单位的投诉热线整合为统一的热线，例如12320或12345。统一的热线在收到投诉后会将其转给各执法单位，并能有效跟进针对投诉的处理情况。同时，统一的投诉热线也可作为监督各执法单位工作的一种手段。

近几年来，中国各地无烟法规的实施既有成功的经验也有失败的教训。对这些城市的执法实践的分析表明，无论其经济水平如何，任何地区都可以有效实施无烟法规。单一部门和多部门的执法模式各有利弊，提高法律依从性的关键在于持续、深入的宣传和持久一贯的执法，以及当地政府部门对此项工作的真正重视。

## 五、国家无烟环境立法

2008年到2016年间通过无烟环境法规的城市覆盖人口占全国人口的10%。

继北京和深圳之后，上海也在 2016 年借全球健康促进大会之机成功修订了当地的无烟法规。[43] 广州现行的法规中允许在某些场所设置吸烟室，当地政府和人大正在积极争取尽快修订法规，实现全面无烟。其他已经开始实施无烟法规的城市，如哈尔滨、长春、兰州等都在努力改进执法实践。

在全国多个城市出台了 100% 无烟法规的情况下，国家卫生和计划生育委员会于 2013 年适时启动了《公共场所控制吸烟条例》的制定工作。多方共同起草的法律草案规定在室内公共场所、室内工作场所和公共交通工具上实现 100% 无烟。另外，草案还包括了其他烟草控制措施，例如全面禁止烟草广告、促销和赞助，烟盒上需印制图形警示，提高烟草税，以及通过烟草专项税来支持烟草控制工作等。草案经国家卫生和计划生育委员会批准后提交国务院法制办进行进一步审议并很快被提上议事日程。但由于意见分歧的存在，烟盒的图形警示、提高烟草税、全面禁止烟草广告、促销和赞助等条款被删除。另外，全面禁烟的条款也受到挑战，吸烟室和吸烟区被允许在多类场所设置。由于这些要求与《公约》及其实施准则不相符，《公共场所控制吸烟条例》的出台被搁置。全国层面立法工作的进展受阻也影响了地方立法的进程。自 2013 年国家卫生计生委启动全国立法以来，多地政府选择暂缓当地的无烟立法进程，等待国家无烟法规的出台。而国家无烟法规的搁置，无疑也打击了地方立法的积极性。

## 六、结论

在《公约》的所有控烟措施中，保护不吸烟者免受二手烟的危害是中国履约十年来进展最大的领域。得益于二手烟对健康危害的知识传播以及促进社会风气转变的宣传，公众的无烟环境意识逐渐增强。就 100% 无烟法规制订而言，全国和地方层面都取得了重要进展。在全国范围内创建无烟医疗机构的持续努力已经取得显著成效。要求领导干部带头在公共场所禁止吸烟的《通知》，更是多年控烟运动努力推动高层政治承诺的结果。

由于对二手烟危害的认识不足，20 世纪 90 年代通过的无烟法规未能体现 100% 无烟的原则，法规缺乏有效的执法和处罚机制，多以倡导为主要目标。在《公约》及其实施准则的指导下，2006 年后通过的地方无法法规更加接近 100% 无烟的要求。截止到 2017 年末，有北京、上海、天津、深圳、广州、南宁、哈尔滨、长春、鞍山、唐山、青岛、杭州、绍兴、福州、兰州、银川、西宁，以及克拉玛依共计 18 座城市出台了全面无烟的法规。全国大约 10% 的人口受到无烟法规的保护。与 2010 年相比，2015 年在日常生活中接触到二手烟的人数有所减少。[17] 相比于没有无烟立法的城市，有无烟法规的城市在不同场所的二手烟暴露水平要低很多。[1]

北京、上海和深圳等几座城市在立法和执法方面取得的成功经验值得推广至国内其他地区。在法律通过前，促成卫生部门和立法部门的合作非常重要。立法部门提早介入到法规的起草工作中可以使其更理解法规制定的必要性。另外，政府部门间的支持可以为立法和执法铺平道路。需要指出的是，提高公众对于二手烟的危害及立法必要性的认知需要几个月甚至更长时间的持续和广泛的宣传。因此，宣传工作也需要提早开展。

从执法的角度来讲，无论是单部门执法还是多部门联合执法，都需要政府领导的有力支持。如果政府部门间未就无烟法规达成广泛的共识，由卫生部门单独执法可能更具有可行性。在执法资源有限的情况下，可采取循序渐进的方法，优先执法二手烟暴露水平较高、大部分市民经常光顾的场所。目前所有立法的城市都采取了对个人和场所的双处罚制，但处罚程序简繁不一。有些城市要求执法人员先警告，然后才能对违法者处以罚款。这样的操作削弱了法律的威慑力。广州、北京、深圳和上海等地赋予了执法人员一经发现违法即可处罚的权力。另外，各地的执法经验证明，统一的投诉热线要比多个热线分布在各个执法部门效率高。100% 的无烟法规并未增加执法难度，反而更容易执行。有些城市在餐饮等场所允许设立吸烟室，并设定了吸烟室的设定标准。但判定吸烟区或吸烟室是否违规会导致取证困难，反而增加了执法难度。执法的成功离不开媒体对执法活动的积极参与以及对处罚结果的报道。媒体的参与能够提升执法部门的影响力，同时也能提高公众对无烟法规的依从性。

地方无烟立法及其实施的历程既有成功，也存在困难。过去三十年，中国的经济发展取得了巨大进步。但对经济发展的重视导致了公众健康等其他与民生相关领域的发展相对滞后。政府领导对于发展模式和重点的转变仍需要时间去适应。另外，公众对于二手烟危害的认知普遍较低，持续高强度的宣传需要大量经费的支持。政治意愿的缺乏加上有限的宣传和执法资源，使无烟法规的出台和实施在经济欠发达地区存在困难。

---

1 中国疾病预防控制中心，美国疾病预防控制中心，世界卫生组织等，2013-2014 中国部分城市烟草调查，16-17，梁晓峰主编，军事医学科学出版社，北京，2015，4

来自于烟草业的干涉也是无烟立法工作中值得关注的因素。20 世纪 90 年代通过的无烟法规的实施效果普遍较差，并未对改变社会习俗带来根本的影响。但是近年来，北京、上海和深圳等一线城市无烟法规的成功实施对于控烟工作带来了深远的影响。控烟工作与烟草业利益的根本矛盾也会随着无烟立法的不断深化而越发凸显出来。与世界上大多数国家不同的是，中国的烟草业仍被政府垄断，烟草业对于控烟工作的干涉来自于政府内部。这种来自于政府内部的干涉往往比来自于外部的烟草业的"游说"更能影响政府决策。特别需要指出的是，作为履约协调领导小组的成员，烟草专卖局在《公约》的实施中扮演着重要角色，这意味着烟草业可以合法地干预烟草控制法规的制定。烟草业干扰控烟工作的问题必须解决，否则中国的控烟工作很难取得突破性进展。

## 参考文献

[1] Services U. S. Department of Health and Human. The Health Consequences of Involuntary Exposure to Tobacco Smoke: A Report of the Surgeon General—Executive Summary. [M]. Atlanta (GA): U. S. Department of Health and Human Services, Centers for Disease Control and Prevention, Coordinating Center for Health Promotion, National Center for Chronic Disease Prevention and Health Promotion, Office on Smoking and Health, 2006.

[2] Yang G. H. , Li Q. , Wang C. X. , et al. Findings from 2010 Global Adult Tobacco Survey: implementation of MPOWER policy in China [J]. Biomedical and environmental sciences : BES, 2010, 23(6): 422–429.

[3] Hirayama T. Non-smoking wives of heavy smokers have a higher risk of lung cancer: a study from Japan [J]. British medical journal (Clinical research ed), 1981, 282(6259): 183–185.

[4] Organization World Health. WHO Framework Convention on Tobacco Control. 2003.

[5] 世界卫生组织 . WHO 烟草控制框架公约第 5. 3 条、第 8 条、第 11 条、第 13 条实施准则 . 2013.

[6] 中华人民共和国国务院 . 公共场所卫生管理条例，国发〔1987〕24 号 [M]. 1987.

[7] 中华人民共和国卫生部 . 公共场所卫生管理条例实施细则，1991 年 3 月 11 日卫生部令第 11 号发布 [M]. 1991.

[8] 中华人民共和国卫生部 . 公共场所卫生管理条例实施细则，卫生部令第 80 号 [M]. 2011.

[9] 全国人大 . 中华人民共和国烟草专卖法，1991 年 6 月 29 日中华人民共和国主席令第四十六号公布 [M]. 1991.

[10] 全国人大 . 中华人民共和国未成年人保护法 [M]. 1991.

[11] 全国爱卫会 , 卫生部 , 铁道部 , 等 . 发布《关于在公共交通工具及其等候室禁止吸烟的规定》的通知 . 1997.

[12] 卫生部履行《烟草控制框架公约》领导小组办公室 . 2007 年中国控制吸烟报告——创建无烟环境 , 享受健康生活 [J]. 中国健康教育 , 2008, 24(12): 934-939.

[13] Muggli M. E. , Lee K. , Gan Q. , et al. "Efforts to Reprioritise the Agenda" in China: British American Tobacco's Efforts to Influence Public Policy on Secondhand Smoke in China [J]. PLoS medicine, 2008, 5(12): 1729-1769.

[14] G Yang. The Establishment of Intervention Model and Process Evaluation of Forgarty Project. 2010.

[15] 控烟与中国未来 [M]. 北京 : 经济日报出版社 , 2011.

[16] 卫生部 , 国家中医药管理局 , 后勤部卫生部 , 等 . 关于 2011 年起全国医疗卫生系统全面禁烟的决定 , 卫妇社发〔2009〕48 号 . 2009.

[17] 南奕 , 熙子 , 杨焱 , 等 . 2015 中国成人烟草调查 :15 岁及以上成年人群二手烟暴露及其对公共场所禁烟政策支持现状 [J]. 中华流行病学杂志 , 2016, 37(6): 810-815.

[18] 教育部办公厅 , 卫生部办公厅 . 关于进一步加强学校控烟工作的意见 , 教体艺厅 [2010]5 号 . 2010.

[19] 中国疾病预防控制中心 . 2014 年中国青少年烟草调查报告 [M]. 2014.

[20] 新华网 . 中共中央办公厅、国务院办公厅印发《关于领导干部带头在公共场所禁烟有关事项的通知》[N]. 2013.

[21] 中国疾病预防控制中心控烟办公室 . 无烟政府机关创建经验交流会在秦皇岛成功举办 . 2016.

[22] 广州市人大常委会 . 广州市控制吸烟条例 [M]. 2010.

[23] 凤凰财经 . 广州率先立法禁止办公室吸烟违规受罚 50 元 . 2010. http://finance. ifeng. com/city/gz/20100429/2126955. shtml (accessed 13 Apr 2018).

[24] 李亚红 . 单人办公室是否该禁烟引争论 [N]. 新华网 , 2014.

[25] 王海燕 . 上海控烟条例修改一审 : 个人办公室禁烟 , 怎么执法 [N]. 解放日报 , 2016.

[26] 陈翔 . 广州控烟条例修正案 : 禁烟场所吸烟直接罚 50 元 [N]. 搜狐健康 , 2012.

[27] 杨杰 . 中国城市控烟执法工作调研报告 [M]. 北京 : 中国民主法制出版社 , 2015.

[28] News Bloomberg. Michael Bloomberg is joining Microsoft co-founder Bill Gates in an effort to curb smoking in developing countries. 2008.

[29] 杨功焕 . 迈向无烟中国 : 基线调查报告 [M]. 北京 : 中国协和医科大学出版社 , 2008.

[30] Institute National Cancer. State and Local Legislative Action To Reduce Tobacco Use. Smoking and Tobacco Control Monograph No. 11 [M]. Bethesda, MD: U. S. Department of Health and Human Services, National Institutes of Health, National Cancer Institute, 2000.

[31] 孙静 . 中国控烟法律专家工作组宣告成立 [N]. 法制晚报 , 2010.

[32] 新浪新闻中心 . 无烟环境促进项目启动会 15 日在京举行 . 2010. http://news. sina. com. cn/z/ wyhjitem/ (accessed 13 Apr 2018).

[33] K Jin. "Beijing Tobacco Control" Applauded by WHO. 2015

[34] J Han. Seven Cities in China Discussing "Smoke-free Policy" Plan. 2010.

[35] J Shan. Smokefree Cities-Gates China Tobacco Control Project Launched [N]. China Daily, 2011.

[36] Xiao L. , Jiang Y. , Liu X. , et al. Smoking reduced in urban restaurants: the effect of Beijing Smoking Control Regulation [J]. Tobacco control, 2017, 26(e1):

[37] 熊静帆 , 谢尉 , 杨应周 , 等 .《深圳经济特区控制吸烟条例》执行情况调查 [J]. 中国健康教育 , 2016, 32(5): 400-403.

[38] 孙慧 . 北京控烟条例实施一周年公共场所吸烟人数明显下降 [N]. 新华网 , 2016.

[39] Z Lin. Shenzhen 2015 Tobacco Control Law Evaluation [N]. Shenzhen Evening News, 2016.

[40] 詹初航 . 控烟执法 , 北京在行动——访北京市卫生监督所副所长王本进 [J]. 中国卫生监督杂志 , 2015, 22(6): 506-508.

[41] 方芳 . 金叶园违反控烟条例被罚款 [N]. 北京日报 , 2015.

[42] 陈实 , 梅雪卿 , 高贵彬 , 等 . 羊城首批控烟员 36 人 : 看到烟头就想去灭月薪不足 3 千 [N]. 南方都市报 , 2015.

[43] X Wang. Shanghai Passed New Tobacco Control Law, Smoking will be Banned in Public Places [N]. China Daily 2016.

# 第九章

# 支持吸烟者戒烟

杨功焕

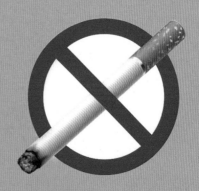

**摘要**

　　本章讨论中国如何履行世界卫生组织《烟草控制框架公约》14 条，帮助吸烟者戒烟。2015 年，中国现在吸烟者达到 3.15 亿，戒烟率仅为 18%，但是采取戒烟行动（戒烟者和复吸者）的比例达到了 50% 以上。这表明中国人的戒烟需求巨大且逐步上升。中国政府支持普及和建立了戒烟诊所和戒烟热线，引入了简单戒烟干预技术，更新了临床戒烟指南，并发展了戒烟热线指南，虽然这些措施还有待于进一步完善。但在戒烟需求巨大的中国而很少人造访戒烟门诊，这个现象值得重视。进一步分析表明，造成这种现象的主要原因是：中国政府还未把烟草成瘾的诊断、治疗和咨询服务融入到医疗卫生服务体系，特别是基本医疗卫生服务机构中。同时戒烟服务和治疗成本完全没有被医疗保险计划覆盖，或通过公共基金或补偿计划来支持。中国政府应参照世界卫生组织的建议，调整现有的戒烟策略，采取更有效的措施，促进吸烟者戒烟，治疗烟草成瘾者。

**关键词：**戒烟、复吸、烟草成瘾、戒烟服务、中国

## 一、引言

　　烟草依赖是指使用烟草制品后产生的，在行为、认知和生理方面表现出来的一组现象，通常包括对使用烟草有强烈欲望，难以控制，或使用量不断增加，身体耐受性不断增强；如不使用就会出现各种不适等状况。1988 年美国卫生总监报告的报告就明确指出尼古丁是烟草中导致成瘾的主要药理成分。"卷烟以及其他形式的烟草都具有成瘾性"，"尼古丁是使烟草具有成瘾性的罪魁祸首"，"吸烟成瘾的药理学以及行为学过程与毒品如海洛因和可卡因的成瘾过程很类似"。[1]尼古丁依赖和尼古丁成瘾在科学上的含义是一致的，都是指尼古丁超常规地控制了成瘾者的行为，因此戒烟并不是一个容易的过程。

　　大量研究报告了戒烟可以降低死亡风险和患病风险；随着戒烟时间的增加，死亡和患病风险降低得越多，一般来说戒烟者比不戒烟者活得更久。卷烟成分中有 60 多种致癌物质，吸烟导致肺癌的致病机制基本探明，简单来说，卷烟中的致癌物质，如苯比α芘和烟草特有亚硝胺，导致各种器官组织的 DNA 损伤，启动致癌的病理过程。[2]戒烟减少了吸入这些物质，减少肺癌或其他部位肿瘤的发生风险。一般来说，戒烟 10 年，戒烟者罹患肺癌的危险会降至吸烟者的二分之

一，发生口腔、喉、食管、膀胱、宫颈和胰腺癌的风险也会降低。

吸烟增加心血管疾病，包括冠心病、高心病、脑卒中和外周血管疾病的患病风险。引起这些疾病的烟草烟雾主要成分是氧化物、尼古丁、一氧化碳，及颗粒物。这些物质会强化脂质过氧化作用，出现慢性炎症状态，加速微血管改变、内皮细胞功能障碍、低密度脂蛋白的氧化作用，以及血小板激活等系列机制，引发心肌梗死、中风、卒死、肾病和大血管及微血管综合征等。更重要的是接触烟草烟雾与心脏病患病风险间无线性剂量反应关系。这个意思是说，当少量吸烟、偶尔吸烟或暴露于二手烟，心血管病的风险也会明显增加。反之，戒烟对心血管疾病的影响也是"立竿见影"的，"戒烟 20 分钟之内，吸烟者的心率和血压就会下降"；"戒烟 12 小时，血液中的一氧化碳浓度降至正常值"；"戒烟 2~12 周，戒烟者的循环系统功能会有所改善，肺功能也会提高"。随着戒烟时间的延长，原来吸烟带来的心血管病风险就会逐步降低："戒烟 1 年，戒烟者患冠心病的风险降为吸烟者患冠心病风险的二分之一"；"戒烟 5~15 年后，戒烟者发生中风的危险和不吸烟者类似"；"戒烟 15 年，戒烟者发生冠心病的危险和非吸烟者类似"。即使吸烟者已经出现了与吸烟有关的健康问题，仍可从戒烟中获益。例如，已有心脏病发作史的吸烟者立即戒烟，可使再次发作的概率降低 50%。[3]

当烟草燃烧产物通过吸烟进入吸烟者的肺部，氧化应激反应会启动，保护肺部不受伤害；但是源源不断的烟草燃烧产物进入肺部，使防御机制过度反应，导致氧化损伤；蛋白酶和抗蛋白酶不均衡，引发肺部气道和气泡的损害和结构性的改变。"戒烟 1~9 个月，咳嗽和气短情况有所减少"。戒烟的其他健康效应，如怀孕前或 4 个月内戒烟，发生低出生体重孩子的概率要低一些。[4] 由于研究人群的吸烟史和其他差异，不同文献报告的戒烟后疾病风险减少的幅度有所不同，但戒烟对于任何年龄的吸烟者，无论没有或已经患有与烟草相关的疾病，均能带来长期或短期的明显的健康效益。如果吸烟者在 30、40、50 或 60 岁戒烟，仍可使预期寿命分别增加约 10 年、9 年、6 年或 3 年。[3]

所以"帮助吸烟者戒烟"是降低烟草使用率，预防慢性病发病和死亡的重要策略。

1980 年以前，戒烟的治疗原则主要依据行为矫正的心理学模型，治疗措施是以心理疏导为基础。[5] 认识到烟草使用是一种成瘾性行为后，从成瘾的角度来讨论对烟草使用者的治疗，也解释了人们为什么尽管了解吸烟的危害，依然会吸烟的矛盾现象。

戒断症状是由于缺失或降低某些成瘾性物质产生的生理反应而显示的一组症状和体征。尼古丁的戒断症状是有其生理基础的，最直接的变化来至于中枢神经系统的神经元的变化。当吸烟者血液中尼古丁浓度降低时，就会出现一系列症状。[6] 尼古丁戒断症状表现为渴望、易怒、挫败感或者愤怒、焦虑、难以集中精力、心率减慢、睡眠紊乱、食欲增加或者体重增加等症状，[7] 这些症状有时十分严重。但当吸入一支烟后，很快就会缓解。青少年中的戒断症状同成人类似。

烟草成瘾具有药物成瘾的全部特征，即反复使用某种物质且很难于戒断，世界卫生组织已经将烟草成瘾作为一种慢性疾病，列入国际疾病分类。戒烟是一项复杂的具有整体效应的系统工程。与烟草依赖和戒烟有关的降低烟草需求的措施是世界卫生组织《烟草控制框架》（以下简称《公约》）中的重要条款，"帮助吸烟者戒烟"也是世界卫生组织提出的 MPOWER 六项有效的控烟策略中的重要组成部分。本章讨论中国如何履行《公约》14 条，帮助吸烟者戒烟，有什么成效，未来如何改进。

## 二、中国人的戒烟需求巨大且逐步上升

中国男性的吸烟率属于世界上最高的几个国家之一。2010 年和 2015 年 15 岁以上男性吸烟率分别为 52.9%（50.6%～55.2%）和 52.1%（49.4.6%～54.8%），基本没有变化。总吸烟人数超过 3.5 亿，现在吸烟者 2015 年达到 3.15 亿。虽然中国女性吸烟率很低，但吸烟人数也接近 1500 万。[8]

过去 20 年，吸烟者的戒烟意愿不断上升。1996 年，三分之二的吸烟者不打算戒烟，而到 2010 年，这个比例已下降至 20% 左右；戒烟意愿是开始戒烟的先导。有戒烟意愿的人从 1996 年的 15% 上升至 2010 年的 35% 左右，男性略高于女性；2010 年有戒烟意愿的人，其中 40% 都会在未来的 12 个月内开始戒烟，14% 会在未来 1 个月开始戒烟。[9]

虽然和其他国家相比，中国吸烟者的戒烟率很低，但依然呈缓慢上升趋势，从 1984 年的 4.1%，到 1996 年的 9.4%，2002 年的 11.5%，2010 年的 16.9%，2015 年达到 17.6%。

过去 15 年，吸烟人群中复吸的比例增加了 20% 以上，从 1996 年的 10% 增加到 2010 年的 32%。这正是中国人戒烟成功率低的原因。无论是戒烟者还是复

吸者，都被视为采取了戒烟行动的人。1996 年采取戒烟行动的吸烟者的比例只有 20% 左右，但到 2010 年，这个比例达到了 50% 以上。图 9-1 显示，过去 15 年，对于调动不同性别的吸烟者的戒烟意愿和促进采取戒烟行动来说，取得了不小的进展，但是戒烟比例依然很低，依然在 20% 左右，复吸的比例很大。这就意味着，目前戒烟者十分需要得到更多的戒烟帮助。一项在 6 城市进行的戒烟需求调查显示，15.67% 的居民曾主动向医护人员寻求戒烟服务。[10] 综上所述，中国吸烟人数巨大，戒烟意愿和有戒烟行动的比率增加，但是复吸比例大，戒烟成功率低，这些都预示存在提供戒烟服务的巨大空间。

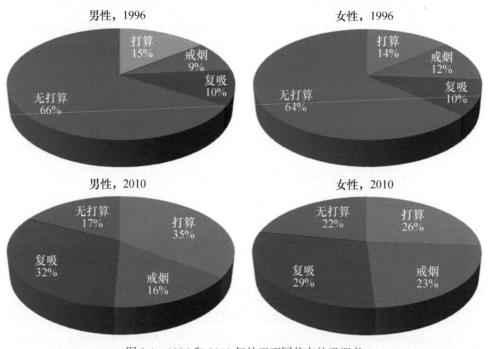

图 9-1    1996 和 2010 年处于不同状态的吸烟者

## 三、中国戒烟策略的执行

尼古丁成瘾者是烟草制品的受害者。在中国，如上文所述，已经有超过一半的人有戒烟意愿或戒烟行动。与其他成瘾性物质依赖的人一样，烟草使用者要仅依靠自己的毅力戒烟是十分困难的。因此，提供戒烟帮助，支持吸烟者战胜烟草依赖是很重要的。世界卫生组织指出，各国的医疗卫生系统在治疗烟草依赖问题上担负着主要责任。帮助吸烟者戒烟的基本措施包括：①戒烟服务融入初级卫生保健服务；②便捷且免费的戒烟热线；③提供低廉的药物治疗。[11]

2016年中国政府提交的《公约》履约进展报告中说，中国政府支持普及和建立了戒烟诊所和戒烟热线，引入了简单戒烟干预技术，更新了临床戒烟指南，并发展了戒烟热线指南。[12]这里描述这些措施的实际执行情况。

## 1. 很少人造访戒烟门诊

控制吸烟是所有卫生专业人员的优先重点，由医务工作者向吸烟者提出建议戒烟可以大大提高戒烟率。[13]1956年瑞典建立了第一家戒烟诊所，戒烟诊所由三名兼职专业人员（医生，护士，心理学家）构成，使用简单有效的循证方法，借助相对便宜的技术工具，治疗烟草使用和尼古丁依赖；进一步开展强化治疗，能增加戒烟的成功率，还能治疗"困难"的患者。由于戒烟门诊是一个"低资源低预算"的机构，任何地区的任何级别的医疗机构都可以建立这样一个戒烟诊所。[14]然而设在高级别医院的戒烟诊所，却有可能随着医院级别的上升，其运营成本增加。

中国第一家戒烟门诊于1996年在北京朝阳医院（一家北京市的三级甲等市立医院）建立，继后在北京22家医院均建立了戒烟门诊；2000年后，在上海、天津等地也建立了戒烟门诊。[15]但由于无人就诊，多数戒烟诊所已经关门停业。北京当初开设的22家戒烟门诊只剩3家，天津最后一家戒烟门诊也于2004年3月停诊。随着《公约》在中国生效，中国政府加强了烟草控制工作，增加了投入。许多城市在政府的支持下相继开设了戒烟门诊，没有开设戒烟门诊的城市也在积极筹备中。但是到戒烟门诊就诊的病人很少。如媒体报道，大约每所医院的戒烟门诊每周只有1~2个患者。根据2014年的一项调查显示，当年全国正常运行的戒烟门诊有94家，51%的戒烟门诊设置在三级医院的呼吸内科，平均配备出诊医生或护士3.24人，近一个月平均每周接诊量为6.92人。[16]2014年起，中央补助地方项目支持在医院建设戒烟门诊，截止到2016年12月，共支持256家医院开展戒烟门诊创建工作，完成了近15 000例戒烟者干预。这项活动大大推动了我国戒烟门诊的步伐，特别是在规范诊疗程序，戒烟门诊能力建设方面进展最为突出。[17]根据国家卫计委发布2016卫生计生统计公报，2016年，全国有医院29 140个，基层医疗卫生机构926 518个。[18]如此看来，基层医疗卫生机构未设戒烟门诊，仅有0.3%的医疗机构设置有戒烟门诊。中国的戒烟门诊的覆盖比例实际很低。

戒烟门诊的效果如何？一项针对北京 10 所大医院就诊的吸烟者询问调查发现，在戒烟门诊就诊的吸烟者，一个月的戒烟成功率在 50% 以上；[16] 调查对象对戒烟门诊知晓率为 48%；如果要戒烟，会选择去戒烟门诊的比例为 21.9%；不选择的主要原因是，认为吸烟不是"疾病"。256 家戒烟门诊的病人平均每周依然只有 1~2 名。[19-21] 中国疾控中心控烟办的评估显示：这些戒烟门诊年均戒烟人数不足 100 例，全国去戒烟门诊的病人只有 6 000~8 000 例。[22] 即使只有 1% 的吸烟者去戒烟门诊寻求帮助，也会达到 300 万人，但实际去戒烟门诊寻求戒烟帮助的人几乎微乎其微。

中国的戒烟服务需求量很大，而只有 0.3% 的医疗机构设有戒烟门诊，按理说应该供需不足。但与此矛盾的是，到戒烟门诊寻求戒烟帮助的比例却如此低。这意味着戒烟者对这种服务不认可。

## 2. 有待进一步完善的戒烟热线

另一关键措施是开设戒烟热线，并向全国人民免费开放。戒烟热线由一套任何人可以免费接近的电话咨询系统和能够全天候提供服务的合格工作人员组成。戒烟热线的运营成本不高，保密，使用方便，适合各种情况的吸烟者使用。无论有意愿戒烟者住在何处或什么时间打电话，戒烟热线都可以提供帮助。戒烟热线还可以与其他戒烟治疗关联，并回访戒烟者，关注他们的戒烟进展。有的戒烟热线使用了互联网服务，通过网络为人们提供持续不断的免费戒烟支持和各种支持材料。

中国的第一条戒烟热线于 2004 年建立。[23] 国家戒烟热线向中国大陆居民免费提供电话戒烟服务。从 2009 年 12 月 1 日至 2012 年 5 月 31 日，一共收到 8 260 条来电，平均每天有 9 个咨询电话。[24] 对其中 1 049 位来电者，经同意在通话中提供了基本信息。根据 1049 位被调查者提供的信息，90% 都是询问戒烟方法或戒烟药物的。来电最多的是北京，其次为广州。2011 年 5 月后，戒烟热线的电话数量增加，是之前的 2 倍，特别是在五月，世界无烟日前后，来电数量陡增。

2005 年国家卫生和计划生育委员会（原卫生部）正式启动，并于 2012 年正式更新为 12320 健康热线，覆盖卫生系统全行业的工作。其基本服务内容包括咨询、投诉举报、建议、预约诊疗、突发公共卫生事件与重大卫生活动的舆情监测，风险沟通和电话调查，也包括戒烟咨询服务。[25, 26] 目前 12320 已经在 28 个省、直辖市和自治区建立，覆盖人口 10 亿以上。[27]2009～2013 年，12320 卫生热线共计受理公众来电 571.4 万件，其中受理公众咨询 369.3 万件。2013 年全年受理量约 226.5 万人次，每天受理量为 6 205 件，比 2012 年同期增长了 75.13%。12320 确实是作为戒烟热线的很好的载体。但是目前官方只报告 12320 被动接听询问戒烟电话外，并未告知更多的信息，例如 12320 的工作时间，有多少与戒烟有关的电话，这些接线员是否是接受过戒烟咨询服务培训，是否能合格地提供戒烟咨询服务。北京 12320 会对有戒烟意愿者，通过电话随访，提供系统咨询，督促戒烟。[28] 但是各省（自治区、直辖市）12320 咨询员的戒烟干预技能水平存在差异，尚缺乏系统、专业的技能培训，并需要增加新的网络戒烟顾问。中国的戒烟热线工作只是刚刚开始。

### 3. 戒烟药物买不到和买不起

尼古丁是烟草的主要致瘾成分，是使用尼古丁替代疗法帮助戒烟的基础。在 20 世纪 70 年代，尼古丁替代疗法首先开始在瑞典使用。此后发展了一系列不同给药方式的尼古丁替代制剂，包括尼古丁贴片、口香糖、鼻雾剂和舌下含片等。另外，新发展的戒烟药，安非他酮和伐尼克兰的治疗效果已经优于尼古丁替代制剂。[29] 尼古丁替代治疗一般都作为非处方药使用，而其他药物治疗则常需要由医生开具处方。

目前在中国已批准使用的戒烟药物有尼古丁贴片、尼古丁咀嚼胶，为非处方药；盐酸安非他酮缓释片和伐尼克兰为处方药。但是在中国，这些戒烟药物只能在北京、上海和广州少数大城市买到。在过去 12 个月曾尝试过戒烟的吸烟者，以及戒烟少于 12 个月的曾吸烟者中，使用药物戒烟的比例仅为 3.3%。[30] 年轻人和教育程度高的使用戒烟药物的比例相对高，为 4%～5%。

### 4. 卫生专业人员对戒烟的专业指导不充足

所有医护人员应该主动提供戒烟建议，这是医生的基本责任。医生的劝诫对促进吸烟者的戒烟意愿也有显著的影响，有利于促进长期戒烟和戒烟成功的比例，提高戒烟率。[31] 医生只是在诊疗活动中给出戒烟建议，不会增加额外的成本。

《2010 全球成人烟草调查——中国报告》[30] 发现，过去 12 个月就诊的吸烟者中，40.8% 的吸烟者报告医生询问他们的吸烟状况，33.9% 的吸烟者回答医生劝诫他们戒烟，女性中更低，仅为 23.1%。在 45 岁以下的吸烟者更少得到医生的劝诫。25～44 岁和 15～24 岁的吸烟者，就诊时得到医生劝诫吸烟的比例分别为 26.6% 和 17.7%。2015 年，这个比例有很大提高，平均增长 20%，已达到58.2%。特别对年轻的吸烟者更加明显，25～44 岁和 15～24 岁的吸烟者，医生劝其戒烟的比例分别提高到 51.3% 和 46.1%。但是依然还有很大改进空间。

更详细的信息从一项专项调查中获得。2008 年对中国在全国 31 个省（自治区、直辖市）和新疆生产建设兵团的 96 个项目点的 39 148 名一线医生戒烟服务能力的调查显示，45.2% 的医生表示在接诊病人时经常或总是询问病人的吸烟情况，其中 59.1% 的医务人员知道病人吸烟时会经常建议病人戒烟，但只有 2.4%的医生给病人使用过戒烟药物。[32] 县级医院医生询问病人吸烟和劝诫病人戒烟的比例最低，社区卫生中心全科医生的情况要好一些。医生是否主动提供戒烟建议与医生所在城市、工作医院级别、所在科室、性别、学历、吸烟状况以及烟草危害相关知识的知晓程度有关。这些调查表明，中国医生对烟草危害的重视程度不够，控烟意识不强，戒烟服务能力不足。

## 5. 医务人员的烟草控制能力薄弱

中国医生和控烟观念和能力均很薄弱，中国男性医务人员的吸烟率依然高达43%，过去几年一直没有变化。[33] 医学专业训练只涉及治疗烟草依赖方面的最基本的知识，许多卫生专业人员并没有将控烟视为工作的一部分。

近年来，一些有关烟草成瘾治疗的培训已经融入到医学院专业人员的学位或非学位课程中。同时，开展了一些有关烟草成瘾的诊断和治疗的培训项目以提高卫生专业人员提供戒烟帮助的能力。[34]

国家医学考试中心是国家卫生部直属卫生行业各类全国性考试的技术服务专门机构，负责卫生行业各类专业人员执业资格考试、组织考试用书编写，国家医学考试试题库建设等工作。国家医学考试中心组织专家编辑了《执业医师与控烟》，[35] 并指定该书为职业医师考试参考书。这个举措对提高医师的控烟知识有很大的帮助。

对中国卫生工作人员提供戒烟帮助能力的评估研究发现，卫生人员提供戒烟帮助的能力还明显不足。在研究覆盖的 96 个项目地区，非常低比例的卫生专业人员接受过帮助病人戒烟的培训，接受帮助病人制定戒烟计划、处理戒断症状以及戒烟药物使用方法培训的医生分别为 10.3%，6.6% 和 4.2%。所有的医生中，68.6% 听说过戒烟药物，给病人使用过戒烟药物的医生仅有 2.4%。对病人使用过戒烟药物的 2.4% 医生中，1% 使用过尼古丁替代品，有 0.6% 使用过盐酸安非他酮或尼古丁拮抗剂。还有 1.2% 使用过中草药或中医针灸对病人进行过戒烟治疗，虽然中医疗法并没有充足的证据。[32]

### 6. 执行临床戒烟指南缺乏政策支持

世界卫生组织烟草或健康合作中心、中国疾病预防控制中心控烟办公室、中国控制吸烟协会医院控烟专业委员会于 2007 年共同编写了《2007 年版中国临床戒烟指南（试行本）》，旨在指导卫生计生工作者科学、有效地帮助吸烟者戒烟；在此基础上，参考近年来国际临床戒烟领域最新的证据和已取得的临床试验结果，结合我国戒烟干预工作的特点，更新发布了《中国临床戒烟指南（2015）》。

2015 年临床戒烟干预指南明确指出烟草成瘾是一种慢性疾病，ICD-10 编码为 f17.2。指南描述了烟草依赖的诊断标准、评价烟草成瘾严重程度的方法和量表（法氏烟草依赖评估量表），治疗烟草成瘾的方法、过程和药物。药物包括非处方药：尼古丁贴片、尼古丁咀嚼胶和处方药：盐酸安非他酮缓释片和伐尼克兰。2015 指南提出了对戒烟干预的行政支持和管理措施的要求，包括在医院实行无烟政策、控烟与临床戒烟培训和配备专业戒烟干预人员，以及戒烟门诊的标准等要求。

由于中国的医疗保障体系和卫生管理部门对烟草成瘾的治疗并没有达成一致的意见，戒烟帮助是否纳入基本医疗卫生服务，是否应该至少向病人提供一种简要戒烟指导（5A 或 5R），以及是否作为一种疾病的治疗应纳入医疗保险报销的范畴。没有这些政策的支持，中国的戒烟指南很难保证吸烟者在每一个医疗服务点得到规范一致的戒烟服务。

## 四、戒烟需求巨大，但无人造访戒烟门诊的原因分析

客观上中国人群的戒烟服务需求是很大的，至少有上亿的吸烟者想戒烟，或者戒烟后复吸，均迫切需要帮助，但是戒烟门诊却少有人问津。这个矛盾的现象如何解释？第一个可能的原因是患者自身的原因。吸烟者不认为吸烟上瘾是一种疾病，未打算寻求卫生服务系统帮助。第二个原因是服务提供方的问题，提供的戒烟服务与戒烟者的需求不匹配，换句话说，由于经济、距离等因素，使想戒烟的吸烟者无法享受这种戒烟服务。

以北京为例，北京有吸烟者 399 万，19.8% 吸烟者主动向医护人员寻求戒烟服务。[36] 按此调查结果，理论上应有 80 多万吸烟者寻求戒烟帮之。但是仅有 7722 人到医院寻求戒烟帮助，不足 1%。[10] 显然，这种戒烟门诊服务不能适应患者的需求，其原因有以下几点。

### 1. 戒烟服务未融入基本医疗卫生服务

2014 年，卫生计生委发布无烟医院标准，要求各级无烟医疗卫生机构要设立戒烟医生和热线，并提供关于戒烟和戒烟服务的简短建议。[37] 但是按照国务院批准的《全国医疗卫生服务体系规划纲要（2015—2020）》规定，基层医疗卫生机构的主要职责是提供预防、保健、健康教育、计划生育等基本公共卫生服务和常见病、多发病的诊疗服务以及部分疾病的康复、护理服务，及转诊服务。着力做好高血压、糖尿病、肿瘤等慢性病的联防联控工作，并未提及戒烟服务。[38] 目前的戒烟服务的要求还停留在卫计委宣传司对无烟医院建设的部门规定中，并未改变全国基本医疗卫生服务的规定。

### 2. 戒烟服务未纳入医疗保险计划

大量的研究揭示了对烟草依赖治疗会降低该患者的总的医疗费用。[39-41] 戒烟治疗的范围从简单的临床咨询到专家专程戒烟指导，相对其他常见疾病的预防干预和治疗，不仅临床有效，也非常符合成本效益。优于高血压和高胆固醇血症的治疗和预防筛查干预，周期性乳房 X 光照相筛查的成本效益。[42-46] 78% 的《公约》缔约国在初级卫生保健系统中通过公共基金或补助经费覆盖了戒烟服务中的诊断和治疗费用。[47]

在中国，烟草成瘾治疗，包括服务费用和药物，均不属于医疗保险覆盖的范围。在一些省级有关医疗报销范围的文件中，明确规定戒烟治疗，与美容和牙科治疗一样，为非疾病治疗，戒烟服务和戒烟药物均不得报销。2012 年 4 月，当时的卫生部部长陈竺曾公开表示，"将通过深化医改为控烟助力，逐步把戒烟咨询和药物纳入基本医保，基本药物目录也将添加相关药品。"[48] 这引发了公众的激烈讨论。反对方认为，人均戒烟药物费用为 3 000 元，3 亿多吸烟者使用医疗保险费用戒烟，会挤占原本不富裕的医疗保险费。虽然人大和政协代表多次建议将戒烟服务纳入社会医疗保险报销范围，并提议研究制定增加吸烟者参保费用的政策，引导吸烟者戒烟。[49] 但卫计委依然认为目前我国基本医疗保险筹资水平比较低，基金承受能力十分有限，不能支付戒烟服务相关费用。[50]

吸烟相关疾病，癌症、卒中、冠心病以及 COPD 等在我国大都已经纳入医保体系付费范畴，我国每年在治疗与烟草有关的疾病上耗费大量的医保资金。根据大量的科学研究和其他国家的经验表明，把戒烟纳入医疗保险范围是符合成本效益的，并能降低总的医疗成本。但是中国很少有关于戒烟的经济效益的研究，以及中国医保体系的复杂性，戒烟服务纳入医疗保险体系还有很长的路要走。

## 五、总结和建议

戒烟是一个复杂的过程，不是一蹴而就的事情。对于个人来说，这是一个从开始有戒烟意愿起，直到最后完全戒除烟瘾的多次反复的过程。要促进一个群体的吸烟率下降，戒烟率上升，需要通过全面综合的戒烟干预措施。前面已经回顾了中国人群的戒烟情况，在 3.6 亿吸烟者中，戒烟者的比例不足 20%，远远落后于很多国家。

对中国戒烟干预措施的分析，显示虽然国家投入经费建立了戒烟门诊和戒烟热线，但戒烟服务并未融入初级卫生保健和常规医疗服务，中国的戒烟诊所主要设在三甲医院；医务人员很少得到戒烟相关培训，到 2015 年还有 40% 以上到医院就诊的吸烟者未得到医生询问是否吸烟，和一句简单的戒烟劝诫；而在大医院的戒烟门诊却几乎无人光顾。所有的戒烟服务，包括简单的 5A 和 5R 的戒烟干预，以及简单的戒烟药物均不被医疗保险系统覆盖，再加上其他控烟措施，包括全面禁止在室内公共场所和工作场所禁止吸烟，烟草制品加税加价，全面禁止烟草广告、促销和赞助，烟草危害的健康警示的执行不到位。在这样的情况下，戒烟干预是不可能取得好效果的，也能解释为什么有那么多有戒烟意愿的人，但很少人去戒烟门诊，也很少人使用戒烟药物；也能解释中国吸烟者的戒烟后复吸的比例如此之高，真正戒烟成功的比例很少。中国目前的做法，从决策思路上，很多关键点和世界卫生组织的建议相违背的。

根据《公约》第 14 条的要求，"每一缔约方应考虑到国家现状和重点，制定和传播以科学证据和最佳实践为基础的适宜、综合和配套的指南，并应采取有效措施以促进戒烟和对烟草依赖的适当治疗"，对中国的戒烟战略规划提出以下建议。

第一，要针对 3 亿多吸烟者提供戒烟帮助，只有让整个卫生系统动员起来，让所有医务人员具备戒烟知识，关心烟草成瘾问题。

■ 将烟草依赖和戒烟问题纳入医学、牙科、护理、药剂学及其他相关本科和研究生的核心课程和持续专业培训，以及执照和认证考试中。国家医学考试中心提供了很好的榜样。

■ 由主管当局制定国家培训标准，发展标准培训教材。

■ 规定并训练卫生保健工作者遵循简单易行方针，提供简明扼要的戒烟建议。2014，卫生计生委已经要求各级医疗及健康机构提供有关戒烟及戒烟服务的简短建议，但是2015年调查显示还有待于强化执行。

■ 酌情对卫生保健部门以外的工作者和服务提供者进行戒烟和烟草依赖治疗方面的技能培训。

■ 促进卫生保健服务人员中的吸烟者戒烟，并提供戒烟支持。促进卫生保健服务人员中的吸烟者戒烟，并提供戒烟支持。

第二，临床戒烟服务应该纳入基本医疗服务和公共卫生服务。需要重点强调：

■ 卫生计生委和各级政府规定把戒烟服务纳入基本医疗卫生服务，发展工作内容，考核标准等具体规定。

■ 有条件的社区卫生服务中心，建立戒烟诊所，提供简明的5A或5R的戒烟干预项目，根据需要提供戒烟药物治疗。把建立戒烟门诊的费用投到社区卫生服务中心。

■ 规范和扩大已经建立的免费戒烟热线电话。提高咨询人员能力。

■ 国际经验已经证明戒烟服务可以降低总的医疗成本，但还缺少中国的研究，中国需要进一步积累新证据。

第三，将有效的戒烟治疗（药物治疗和咨询）要纳入医疗保险计划覆盖的服务内容。

■ 制定详细的补偿标准，对戒烟服务（例如首次戒烟服务）提供相应的补偿，同时对于吸烟者酌情提高参保费用；

■ 拨付一定比例的烟草税收用于支持戒烟服务。

要实现该目标，尤其是第一点，卫生计生委和教育部需要联合各类医学行业团体，如中华医学会，医师协会、医院院长学会等，以及医学院校的领导，修订相关政策，共同推动该项工作。更重要的是，医疗服务管理者、保险机构和服务购买者能够促进对烟草使用／尼古丁依赖的治疗。管理者们可以帮助进行体制性的改革，促进戒烟干预措施得到系统的、统一的实施。保险机构应当把有效的治疗措施纳入保障范围内，医疗服务的购买者则应当将烟草使用评估、咨询和治疗当作一种合约义务来对待。从另外一个方面，治疗烟草依赖的措施是整个控烟工作的一部分，必须协同其他烟草控制措施一起落实。

## 参考文献

[1] Services Us Department of Health and Human. The Health Consequences of Smoking-Nicotine Addiction [M]. Washington, DC: US Government Printing Office, 1988.

[2] Centers for Disease Control, Prevention, National Center for Chronic Disease Prevention, et al. Publications and Reports of the Surgeon General [M]. How Tobacco Smoke Causes Disease: The Biology and Behavioral Basis for Smoking-Attributable Disease: A Report of the Surgeon General. Atlanta(GA)；Centers for Disease Control and Prevention(US). 2010.

[3] Who. 戒烟的健康益处 . http: //www.who.int/tobacco/quitting/benefits/zh/(accessed 25 Mar 2017).

[4] Services Us Department of Health and Human. The health benefits of smoking cessation. A Report of the Surgeon General [M]. Washington, DC: US Government Printing Office, 1990.

[5] London Royal College of Physicians Of, Group Royal College of Physicians of London. Tobacco Advisory. Nicotine Addiction in Britain: A Report of the Tobacco Advisory Group of the Royal College of Physicians [M]. London: Royal College of Physicians of London, 2000.

[6] Sachs David P. L. Tobacco dependence: patho-physiology and treatment [M]//HODGKIN J E, CELL B R, CONNORS G L. Pulmonary Rehabilitation: Guidelines to Success. Lippincott Williams & Wilkins. 2000.

[7] Rojas N. L., Killen J. D., Haydel K. F., et al. Nicotine dependence among adolescent smokers [J]. Archives of pediatrics & adolescent medicine, 1998, 152(2): 151-156.

[8] 中国疾病预防控制中心 . 中国成人吸烟调查报告 [M]. 北京：人民卫生出版社 , 2016.

[9] 中国疾病预防控制中心 . 全球成人吸烟调查 (GATS), 中国报告 [M]. 北京：中国三峡出版社 , 2011.

[10] 杨焱 , 姜垣 , 杨小丽 , 等 . 我国六城市社区居民戒烟服务需求现状 [J]. 中国健康教育 , 2004, 20(9): 773-776.

[11] 世界卫生组织 . 2008 年世界卫生组织全球烟草流行报告 , MPOWER 系列政策 [M]. 日内瓦 : 世界卫生组织 , 2008.

[12] Fctc. Implementation Database, China Mainland 2016 report. 2016 http: //apps.who.int/fctc/implementation/database/parties/China(accessed 25 Mar 2017).

[13] Mc Fiore. Treating tobacco use and dependence: a public health service clinical practice

guideline. 2000 http: //www.surgeongeneral.gov/tobacco/mf062700.htm(accessed 16 Dec 2007).

[14] Nardini S. The smoking cessation clinic [J]. Monaldi archives for chest disease = Archivio Monaldi per le malattie del torace, 2000, 55(6): 495-501.

[15] Wu X Yang Y Ad Jiang Y. Development and progress of smoking cessation clinic in China [J]. Health Research, 2009, 38(50-52).

[16] 王立立，申燕，姜垣，等. 中国戒烟门诊现状调查 [J]. 中华流行病学杂志，2015, 36(9): 917-920.

[17] 中华预防医学会. 推进中国控烟立法研究报告 ( 内部报告 )[M]. 2017.

[18] 国家卫生计生委规划与信息司. 2016 年我国卫生和计划生育事业发展统计公报. 2017. http: //news.179e.com/content/54/45253.html(accessed 10 Apr 2018).

[19] 德庆县政府官网. 广州戒烟门诊门遇冷日接诊最多仅 7 人. http: //www.deqing.gd.cn/zxbs/showNews.asp?ID=7820(accessed 25 Mar 2017).

[20] 谢丹，陈懿萍. 半年仅接诊 30 余人，戒烟门诊遇尴尬 [N]. 东南快报，2010.

[21] 陕西戒烟门诊两年仅接诊百余人 [N].

[22] 马晓华. 吸烟成瘾是慢性疾病专家呼吁将戒烟帮助服务纳入医保报销 [N]. 第一财经，2017.

[23] 荆慕瑶. 给戒烟热线加"热" [N]. CCTV 新闻夜话，2004.

[24] Chen Wen Li, Xiao Dan, Henderson Susan, et al. Characteristics of Callers Accessing the Tobacco Cessation Quitline in Mainland China [J]. Biomedical and Environmental Sciences, 2013, 26(8): 697-701.

[25] 卫生部. 卫生部关于启用"12320"全国公共卫生公益电话的通知. 2005. http: //www.nhfpc. gov.cn/zwgkzt/pzhgl1/200806/36749.shtml(accessed 25 Mar 2017).

[26] 卫生部. 卫生部关于进一步加强 12320 公共卫生公益电话建设工作的通知. 2012. http: //www.gov.cn/zwgk/2012-03/14/content_2091665.htm(accessed 25 Mar 2017).

[27] 12320 卫生热线. http: //www.12320.gov.cn/qg12320wz/index.shtml.

[28] 北京市卫生计生热线 (12320) 服务中心. 控烟工作. http: //www.bj12320.org/News/kyindex?id=215(accessed 31 Mar 2018).

[29] Jorenby D. E., Leischow S. J., Nides M. A., et al. A controlled trial of sustained-release bupropion, a nicotine patch, or both for smoking cessation [J]. The New England journal of medicine, 1999, 340(9): 685-691.

[30] 中国 cdc. 全球成人烟草调查——中国报告 [M]. 北京：三峡出版社，2012.

[31] Organization World Health. WHO report on the global tobacco epidemic, 2008. The MPOWER

package [J]. Geneva Switzerland Who, 2008, 34(3): 581-581.

[32] 吴曦, 杨焱, 姜垣等. 我国医生戒烟服务能力现状及其影响因素 [J]. 中国慢性病预防与控制, 2010, 18(4): 346-349.

[33] 中国疾病预防控制中心. 2015 年中国成人烟草调查报告 [M]. 北京：人民卫生出版社, 2016.

[34] 中日医院烟草病学及戒烟中心. 国家卫生计生委主办、中日医院承办的全国控烟能力培训班暨中国戒烟联盟戒烟"医者先行"启动会在江西宜春成功举办. 2017. http://www.sohu.com/a/139146008_159234(accessed 31 Mar 2018).

[35] 国家医学考试中心. 执业医师与控烟 [M]. 北京：人民卫生出版社, 2013.

[36] 北京 CDC 健康教育所. 2016 年北京市成人烟草调查结果发布. 2017. http://www.bjjkjy.org/html/report/17010340-1.htm(accessed 25 Mar 2017).

[37] Commission The Health and Family Planning. Notice on further strengthening tobacco control and implement WHO FCTC. 2014. http://www.moh.gov.cn/xcs/s3581/201402/6b85ec0e36974e1384843b0b77dd609c.shtml(accessed 7 Oct 2014).

[38] 国务院办公厅. 国务院办公厅关于印发全国医疗卫生服务体系规划纲要 (2015—2020 年 ) 的通知. 2015. http://www.gov.cn/zhengce/content/2015-03/30/content_9560.htm(accessed 25 Mar 2017).

[39] Fishman Paul A., Khan Zeba M., Thompson Ella E., et al. Health Care Costs among Smokers, Former Smokers, and Never Smokers in an HMO [J]. Health Services Research, 2003, 38(2): 733-749.

[40] Fishman P. A., Thompson E. E., Merikle E, et al. Changes in health care costs before and after smoking cessation [J]. Nicotine & Tobacco Research, 2006, 8(3): 393-401.

[41] Martinson B. C., O'connor P. J., Pronk N. P., et al. Smoking cessation attempts in relation to prior health care charges: the effect of antecedent smoking-related symptoms? [J]. American Journal of Health Promotion Ajhp, 2003, 18(2): 125.

[42] Parrott S., Godfrey C., Raw M., et al. Guidance for commissioners on the cost effectiveness of smoking cessation interventions. Health Educational Authority [J]. Thorax, 1998, 53 Suppl 5 Pt 2) S1-38.

[43] Croghan Ivana T., Offord Kenneth P., Evans Roger W., et al. Cost-Effectiveness of Treating Nicotine Dependence: The Mayo Clinic Experience [J]. Mayo Clinic Proceedings, 1997, 72(10): 917-924.

[44] Cummings S. R., Rubin S. M., Oster G. The cost-effectiveness of counseling smokers to quit [J]. Jama the Journal of the American Medical Association, 1989, 261(1): 75-79.

[45] P Plans-Rubió. Cost-effectiveness of cardiovascular prevention programs in Spain [J]. International Journal of Technology Assessment in Health Care, 1998, 14(2): 320–330.

[46] Lightwood J. M., Glantz S. A. Short-term economic and health benefits of smoking cessation: myocardial infarction and stroke [J]. Circulation, 1997, 96(4): 1089.

[47] Fctc Who. 2016 global progress report on implementation of the WHO Framework Convention on Tobacco Control. 2016. http: //www.who.int/fctc/reporting/2016_global_progress_report. pdf?ua=1(accessed 31 Mar 2018).

[48] 李妍 . 戒烟药该不该纳入医保？ [N]. 中国经济周刊 , 2012.

[49] 2016 年全国两会专题 . 政协委员建议将戒烟服务纳入医保报销范围 . 2016. http: //news. china.com/2016lh/news/11176754/20160303/21665167.html(accessed 31 Mar 2018).

[50] 中华人民共和国国家卫生和计划生育委员会 . 关于政协十二届全国委员会第三次会议第 0347 号 ( 财税金融类 070 号 ) 提案答复的函 . 2015. http: //www.moh.gov.cn/zwgkzt/taxx/201 512/59ca798dda574fbca82e4c672b5328c6.shtml(accessed 25 Mar 2017).

# 第十章

# 烟草制品监管与烟草业干扰

郭寒冰

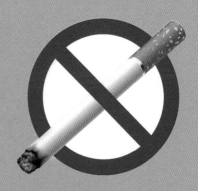

**摘要**

中国目前对烟草制品的管理主要依靠《中华人民共和国烟草专卖法》。世界卫生组织《烟草控制框架公约》在中国生效后，国家烟草专卖局／中国烟草总公司不仅没有依照世界卫生组织《烟草控制框架公约》（以下简称《公约》）第9条和第10条规定，加强对烟草制品及其燃烧释放物的检测和管理，反而利用其独特地位推行"降焦减害"，闹出"烟草院士"的丑闻。国家烟草专卖局／中国烟草总公司在缔约方第4次会议上阻挠第9和第10条《实施准则》草案通过，并通过政府文件、推荐获奖等方式，推行添加中草药、香料、着色剂等添加剂，增加卷烟的吸引力。他们不仅没有向公众告知添加的危害健康的产品成分和释放物，而且一直误导公众。国家烟草专卖局除了对传统烟草制品进行监管外，也开始关注诸如电子烟等新型烟草制品；电子烟在中国的生产量已形成规模，但仍缺乏监管。根据《公约》5.3条，应由政府其他的和烟草业无关的部门取代国家烟草专卖局，监督《公约》的实施，加强对烟草制品成分的管理和披露。全社会也应该提高警惕，不允许中国烟草业破坏《公约》的执行。

**关键词**：烟草制品成分管制、烟草制品信息披露、烟草业干预、中式卷烟、低焦卷烟、烟草院士、中国

## 一、引言

至今，中国尚无全面的烟草控制法规，对烟草制品的管理主要依托《中华人民共和国烟草专卖法》（下文简称《专卖法》）。该法旨在"实行烟草专卖管理，有计划地组织烟草专卖品的生产和经营，提高烟草制品质量，维护消费者利益，保证国家财政收入"[1]。《专卖法》于1991年颁布实施，并于2015年第三次修订。该法第四条规定，"国务院烟草专卖行政主管部门主管全国烟草专卖工作"。国务院烟草专卖行政主管部门应该包括国家烟草专卖局（下文简称"国家烟草局"）和中国烟草总公司（下文简称"中烟公司"），因为两者有相同的总部、相同的组织架构、相同的网站，连最高领导也同为一人。该法赋予了国家烟草局／中烟公司对中国烟草制品的生产、销售、进出口和分销等各个环节的全面控制。

中烟公司下属17家烟草制造企业（工业公司），主要从事烟草制品的研发和

生产；而另有 33 家省级烟草销售单位是由政府指定的烟草批发商，这些单位将卷烟产品销售给必须拥有有效专卖许可证的烟草零售商。目前，17 家烟草制造企业中，每家拥有 2～3 个特定的卷烟品牌，而这些企业的工厂都只生产自己的特定品牌。中烟公司的工厂数目经过精简与合并，已经从 2001 年的 185 家下降到 2010 年的 30 家，卷烟品牌数量也从 1183 种下降到了 133 种，2013 年已降至 90 种。[2] 卷烟工厂与品牌数量的压缩，持续做大品牌规模，品牌结构得到明显改善，将生产和投资集中在少数精心筛选的品牌上，提高卷烟品牌知名度和影响力，加大中烟公司在国际市场上的竞争力[3]。这一举措使卷烟产量和销量快速增长，行业盈利增长速度更快[4]。

　　因为《专卖法》主旨是为了维持烟草专卖，所以并未能真正监管烟草制品。《专卖法》的第五条"国家[需]加强对烟草专卖品的科学研究和技术开发，提高烟草制品的质量，降低焦油和其他有害成分的含量"，实质上是为生产和推销所谓的低危害、更吸引人的烟草制品（例如不同口味的卷烟以及低焦油卷烟）提供合法依据。《中华人民共和国烟草专卖法实施条例》（下文简称《专卖法实施条例》）第 5 条规定"国家对卷烟、雪茄烟焦油含量和用于卷烟、雪茄烟的主要添加剂实行控制。烟草制品生产企业不得违反国家有关规定使用有害的添加剂和色素"。[5] 然而国家烟草局虽然颁布并实施了烟草添加剂许可列表[6]，但是并没有明确规定不能添加的物质。从实际执行情况来看，增加吸引力的各种中草药和调适口感的各种香料，都是中国卷烟制造中的合法添加剂。世界卫生组织《烟草控制框架公约》（以下简称《公约》）在中国生效后，国家烟草局／中烟公司并没有按照《公约》第 9 条和 10 条及 11 条的部分规定出台相关法规有效管理烟草制品、披露烟草制品成分及释放物，而是运用各种手段反对有效履约。本章我们重点回顾烟草制品成分管理和披露在中国的实施情况，以及国家烟草局／中烟公司对公众和国际社会的欺骗。

## 二、"低焦油"卷烟之战

### 1. "淡味"、"低焦油"卷烟真相

　　自 20 世纪 50 年代以来，西方烟草业一直把低焦油卷烟作为比普通卷烟更健康的替代品进行推广。烟草公司设计并生产了具有"低焦油"或"淡味"标签的

卷烟，吸烟机检测这些卷烟时会显示较低的焦油和尼古丁含量[7, 8]。烟草行业操纵卷烟设计，由于机器模拟吸烟测量和人实际吸烟的方式不同，使用吸烟机测试的卷烟的焦油和尼古丁水平明显低于人吸入的水平，从而严重低估了吸烟者实际吸入的焦油和尼古丁量[9]。这些卷烟通常被称为"潜在减少有害物暴露的产品"，烟草业的欺骗营销的做法，暗示"淡味""低焦"卷烟比普通卷烟更安全，健康风险更低。

但是众多研究表明，使用低焦油卷烟并不会减少吸烟造成的危害[10]。针对焦油含量和健康风险的研究并未能提供"低焦油卷烟比普通卷烟对健康危害更小"的证据。2008年，开发了用吸烟机测试卷烟这一方法的美国联邦贸易委员会也不得不承认，吸烟机测试不能提供任何有意义的测量，并且废止了这种测试方法[11]。

总之，对卷烟所做的这些设计上的改变并未使得卷烟更安全，并没有有力的科学证据表明，选择低焦油品牌的吸烟者所患吸烟所致疾病风险有所下降[8]。例如，2010年的一项大规模研究比较了六年以来在超过90万的调查对象里，使用中等焦油含量卷烟的吸烟者与低焦油和极低焦油卷烟的吸烟者的肺癌患病风险。结果显示，吸中等焦油含量（15~21毫克）、低焦油含量（8~14毫克）或极低焦油香烟（小于或等于7毫克）的人患肺癌的风险是相似的[12]。大量研究证据表明，过去五十年，通过加过滤嘴、低焦油、和"淡味"等改变卷烟设计的策略，并没有降低吸烟者群体的疾病风险，并且还可能阻碍了预防吸烟及戒烟的工作。此外，使用低焦油卷烟还可能会导致补偿式吸烟，因为吸烟者往往会吸得更深、更用力，从而使烟雾更深入地进入吸烟者的肺部。一些研究表明，吸低焦油卷烟引发的补偿式吸烟可能会导致肺腺癌的病例增加，而这种影响肺部深处细小气管的癌症曾经是一种十分罕见的肺部肿瘤[13-15]。

鉴于强有力的科学依据，《公约》第11条明确规定"烟草制品包装和标签不得以任何虚假、有误导性、欺骗或可能对起特性、健康影响、危害或释放物产生错误印象的手段推销一种烟草制品，包括直接或间接产生某一烟草制品比其他烟草制品危害小的虚假印象的任何词语、描述、商标、图形或其他标志，例如"淡味"、"低焦油"、"柔和"等词语[16]。

## 2. 国家烟草专卖局对低焦油卷烟的推广

尽管有关低焦油卷烟对减少健康危害无效的科学证据汗牛充栋，《公约》和很多国家的法规已经迫使西方烟草业放弃了低焦油卷烟的营销，但中国的情况却截然不同。中国的卷烟制造商使用西方早已过时的把戏，以减轻吸烟对吸烟有害健康的担忧为借口，用同样的手段推销低焦油卷烟，甚至说成是履行《公约》的行动[17]。

过去 20 多年间，国家烟草局在全国范围内强力实施"卷烟降焦工程"，至 2002 年中国卷烟焦油含量加权平均值已降至 14.6 毫克 / 支[18]。2003 年，国家烟草局通过了《中国卷烟科技发展纲要（2006-2020）》，将减害降焦作为技术创新的主要目标，加大科研投入[19]。如中国科学院、中国农业科学院以及中国科技大学等在内的主流科学界都参与了国家烟草局举办的有关低焦油和"低危害"卷烟的论坛[20]。一些科研机构还参与烟草业的研究，共同发表科研文章支持"减害降焦"行动[21]。

2006 年，《烟草行业中长期科技发展规划纲要（2006～2020 年）》将减害降焦确定为行业科技创新的八个重点领域之一[22]。2008 年 4 月，国家烟草局印发《关于调整卷烟盒标焦油最高限量要求的通知》，明确要求：自 2009 年 1 月 1 日起生产的盒标焦油量在 13 毫克 / 支以上的卷烟产品不得在境内市场销售[23]。自 2013 年 1 月 1 日起生产的盒标焦油量在 11 毫克 / 支以上的卷烟产品不得在境内市场销售[24]。

中烟公司及其子公司把"低危害、低焦油"卷烟作为核心发展战略[25]。针对追求健康的消费者，中烟公司的常见营销手段包括在烟盒包装上标注焦油含量，用不同颜色的烟盒表明卷烟的"柔和"程度，以及号称卷烟包含了减害技术。烟盒包装上曾经列有"淡味"或"超淡味"等文字，但因为这么做公然违反了《公约》第 11 条，所以中烟公司使用了新的对策，改用蓝色或绿色代表相同的含义。包含低焦油系列的卷烟品牌包括"中南海"——中国最知名的卷烟品牌之一。该品牌声称通过使用纳米技术和添加中草药来减少吸烟的危害[26]。品牌的低焦油系列包括"超 1 流 1mg"、1mg、3mg、5mg、8mg、金装 8mg 和 10mg。其他低焦油卷烟品牌还包括江西"金圣"和吉林的"长白山"。"长白山"营销低焦油卷烟系列的同时还推出了添加中药人参的卷烟。

2010 年，中烟公司宣布计划在 2011 年将低焦油卷烟的销售数量翻一番，达到 800 亿支卷烟，因此要求烟草公司迅速开发及生产更多的低焦油香烟。2011 年第一季度，国家烟草局一下批准了 15 种新的低焦油卷烟产品。截至 2014 年，

35 个卷烟品牌都销售低焦油系列，其中 28 个是主要品牌，也就意味着中国烟草市场上的所有主要品牌都有低焦油系列 [27]。

随着国家烟草局不断宣传，低焦油卷烟开始在中国吸烟者中流行。低焦油卷烟的推广为已经疲软的卷烟市场注入了新的活力。中国的卷烟销售在 20 世纪 90 年代有所下降，但随着烟草专卖局实施"低焦油、低危害"卷烟战略，低焦油卷烟销售量增长比所有卷烟产品的销量增长快了 10 倍。2011 年，全国低焦油卷烟销量为 330.0 万箱，占卷烟总销售量的 6.8%，与 2008 年相比，销量增加了 7.2 倍。2008 至 2011 年，全国低焦油卷烟销量以年均 93.0% 的速度增长，远高于同期全国卷烟销量年均 3.3% 全国的增长速度。[28] 在中国，低焦油卷烟的价格往往是普通卷烟的 3 倍。

## 3. 证明中国低焦油卷烟无效的科学证据

大多数有关中国的低焦油和中式卷烟的研究经费都来自国家烟草专卖局 / 中国烟草公司，由烟草行业的研究人员和接受烟草业赞助的科研机构和大学来完成的 [29, 30]。这些研究针对卷烟安全性的评估只进行了基础的烟草烟雾化学分析，并且使用的方法还是已经被淘汰的吸烟机评估方法；而在其他一些研究中，所做的毒理学实验仅针对动物，而不是人类，而且是采用证明急性致死反应，与导致慢性健康风险的影响毫无关系的毒理实验，并且没有使用国际公认的健康风险评估方法 [31]。这些产品声称可以减少对人体健康危害，却没有进行过针对人体的观察性研究或长期的临床试验。

而公共卫生研究证明，无论是低焦油卷烟还是中草药卷烟，健康危害并不比普通卷烟的危害小。研究人员对中国上海健康男性的研究评估了低焦油卷烟和普通卷烟使用者之间尿液中的尼古丁代谢物和烟草烟雾致癌物质的水平。研究发现虽然吸低焦油烟卷烟的吸烟量比吸普通卷烟者的吸烟量少，但是吸低焦油烟吸烟者尿液中的尼古丁衍生物可替宁、反 -3- 羟基可替宁及 PAHs 等致癌物浓度与吸普通烟者类似，不存在显著差异；同时，低焦油量烟吸烟者尿液中特有亚硝胺（一种烟草特有的致癌物）浓度却高于吸常规焦油含量的吸烟者。[32] 另一项在中国某城市进行的流行病学研究，比较了吸食中草药卷烟者和吸食普通卷烟者的尿液中的尼古丁衍生物和致癌物质，同样未发现有差异 [33]。

　　最近的一项研究比较了取样的 2009 年至 2012 年间中国各类卷烟的卷烟设计，发现中烟公司号称的焦油和尼古丁含量的变化并不显著，而卷烟过滤嘴的通风孔是唯一一个随着时间的推移而变化的卷烟设计特征。鉴于有充足证据表明过滤嘴的通风孔并不会真正降低烟草危害暴露，宣传使用通气孔来减少焦油、尼古丁和一氧化碳排放量只是对吸烟者的一种误导，使他们错误地相信他们正在吸食更加健康的"低焦"卷烟。遗憾的是，因为中国烟草业的误导宣传，关注健康的吸烟者更可能改为吸食低焦油卷烟，而不是戒烟[34]。

　　值得指出的是，即使烟草行业自身也在评估低焦油卷烟是否减少危害的研究里产生了与"低危害"推销矛盾的结果。一项烟草行业自己的研究表明，各种卷烟中烟雾的焦油含量与致癌物质水平无关，并且一些低焦油卷烟中某些致癌物质如苯并 [α] 芘和烟草特有亚硝胺的含量比普通卷烟更高[35]。

　　总之，中国自己的研究虽然为数不多，但其结论和国际上的众多研究一致，通过加过滤嘴、中草药以及降低焦油含量等改变卷烟设计的策略，并没有使人群中吸收的尼古丁、致癌物质的水平有所降低，有些特有的致癌物质（烟草特有亚硝胺）甚至高于普通卷烟。

### 4. "烟草院士"

　　上述证据已经清楚表明"低焦油"卷烟绝对不是"低危害"卷烟。但是国家烟草局／中烟公司为了增加烟草销售量，需要把这个骗局维持下去。为这个骗局提供所谓科学证据的关键人物就是中国烟草总公司郑州烟草研究院院长谢剑平。

　　他的主要研究"卷烟危害性评价与控制体系建立及其应用"把"筛查的烟气危害成分和毒理学指标建立联系"，建立了卷烟烟气危害性指数（下文简称"危害指数"）[36]。根据谢剑平的卷烟危害性指数研究，新生产的卷烟危害性正逐年降低。[37] 这个所谓的评价体系为中国的卷烟披上了"低害"的迷人外衣。国家烟草局依据此体系发布了一系列控制卷烟危害性的指令性文件，以及应重点减少七种最有害的化学成分的清单，开展的卷烟品牌危害度评估迷惑了很多人。[38]

　　看起来，危害指数似乎为"低焦油、低危害"提供了所谓的科学证据。但实际上，该指数仅评估了 7 种化学成分，而卷烟中至少有 250 种对健康有害的化学成分，其中还包括 69 种致癌物质。其次，该研究使用的判断效果的实验方法仅为急性毒性实验、细胞体外毒性实验、Ames 试验和微核试验[39]，这些实验提供的低级别的证据并不能证明烟草制品对健康的危害。科学公认的烟草健康危害的评价方法要求远高于这种提供低级别证据的实验方法，必须要有人群试验的证据来支持（图 10-1）。中国毒理学会的专家郑玉新教授指出，初级的、常规的急性致死性毒性指标提供的"减害"证据（并且被人群研究结果否定），并不能得出这些卷烟对人健康危害减低的结论。[40]

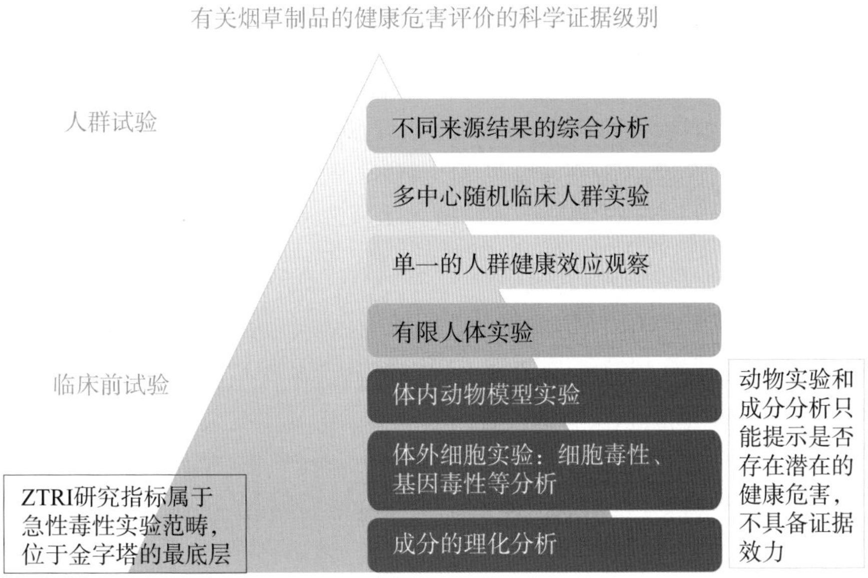

有关烟草制品的健康危害评价的科学证据级别

图 10-1　烟草制品健康风险评估的证据级别
来源：郑玉新教授在"'减害降焦'科学还是骗局"研讨会上的发言，2013 年 1 月 15 日。

谢剑平自己也明确承认，目前对卷烟危害性的评价，主要停留在焦油、烟碱、一氧化碳等常规化学指标和烟草特有亚硝胺、苯并[α]芘等少数特种有害物指标和一些毒理学实验结果，不能客观真实地反映吸烟安全风险。[41] 然而，烟草公司却仍然以他的研究作为"低焦油卷烟更健康"的主要证据，大肆宣传[42]。如谢剑平描述自己的贡献时所写到："研究成果应用于'黄鹤楼'、'芙蓉王'和'红塔山'等卷烟品牌，2007 至 2009 年卷烟危害指数降低 10%，焦油释放量降低 1.0 毫克 / 支，累计新增利税 48.6 亿元，创汇 2.43 亿美元"。尽管谢的工作受到诸多批评，但还是获得 2010 年度国家科学技术进步二等奖。同时他还于2007、2009、2011 年连续三次申请当选中国工程院院士，以期跻身于中国最负盛名的学术机构之一。他的每一次申请都得到了其雇主郑州烟草研究院的官方支持。谢的锲而不舍得到了回报，他终于在第三次申请时成功了。2011 年 12 月，谢剑平因为对发展"低焦油香烟"所作的贡献而当选为中国工程院院士[43]。

他的当选立即引发了强烈反对。在 2011 年 12 月 8 日新当选院士名单发布不到一小时的时间里，一位叫刘志峰的网络社会评论家已经在中国社交媒体平台微博上发声，将谢剑平冠以"杀人院士"的称号。更为正式的抗议活动也随之跟进，103 名中国工程院院士于 2012 年 5 月联名致函，要求中国工程院撤销谢的院士资格。中国主要控烟组织之一的中国控制吸烟协会也六次上书中国工程院，表达强烈的反对意见：谢剑平做的所谓减害工作并不可信，仅仅是烟草业的一种营销手段；出于科学道德，他的院士头衔应该被取消。随后，中华预防医学会、中华医学会等 7 家协会也在 2013 年 3 月联名致函中国工程院，要求对谢的学术欺骗重新进行调查，并撤销其院士头衔。

中国工程院最终没有采取行动撤销谢的院士头衔，但迫于压力也做出了让步："烟草科学与工程"学科被取消，这意味着工程院未来将不会再从烟草业接收任何新成员。另一点进步的迹象是，谢的当选至少在公众中产生了强烈反响。当谢的导师朱尊权于 1997 年当选为工程院院士、成为工程院的第一位烟草业代表时，几乎没有任何公众反对的声音。公众舆论的变化反映了公众对烟草控制的认识的增强。然而，这些微小的进步并不能阻止谢剑平一直用这个院士光环为烟草业的"低焦油低危害"策略保驾护航。"烟草院士"事件是中国科学界的一大丑闻。

### 5. 对公众的欺骗

谢剑平等的"欺骗性"研究以及"低焦油"卷烟的营销活动已经在中国持续了多年。许多人被烟草业的营销活动所误导，误认为低焦油卷烟等于低危害卷烟、其危害性低于其他卷烟。《全球成人烟草调查——中国部分 2010 年》（下文简称"GATS-China"）和《2013～2014 中国部分城市成人烟草调查》都显示了令人忧虑的结果，许多中国成年人错误地认为低焦油卷烟比普通卷烟的危害更小[44, 45]。GATS-China 调查的结果尤其令人震惊：只有 14% 的成年人意识到低焦油卷烟和普通卷烟一样对健康有害，而且教育程度越变，对低焦油卷烟的危害存在错误认知的比例越高。具有大学及以上学历的人的错误认知率达到 48%，是只受过小学或以下教育的人的两倍以上。医务人员的错误认知率达到 57%，是所有人群中比例最高的（图 10-2）。

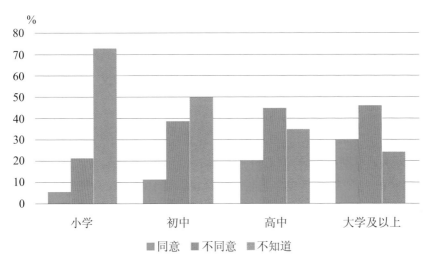

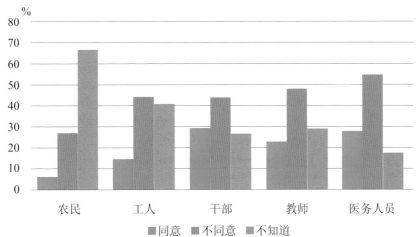

图 10-2　不同教育和职业人群对"低焦油卷烟不等于低危害卷烟"的认知
来源：作者根据 2010 年全球成人烟草调查——中国报告数据作图。

这种披着"科学外衣"的误导成了社会的主流认识，十分值得忧虑。因此，取消"烟草院士"头衔，揭穿烟草业的欺骗尤为重要。

## 三、国家烟草专卖局对抗《公约》第 9 条和第 10 条的执行

### 1. 中国代表团在缔约方第四次会议上的表演

国家烟草专卖局除了拒不执行《公约》第 11 条、顽固推行"低焦低害"卷

烟外，还想方设法反对烟草制品管制和成分披露的条款的执行。2010 年 11 月于乌拉圭举行的《公约》缔约方大会第四届会议（下文简称"COP4"）的谈判期间，他们对《公约》的阻挠得到了充分的展现。

COP4 会议原计划通过《公约》第 9 条和第 10 条关于烟草制品成分管制和烟草制品披露规定的《实施准则》草案。

《公约》第 9 条涉及对烟草制品成分和燃烧释放物的检测和测量以及管制。第 10 条要求烟草制品生产商和进口商向政府当局和公众披露烟草制品成分和燃烧释放物的措施 [46] 第 9 条烟草制品成分管制，第 10 条烟草制品披露的规定。缔约方会议旨在通过《实施准则》，就是为了协助缔约方履行条例所规定的义务。该《实施准则》限制烟草商增添使烟草制品更具吸引力的添加剂。有些添加剂通过增加烟草制品的色香味来吸引消费者，有的添加剂误导公众，造成有益健康的假象。很明显，制定《实施准则》的目的就是减少烟草制品的吸引力、成瘾性及总体毒性 [46]。

烟草业对这项有利于保护消费者的措施竭力反对。菲利普莫里斯国际公司和英美烟草公司声称公约第 9 条和第 10 条实施准则草案，会影响很多国家种植的白肋烟烟叶的使用，从而使许多国家的烟农蒙受巨大经济损失。国际烟农协会也动员一些国家的烟农来乌拉圭第四次缔约方会议抗议。[47]。作为政府代表团反对公约第 9 条和第 10 条实施准则草案的，包括中国等几个国家。48 中国此次的政府代表团中来自国家烟草局的代表也从以前的 2 位增加到了 6 位 [48]。首先对公约第 9、10 条实施准则发难的是中国代表团。他们想采取拖延战术，要求推迟这个准则的批准到下一次缔约方会议。《公约》第 9 条和第 10 条《实施准则》草案指出，吸引力"指多种因素，如味觉、嗅觉和其他感官属性、易用性、加料系统灵活性、成本、声誉或形象、承担的风险和收益，以及旨在鼓励使用制品的其他特性" [49]。草案也明确了用于增加烟草制品可口性的成分，如糖和甜味剂。

中国代表团首先质疑草案中"吸引力"和"可口性"的定义 [50]，并得到菲律宾、坦桑尼亚和赞比亚等国家的支持。以中国为代表的国家认为，草案中的这些定义太过模糊、不利于实施，并且缺乏科学证据 [51]。这些国家希望从草案中删去这些名词，等有了更多关于如何衡量"吸引力"和"可口性"等的研究和科学证据再讨论 48。中国表示不能同意《实施准则》草案，并且称由于这些国家还未对草案内容达成一致的意见，所以讨论或批准草案都为时过早。

中国代表团反对"吸引力"的定义，根本上是为了拖延《实施准则》生效。

一直以来，国家烟草局的核心战略就是通过推销"高香气、低焦油、低危害"产品来吸引消费者[52]。达到"高香气"的关键就是往各种烟草制品中添加调味剂，提高所谓健康效益的吸引力就是添加各种中草药。这些提高烟草制品吸引力和可口性的所谓"科技进步"已经蛊惑了许多人，甚至包括中国工程院院长。[53] 所以不出所料，中国在 COP4 会议上发动了迅猛攻势。连续 3 天，由于中国代表团反复"发难"，只有少数国家赞同中国代表的意见，谈判陷入僵局。大多数国家无法忍受中国代表的这种做法，纷纷发言支持草案通过。有的国家要求采取投票的方式。中国代表团也承认："如果此次争议由投票解决的话，那么显然多数派的意见会胜出。"但中国坚持认为，《公约》各项措施是以协商一致的方式通过的，而不是投票通过。最终两派达成妥协，将《准则》标明为"部分"的，由此通过了《第 9 和第 10 条的部分实施准则》。此外，《准则》的序言部分还加入了"铭记本准则是暂定的，有必要根据科学证据和国家经验定期重新评估"这段话。结果很令中国代表团满意。

在 COP4，中国烟草公司和其他国际烟草组织以少数缔约方政府的名义对《公约》的履行进行反对，他们阻挠并严重影响了《公约》第 9 和第 10 条的《实施准则》以及第 17 条和第 18 条的进度报告的通过。这也暴露了中国政府代表团代表烟草业的强硬立场。这一事件令人警醒。

## 2. 中国对烟草制品成分的管制现状

根据《公约》第 9 和第 10 条的《实施准则》，目前成分管制的主要内容，包括①用于提高烟草制品可口性的成分管制；②具有着色性能的组成成分的管制；③可让人感到有健康效益的组成成分的管制；④与能量和活力有关的组成成分的管制。[54]

2006 年国家烟草局颁布的《烟草行业中长期科技发展规划纲要（2006-2020）》中明确指出"需要全行业进一步坚定中式卷烟的发展方向，突出中式卷烟鲜明特征，加强自主创新，提升中式卷烟科技含量，增强中式卷烟国内外市场占有能力和拓展能力，以及品牌价值的增长能力。"含中草药添加剂的卷烟，是"中式卷烟"的重要组成部分。实际上，国家烟草局 / 中烟公司不是遏制，而是大力推广这类添加剂的使用。

添加中草药制剂的卷烟除了添加由谢剑平开发的"神农萃取液"的五叶神卷烟，还有如添加了"金圣香"的金圣牌卷烟、添加红景天的黄鹤楼卷烟等等。虽然并没有任何科学证据证明这些中草药卷烟的健康效益，但是并不妨碍烟草界宣扬这些药物型和保健型卷烟的所谓健康功效 [55]。

除了添加所谓"可让人感到有健康效益的组成成分"，烟草业还会添加各类香料以提高卷烟的口感。2012 年 3 月 22 日，国家烟草局推荐的"中式卷烟特征理论体系构建及应用"入围国家科学技术进步奖。[56] 该项目是通过加香、提高卷烟口感等方法上的创新，实质上是促进烟草消费。控烟界立刻提出了激烈批评，指出该项目违反《公约》第 9 条《实施准则》。4 月 10 日，中国工程院 30 位院士联名反对"中式卷烟"入围科技进步奖的消息，并指出该项目如获奖，不仅违反《公约》第 9 条《实施准则》，也违反中国《科学技术进步法》以及《国家科学技术奖励条例实施细则》等法律法规明确禁止开展和应用损害公共利益、危害人体健康的研究的规定。在控烟界和科技界的一片反对声中，该项目最终退出评奖。此案例明确显示，在中国距离实现《公约》第 9 条还有很长的路要走。

### 3. 披露烟草制品成分和释放物的现状

《公约》第 10 条要求烟草制品生产商和进口商向政府当局和公众披露烟草制品成分和燃烧释放物。对多国的控烟政策评估发现，只有烟草商常规向政府监督部门报告有关烟草制品设计、成分及燃烧释放物的信息，才能让监督部门制定有效的产品标准及监管办法、并及时对公共健康影响进行评估 [57]。巴西和加拿大的最佳实践案例显示，应该要求烟草生产商和进口商披露整个产品、以及主流烟和侧流烟的成分和释放物的资料 [58]。《实施准则》规定，检测实验室不应当是由烟草业直接或间接拥有或控制的独立实验室，并应采用国际上认可的检测方法。

在中国，除了烟草业在烟盒上标注的焦油、烟碱（尼古丁）和一氧化碳的定量标注外，公众无法得到任何有关烟草制品的任何信息。至于向政府当局披露，除了国家烟草局的其他政府部门，也得不到任何信息。虽然《中国烟草控制规划（2012-2015 年）》中明确要"建立完善烟草制品成分管制和信息披露制度" [59]，但是 5 年过去了，中国在烟草制品成分管制和披露方面仍没有任何改变，没有法规出台，而增加吸引力的各类添加剂在中国仍十分猖獗。

### 四、国家烟草局的扩张计划：中国的电子烟管制

除了传统烟草制品的管制之外，国家烟草局也一直在觊觎着新的时机。其中

一个切入口就是电子烟。尽管中国的电子烟行业在迅速发展，中国消费者对电子烟的兴趣也在增长，但是中国电子烟的制造、销售和使用仍然在很大程度上不受管制。这个监管真空很令人担忧：公共场所的电子烟使用不受限制，儿童都可以轻松购买电子烟，同时电子烟的生产标准极不规范，使得市场里充斥着拥有无数种口味并含有不同程度的尼古丁的电子烟油 [60]。在中国，电子烟在渴望戒烟的人群当中的流行程度还不高，但是要购买电子烟，尤其是从网上购买，是丝毫不受限制的。[61]

在 2014 年世界卫生组织发布一项呼吁加强电子烟管制的报告后不到一周，中国的烟草业已经开始努力尝试从这个有利可图的产品中捞取利益。工业和信息化部——国家烟草局的上级主管单位——在中国广东省的深圳市举办了一次电子烟会议。但是，本次会议的重点并不是鉴于世界卫生组织的担忧而建议加强对烟草市场的监管，而是关于如何帮助烟草业从全球规模达到 30 亿美元的电子烟市场获利 [62]。

中国烟草业对电子烟市场的垂涎其实不足为奇，因为全世界至少 80% 的电子烟是在中国制造的 [62]。随着越来越多的中国人开始意识到吸烟的危害，以及政府采取的更多的烟草控制措施，烟草业为了保持利润增长，开始大力投资研究和开发项目，以寻找卷烟的替代品。电子烟是个完美的选择。国家烟草局的官方文件表明，他们的目标就是让其销售额的一定百分比来自新型烟草制品，其中就包括电子烟。2015 年，国家烟草局局长 / 中烟公司总经理凌成兴做了官方报告，呼吁研究和开发电子烟等新型烟草制品 [63]。

中烟公司的下属机构很快听从了指示，而且他们的表现不负领导期望。在中烟官方网站上搜索"电子烟"，结果显示，郑州烟草研究院——就是"烟草院士"谢剑平担任院长的机构——早在 2008 年就已经获得了一种"无烟电子烟"的专利 [62]。之后在 2016 年 7 月，中烟公司发布新闻稿，宣布中烟下属的云南烟草公司成功独立制造了电子烟包含烟具和烟油的全部组成部分 [64]。2016 年 9 月，另一家省级烟草公司——湖南烟草公司透露，他们共得到了 187 项发明包括电子烟在内的新型烟草制品的专利 [65]。

中国烟草业的研究机构同时也在发表文章，为鼓吹国家烟草局监管电子烟摇旗呐喊。国家烟草局烟草经济研究所的李保江研究员发文表示，电子烟在中国应被纳入烟草制品来监管，声称电子烟作为戒烟 / 医药工具的证据并不充分，而它们在外观上与传统卷烟又非常相似、并也对健康有害。李保江称，由于国家烟草局已经拥有一套成熟全面的生产和分销系统，国家烟草局也应该有权管理电子烟[66]。最近，另一篇来自郑州烟草研究院的文章比较并总结了其他国家目前实施的有关电子烟的条例和准则，以此为国家烟草局做参考[67]。

从法律角度来说，如果将电子烟纳入烟草制品监管，则必须修改《专卖法》中对烟草制品的定义。由于该法是由全国人大常委会批准通过的国家法规，国家烟草局需负责为变更法律寻找理由并负责法律的修订。另一种办法则是，由最高人民法院和最高人民检察院颁布对法律的新的司法解释，这样可以避免起草新的法律[68]。事实上，2013 年，媒体也确实报道说，一项新的对《专卖法》的司法解释很快会将电子烟纳入国家烟草局监管[69]。但是，到目前为止并没有这样的司法解释出台。

如将电子烟纳入烟草局进行监管，前景极令人不安。从本章所述可见，国家烟草局／中烟公司作为一个政企不分的混合体，很少在烟草控制方面做出努力，而是花费更多的精力积极地遏制烟草控制工作。由国家烟草局来监管电子烟，其前景值得担忧。

## 五、结语

《公约》在中国生效后，2008 年国务院批准成立了以工业信息化部为组长的履约协调领导小组，国家烟草局成为该领导小组成员，并负责《公约》第 9 条、第 10 条和第 11 条的执行。从本章描述来看，显然国家烟草局并未履行其控烟的职责。依据《专卖法》，国家烟草局有权制定和颁布所有与烟草制品有关的规定。由于国家烟草局／中烟公司实为同一个组织，这样一家管理烟草生产、促进烟草发展的政府机构和烟草企业的混合体，在实际监管烟草制品方面几乎没有任何作为，反而疯狂抵制烟草控制措施的实施。

正因如此，中国烟草制品缺乏公正中立的管理。国家烟草局不仅不按照《公约》要求对烟草制品进行管理、制定完整的添加剂标准并建立管理制度，还打着"降焦减害"的旗号大力推行低焦油卷烟以及中草药、香料的添加。"减害"的标准完全根据自己制定的烟草危害指数来定；这些根据并不符合来自人群的科学研究证据。国家烟草局／中烟公司以虚假的"低焦油、低危害"营销战略大力推销低焦油卷烟，无视这种误导性推销是公然违反《公约》。更重要的是，这种欺骗下会让更多吸烟者放弃戒烟，选择吸食"低焦油"、中草药的卷烟，直接让更多的人置于烟草危害中。

　　烟草有致瘾性、有毒性。烟草业将卷烟里加入各种调味、调色、调香的添加剂，或加入中草药等号称增加"健康效益"的成分，唯一目的就是增强卷烟的吸引力，从而让更多的人上瘾，产生依赖。《公约》明确要求对烟草制品成分加以管制和披露，是一项保护消费者远离烟草的有力手段。但是在中国，烟草业有关包含中草药卷烟在内的中式卷烟技术发明曾入围国家科学界的最高奖项。虽然后来被揭露并被阻止，但是烟草业加入这些添加剂的行为并没有被国家法规限定。烟草企业依然大规模地研制并用到烟草制品的生产中。中国作为公约的缔约国，理应尽快限定添加提高烟草制品可口性及吸引力的成分。

　　《公约》第 5.3 条明确规定，"在制定和实施烟草控制方面的公共卫生政策时，各缔约方应根据国家法律采取行动，防止这些政策受烟草业的商业和其他既得利益的影响"[70]。国家烟草局不能继续在烟草业既当球员、又当裁判。鉴于电子烟等新型制品的管理目前仍处于"真空"地带，关于电子烟管理权的讨论，正是一个契机，促进把烟草制品和烟草业的监管权力移交给和烟草业没有如此明显的利益关系的部门。故建议烟草制品成分管理应移交给国家食品药品监督管理局（食药监局），由食药监局负责公约 9、10 和 11 条的执行：制订烟草制品成分管制措施；加强烟草制品质量监督和检测检验，由第三方检验室对卷烟制品进行抽查检测，同时要求烟草业报告卷烟常规检测结果；完善烟草制品信息披露制度，包括烟草制品成分和释放物的检测信息都应在公共平台上公布。新型烟草制品的审批与监管也应由食药监局负责。

　　国际控烟社会应该对中国这种国有烟草企业提高警惕，不能接受中国烟草业代表参与到世界卫生组织烟草实验室网络（WHO Tobacco Laboratory Network）和公约第 9 条、第 10 条工作组的工作中。只有去除烟草业干扰，才能确保中国有效履行公约，严格而全面地管理及披露烟草制品成分，使公众获知与健康相关的正确信息。

## 参考文献

[1] 国家烟草专卖局, 中国烟草总公司.《中华人民共和国烟草专卖法》(2015 年修订 ). 2015. http://www.tobacco.gov.cn/html/27/2701/270101/4830381_n.html(accessed 15 Dec 2017).

[2] 中国烟草市场 . 中国卷烟品牌市场竞争分析 . 2014. http://www.etmoc.com/market/looklist. asp?id=31733(accessed 15 Dec 2017).

[3] ONLINE T. Chinese tobacco consolidation will stub out 200 brands. 2004. http: //english. tobaccochina.net/english2012/englishnews_info_wh.aspx?id=13882(accessed 15 Dec 2017).

[4] MARTIN A. The Chinese Government Is Getting Rich Selling Cigarettes [N]. Bloomberg Businessweek, 2014-.

[5] 国家烟草专卖局 .《中华人民共和国专卖法实施条例》(2016 年 2 月 6 日修订版 )[M]. 2016.

[6] 国家烟草专卖局 .《国家烟草专卖局关于印发烟草添加剂许可名录的通知》( 国烟科 [2011] 278 号 ). 2011. http: //www.tobacco.gov.cn/html/27/2701/270111/765336_n.html(accessed 06 Sep 2017).

[7] HEALTH E D O, INSTITUTE H S N I O H N C. Risks Associated with Smoking Cigarettes with Low Machine- Measured Yields of Tar and Nicotine [J]. Smoking & Tobacco Control Monographs, 2001, 13(45).

[8] INSTITUTE OF MEDICINE COMMITTEE TO ASSESS THE SCIENCE BASE FOR TOBACCO HARM R. Clearing the Smoke: Assessing the Science Base for Tobacco Harm Reduction [M]. Washington(DC): National Academies Press(US)Copyright 2001 by the National Academy of Sciences. All rights reserved., 2001.

[9] MORRIS U S V P. Civil Action Number 99-2496(GK). 2006. www.tobaccofreekids.org/reports/ doj/FinalOpinion.pdf(accessed 02 Feb 2017).

[10] PREVENTION N C F C D, SMOKING H P O O, HEALTH. The Health Consequences of Smoking—50 Years of Progress: A Report of the Surgeon General [J]. Usnational Library of Medicine, 2014.

[11] COMMISSION F T. FTC rescinds guidance from 1966 on statements concerning tar and nicotine yields [J]. 2008.

[12] HARRIS J E, THUN M J, MONDUL A M, et al. Cigarette tar yields in relation to mortality from lung cancer in the cancer prevention study Ⅱ prospective cohort, 1982-8[J]. Bmj, 2004, 328(7431): 72.

[13] STELLMAN S D, MUSCAT J E, THOMPSON S, et al. Risk of squamous cell carcinoma and adenocarcinoma of the lung in relation to lifetime filter cigarette smoking [J]. Cancer, 2015, 80(3): 382-388.

[14] RUSSO A, CROSIGNANI P, FRANCESCHI S, et al. Changes in lung cancer histological types in Varese Cancer Registry, Italy 1976-1992 [J]. European Journal of Cancer, 1997, 33(10): 1643-1647.

[15] OSANN K E. Epidemiology of lung cancer [J]. Current opinion in pulmonary medicine, 1998, 4(4): 198-204.

[16] ORGANIZATION W H. Guidelines for implementation of Article 11 of the WHO FCTC. 2008. http: //www.who.int/entity/fctc/guidelines/article_11.pdf?ua=1(accessed 11 Feb 2017).

[17] YANG G. Marketing 'less harmful, low-tar' cigarettes is a key strategy of the industry to counter tobacco control in China [J]. Tobacco control, 2014, 23(2): 167-172.

[18] 雷樟泉, 杨进, 储国海, 等. 我国卷烟降焦历程回顾、现状与展望 [J]. 烟草科技, 2003, 5): 29-31.

[19] 国家烟草专卖局. 烟草行业中长期科技发展规划纲要 (2006-2020). 2003. http: //www. pkulaw.cn/fulltext_form.aspx?Gid=50388&Db=chl(accessed 01 Feb 2017).

[20] HVISTENDAHL M. China. Tobacco scientist's election tars academy's image [J]. Science(New York, NY), 2012, 335(6065): 153-154.

[21] 朱茂祥, 杨陟华, 曹珍山, 等. 神农萃取液降低卷烟危害作用的细胞生物学评价 [J]. 中国烟草学会第四届理事会第三次会议暨 2002 年学术年会会刊, 2002,

[22] 国家烟草专卖局. 烟草行业中长期科技发展规划纲要 (2006-2020). 2006. http: //www. tobacco.gov.cn/history_filesystem/07zzcx/ltbj-1.htm(accessed 01 Feb 2017).

[23] 中国烟草在线. 减害降焦：科技创新为支撑维护消费者利益. 2011 http: //www.tobaccochina. com/zt/2011Lowcoke/djnew04.html(accessed 02 Feb 2017).

[24] 国家烟草专卖局. 国家烟草专卖局关于调整卷烟盒焦油最高限量的通知. 2012. http: //www. mofcom.gov.cn/aarticle/b/g/201206/20120608163450.html(accessed 06 Sep 2017).

[25] 姜成康. 全面推进"卷烟上水平", 努力保持行业持续健康发展工作报告 ( 摘要 ). 2010. http: //www.tobaccochina.com/news/China/highlight/20101/20101206213_392774.shtml(accessed 06 Sep 2017).

[26] 中国烟草在线. 中南海：抢滩低焦混合型卷烟市场. 2004 http: //www.tobaccochina.com/ zt/2004pandian/pinpai_con18.htm(accessed 02 Feb 2017).

[27] 中国烟草在线. 2014 年 1-5 月份低焦油卷烟产销形势. 2014. http: //tobaccochina.com/news/ China/data/20147/2014710145749_630521.shtml(accessed 02 Feb 2017).

[28] 中国卷烟销售公司. 2011 年全国低焦油卷烟发展状况 [N]. 东方烟草报, 2012.

[29] 刘小舟. 中国烟草企业"减害降焦"行动对控烟工作的影响. 2009.

[30] GAN Q, GLANTZ S A. Relationship between the Chinese tobacco industry and academic institutions in China [J]. Tobacco control, 2011, 20(1): 12-19.

[31] MEDICINE I O. Scientific Standards for Studies on Modified Risk Tobacco Products [M]. Washington, DC: The National Academies Press, 2012.

[32] GAN Q, LU W, XU J, et al. Chinese 'low-tar' cigarettes do not deliver lower levels of nicotine and carcinogens [J]. Tobacco control, 2010, 19(5): 374-379.

[33] GAN Q, YANG J, YANG G H, et al. Chinese "herbal" cigarettes are as carcinogenic and addictive as regular cigarettes [J]. Cancer epidemiology, biomarkers & prevention: a publication of the American Association for Cancer Research, cosponsored by the American Society of Preventive Oncology, 2009, 18(12): 3497.

[34] SCHNELLER L M, ZWIERZCHOWSKI B A, CARUSO R V, et al. Changes in tar yields and cigarette design in samples of Chinese cigarettes, 2009 and 2012 [J]. Tobacco control, 2014, 24 Suppl 4.

[35] 杜咏梅, 肖协忠, 王允白. 烟气焦油与卷烟安全性 [J]. 中国烟草科学, 2002, 23(2): 31-34.

[36] 中华人民共和国科学技术部. 2010 年度国家科学技术进步奖获奖项目. 2011. http: //www.most.gov.cn/cxfw/kjjlcx/kjjl2010/201101/t20110117_84334.htm(accessed 06 Sep 2017).

[37] 王承丞. 中式卷烟减害新探索——写在 "卷烟危害性评价与控制体系建立及其应用" 项目获国家科学技术进步二等奖之际. 2011. http: //www.echinatobacco.com/zhongguoyancao/2011-02/01/content_250361.htm(accessed 06 Sep 2017).

[38] DANNY. 七匹狼纯雅获得 "健康烟王" 称号. 2013. http: //www.yanpk.com/article-216.html (accessed 06 Sep 2017).

[39] 李翔, 聂聪, 尚平平, 等. 采用全烟气暴露系统测试卷烟主流烟气细胞毒性 [J]. 烟草科技, 2012, 45(5): 000044-000047.

[40] 郑玉新. 在 "'减害降焦' 科学还是骗局" 研讨会上的发言. 2013. http: //www.tcalliance.org.cn/home/?action-viewthread-tid-22191(accessed 06 Sep 2017).

[41] 吴宜群. 在 "'减害降焦' 科学还是骗局" 研讨会上的发言. 2013. http: //www.tcalliance.org.cn/home/?action-viewthread-tid-22191(accessed 06 Sep 2017).

[42] Fall of the killer academician. 2013. http: //www.globaltimes.cn/content/771137.shtml(accessed 01 Feb 2017).

[43] SHAN J. Tobacco scientist uproar flares [N]. China Daily, 2011.

[44] 全球成人烟草调查中国报告 [M]. 北京: 中国三峡出版社, 2010.

[45] 2013-2014 中国部分城市成人烟草调查报告 [M]. 北京: 军事医学科学院出版社, 2015.

[46] 世界卫生组织．世界卫生组织烟草控制框架公约，第 9 条烟草制品成分管制，第 10 条烟草制品披露的规定．http://apps.who.int/iris/bitstream/handle/10665/42811/9789245591016_chi.pdf；jsessionid=43783E0A771E43F0609C431A8A1094CC?sequence=3(accessed 01 Feb 2017).

[47] ASSUNTA M. Tobacco industry's ITGA fights FCTC implementation in the Uruguay negotiations [J]. Tobacco control, 2012, 21(6): 563－568.

[48] ORGANIZATION W H. List of Participants FCTC/COP/4/DIV/1 Rev.1. 2010. http://apps.who.int/gb/fctc/PDF/cop4/COP4_DIV_Rev1.pdf(accessed 02 Feb 2017).

[49] ORGANIZATION W H. Glossary of Terms Used in the WHO FCTC and Its Instruments. http://www.who.int/fctc/reporting/en_glossary_final.pdf(accessed 01 Feb 2017).

[50] ORGANIZATION W H. Conference of the Parties to the WHO Framework Convention on Tobacco Control, Fourth Session. Punta Del Este, Uruguay. 2010. Summary Records of Committees, Pg 43, FCTC/COP/4/REC/3. 2011. http://apps.who.int/gb/fctc/PDF/cop4/FCTC_COP4_REC3-en.pdf(accessed 01 Feb 2017).

[51] 吴宜群．2010 年 WHO《烟草控制框架公约》缔约方第四次大会观察员手记．2010. http://www.360doc.com/content/11/0618/08/128196_127747684.shtml(accessed 06 Sep 2017).

[52] WHO《烟草控制框架公约》对案及对中国烟草影响对策研究 [M]. 北京：经济科学出版社，2006.

[53] 国家烟草专卖局，中国烟草总公司．中国工程院院长周济考察湖北中烟黄鹤楼科技园．2010. http://www.tobacco.gov.cn/html/54/2821731_n.html(accessed 06 Sep 2017).

[54] 世界卫生组织．FCTC 第 9 条和 10 条实施准则部分案文．http://www.who.int/fctc/guidelines/adopted/Guidelines_Articles_9_10_COP5_CH.html.

[55] 孟冬玲，刘绍华．中草药添加剂在中国卷烟中的应用研究进展 [J]. 中国烟草科学，2006, 27(3): 19－21.

[56] 30 位院士联名反对中式卷烟入围科技奖．2012. http://news.sciencenet.cn/htmlnews/2012/4/262463.shtm(accessed 06 Sep 2017).

[57] POLICIES I W G O M F E T C. Methods for Evaluating Tobacco Control Policies [M]. Lyon: International Agency for Research on Cancer, 2008.

[58] RICHTER A. Best practices in implementation of Article 9 of the WHO FCTC Case study: Brazil and Canada. 2015. http://www.who.int/fctc/publications/Best_practices_in_implementation_of_Article_9.pdf(accessed 06 Sep 2017).

[59] 中华人民共和国工业和信息化部 . 中国烟草控制规划 (2012-2015 年 )[M]. 2012.

[60] BARBOZA D. China's E-Cigarette Boom Lacks Oversight for Safety [N]. New York Times, 2014.

[61] SHAN J. E-cigarette controls considered for safety [N]. China Daily, 2015.

[62] SHAN J. Promotion of e-cigarettes should stop [N]. China Daily, 2014.

[63] 凌成兴 . 高度重视电子烟等新型烟草制品研发 [N]. 电子烟在线 , 2015.

[64] 云南中烟工业有限责任公司 . 云南中烟自主组装的首支电子烟下线 [N]. 2016.

[65] 唐爱平 , 梁芬 . 湖南烟草创新争先成果丰硕 [N]. 湖南日报 , 2016.

[66] 李保江 . 全球电子烟市场发展、主要争议及政府管制 [J]. 中国烟草学报 , 2014, 4): 101-107.

[67] 樊美娟 , 赵乐 , 崔华鹏 , 等 . 国内外电子烟的管制现状及立法进展 [J]. 中国烟草学报 , 2016, 22(6): 126-132.

[68] FELDMAN E A, CHAI Y. E-Cigarette Regulation in China: The Road Ahead [J]. Social Science Electronic Publishing, 2016,

[69] 江芬芬 . 年底国家有望出台烟草专卖司法解释含电子烟 [N]. 金陵晚报 , 2013.

[70] ORGANIZATION W H. Article 5.3 of WHO Framework Convention on Tobacco Control. http: // www.who.int/fctc/protocol/guidelines/adopted/article_5_3/en/index.html(accessed 02 Feb 2017).

# 第十一章
# 中国烟盒上的健康警示

吴宜群　杨功焕

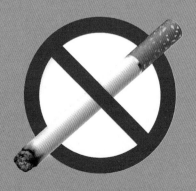

## 摘要

世界卫生组织《烟草控制框架公约》（以下简称《公约》）11 条形成了传播烟草健康风险国际行动的基础，要求各缔约方在公约生效三年内有效执行。对 2008、2011 和 2016 年由国家烟草专卖局和国家质量监督检度总局联合发布和更新的《中华人民共和国境内卷烟包装标识的规定》(《国内烟盒标识规定》) 的分析，表明这些规定完全是烟草企业为了抵制《公约》出版的《WHO< 烟草控制框架公约 > 对案及对中国烟草影响对策研究》一书中提出的应对策略的翻版。这是以国家公权力为烟草企业谋利益的典型案例。对境内烟盒警示标识的评价研究证明中国的健康警示基本没有什么效力。到 2016 年，105 个缔约国采用图形警示包装标识，覆盖世界 58% 的人口。中国明显落后。

控烟界通过政策倡导报告，呼吁信，"两会"代表、委员递交提案、议案等方式，倡导图形警示上烟盒。各国烟盒图形健康警语巡展等健康教育活动也在各地广泛展开，动员民众支持图形警示上烟盒。但是，截止到现在，依然没有任何改进的迹象。导致这种现象的原因是国家烟草专卖局 / 中国烟草总公司负责这一关键政策的制定和执行。控烟界应该把反对烟草业的利益绑架公权力，让国家烟草专卖局离开烟草控制框架公约履约工作部际协调领导小组作为斗争的焦点，以便更有效地执行《公约》11 条。

**关键词：**健康警示、WHO 烟草控制框架公约 11 条、烟草业、中国

## 一、引言

世界上有许多人不了解、低估，甚至误解使用烟草和接触烟草烟雾带来的致病或死亡风险。[1] 为改变这种现状，实现世界卫生组织《烟草控制框架公约》（以下简称《公约》）及其议定书的目标，并确保其各项规定成功实施，《公约》第 4 条要求各缔约方应使人人了解烟草消费和接触烟草烟雾造成的健康后果、成瘾性和致命威胁。事实表明，烟草制品包装上精心设计的健康警语和信息是提高公众对烟草使用健康后果认识的，符合成本效益的手段，并能切实减少烟草消费。[2] 有效的健康警语和信息以及其他烟草制品包装和标签措施，是综合和全面的烟草控制方法的关键部分。《公约》第 11 条（烟草制品的包装和标签）规定各缔约方有义务达到烟草制品健康警示标识的全球标准，2008 年在南非举办的第 3 次缔

约方大会上，通过了第 11 条的《实施准则》。

《公约》第 11 条为烟盒包装健康警示标签提出了一套强有力的、明确的法定标准。这些标准有充足的证据支持，健康警语能鼓励吸烟者戒烟，并有助于年轻人远离烟草。《公约》第 11 条形成了传递烟草健康风险的国际行动基础，要求各缔约方在《公约》生效三年内，对管辖区销售的所有烟草制品或者其他方式分发的产品上都按照国际标准设置健康警语。

《公约》第 11 条烟草包装上的健康警告标签要求：①烟草制品包装和标签不得以任何虚假、误导、欺骗或可能对其特性、健康影响、危害或释放物产生错误印象的手段推销一种烟草制品，包括直接或间接产生某一烟草制品比其他烟草制品危害小的虚假印象的任何词语、描述、商标、图形或任何其他标志。其可包括"低焦油"、"淡味"、"超淡味"或"柔和"等词语；②警语和信息：a）应经国家主管当局批准；b）应轮换使用；c）应是大而明确、醒目和清晰的；d）宜占据主要可见部分的 50% 或以上，但不应少于 30%；e）可采取或包括图片或象形图的形式。

《公约》第三次缔约方会议，于 2008 年 11 月 17 日~ 22 日在南非德班举行。虽然中方代表在会上对《公约》第 11 条"烟草制品的包装和标签"的《实施准则》持反对意见，[3] 但最终还是获得一致通过。《公约》第 11 条《实施准则》的目的是协助缔约方履行其公约义务，通过执行《实施准则》中的建议，增加缔约方烟盒包装和标签措施的有效性。《实施准则》更明确指出，为增强烟草健康警示的有效性，各缔约方应考虑健康警语和信息位于烟盒正面和背面的顶部，覆盖 50% 以上主要可见部分，并力争覆盖尽可能多的面积。应以清晰可见的大号加粗字体印刷健康警语信息，图文并茂的健康警语和信息比只用文字形式的健康警语和信息有效得多，故应使用全色图片；应包含至少两套或多套健康警示轮换使用，涵盖一系列的警示信息，应能引起不愉快的情绪反应，以及能定制个性化的健康警示和信息，应提供戒烟建议和戒烟帮助信息。重要的是，《实施准则》制定了有效的包装和标签限制。《实施准则》明确建议不要在包装上展示释放物的数字，以免误导消费者认为一种卷烟的危害较另一种卷烟低。《实施准则》还建议各缔约方应使用通用的平装烟盒，限制使用商标，品牌形象和促销信息，品牌名称和产品名称应以标准的颜色和字体风格显示。[4]

为了加强国际合作，在缔约方会议要求下，WHO 无烟草行动（TFI）与《公约》秘书处合作，建立了图形健康警语和信息的数据库，供各缔约方分享。[5]

加拿大癌症协会连续完成的 5 轮烟盒健康警语的国际现状报告，对全世界各缔约方履行《公约》第 11 条进展提供了优秀范例。第五版报告指出：在实施包装健康警告方面，全球水平上取得了巨大的进步。许多国家扩大了健康警告的面积，越来越多的国家使用了图形警示，很多国家已经完成了两轮、三轮、四轮，甚至更多轮警语的轮换。不断增大图形健康警示的面积，已成为不可阻挡的世界潮流；越来越多的国家作出响应，按《公约》要求制定政策，并响应世界卫生组织的号召，为实施平装烟包做好准备。

经全国人大常委会批准，《公约》从 2006 年 1 月 9 日起在中国正式生效，到现在《公约》已经生效十多年了。虽然 10 多年来，控烟界一直致力于推动使用符合《公约》要求的健康警示，特别是烟盒上印制图形警示，但迄今为止，中国境内的烟草包装制品上的健康警示依然不符合《公约》要求。本章回顾了过去 10 来年，围绕促进有效实施《公约》第 11 条"烟草制品的包装和标签"，控烟界和烟草业之间的斗争历程。

## 二、实施《公约》第 11 条及其《实施准则》：烟草业的强势抵制与中国政府的弱势履约

### 1. 中国烟草业对《公约》11 条的抵制

早在《公约》谈判期间，国家烟草专卖局就批准针对《公约》的应对策略及对中国烟草业的影响进行研究，研究报告于 2008 年正式出版，书名为《WHO〈烟草控制框架公约〉对案及对中国烟草影响对策研究》（以下简称《双对》）[6]。这本书的序言把为什么要竭尽全力反对图形警示上烟盒的理由说得十分清楚："目前我国高档卷烟的消费中以礼品形式的转移消费占了很大的份额，假如包装（按《公约》第 11 条要求）作出巨大改变，将可能导致我国的高档卷烟从礼品形式的转移消费领域快速减少或退出，还可能导致高档卷烟的价格回落。我国烟草业的利税特别是利润在很大程度上依赖只占总量一成左右的高档卷烟，这一措施将可能导致烟草业的利税大幅下降。"[7] 该书的作者也毫不掩饰地道出，"由于卷烟是节假日、聚会、庆典、婚宴等特定场合的传统必备消费品，如果烟盒上印上大而醒目的健康警语，将难以被广大消费者接受，对烟草行业产生直接影响，需

要引起高度重视。"[6]

烟草业的这份《双对》研究报告得到国家烟草专卖局（STMA）的奖励。[8]因为这份报告为反对《公约》第 11 条的实施出谋划策，提出了一系列应对伎俩：如，"国家行政主管部门为国家烟草专卖局"。"包装警语的印刷形式必须符合我国的传统文化的价值取向和大众消费心理，三年内只能达到最低要求，警语面积达到 30% 的底线即可"。"不采取图片或象形图。不能采取黑框白底的形式，警语底色最好应与原包装色统一。具体印刷位置可灵活掌握"。

## 2. 中国境内卷烟包装标识的规定

2008 年 4 月 2 日，作为烟草控制框架公约履约工作部际协调领导小组（以下简称履约协调领导小组）成员的国家烟草专卖局和国家质量监督检疫总局（以下简称国家质检总局）声称，根据《公约》的相关规定和要求，依据《中华人民共和国产品质量法》和《中华人民共和国烟草专卖法》，发布了《中华人民共和国境内卷烟包装标识的规定》，以下简称《国内烟盒标识规定》。[9] 该规定于 2009 年 1 月生效，适用于所有中华人民共和国境内所有国产卷烟和进口卷烟。

该规定第三条要求卷烟包装体上应使用中华人民共和国的规范中文汉字和英文印刷健康警语。警语内容分两组：

1）吸烟有害健康；戒烟可减少对健康的危害；

2）吸烟有害健康，尽早戒烟有益健康。

《国内烟盒标识规定》第 3 条提出在中国境内烟盒上使用的两条健康警语，内容基本和公约生效前的健康警语"吸烟有害健康"类似。发布单位解释了这两条警语的含义：警告吸烟是有害的，并鼓励尽早戒烟，减少吸烟导致的风险。规定第 4 条要求健康警语必须轮换使用，第 5 条则要求健康警语应位于卷烟条、盒包装正面和背面，正面使用中文警语，背面使用相对应的英文警语。警语区域所占面积不应小于其所在面的 30%，底色可采用原商标的底色（纹）。[9] 仔细阅读《国内烟盒标识规定》，其内容明显与《公约》第 11 条的要求不符。[10, 11]

第一，《公约》要求健康警语覆盖显示区域的 30%，但是，中国的规定只要求展示区域占烟盒的 30% 即可。即在烟盒的 30% 处画了一道线，警语本身的面积远小于 30%，字体还极小，不大于 2 毫米。尽管警语从 2008 年前的侧面转到烟盒前面，警语内容没有发生根本的改变，依然没有影响力（图 11-1）。

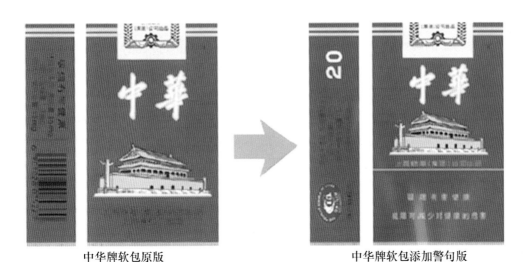

中华牌软包原版　　　　　　　　中华牌软包添加警句版

图 11-1　2008 年前和 2008 年后的烟盒上的健康警语

第二，《公约》要求，健康警语必须描述烟草所致的具体健康危害。而《国内烟盒标识规定》要求的两套文字警语（如上所述），都未提供吸烟所致的各种具体健康风险的信息。仅一般性地、含糊地告知吸烟所致健康风险，没有提供关于烟草和吸烟危害的具体信息，如吸烟导致肺癌，孕妇吸烟会危及胎儿的健康等其他国家普遍采用的警语，显然，中国式的健康警语明显不符合《公约》的要求。中国的健康警语是不可能改变吸烟者对吸烟所致的健康风险的认知。许多研究已经证实，即使吸烟者报告他们笼统地知道烟草对健康有害，但很少真正了解烟草使用所致的具体健康危害。[12] 例如，中国 2010 年全球成人吸烟调查中国报告中，81% 的人认同吸烟有害健康，但分别只有 77.5%、27.2% 和 38.7% 的人知道吸烟会引起肺癌，中风和冠心病，同时知晓吸烟会引起这三种疾病的比例仅有 23.2%。[13] 也就是说，虽然大多数吸烟者可能粗浅理解吸烟有害健康，但很少人真正理解烟草使用导致的特定健康风险，更少的人相信并认为这些风险会对自己的健康造成影响。

第三，这种一般性的健康警示信息已经在中国公众中达到饱和，[14] 公众需要的是吸烟导致特定疾病的知识。[15] 要使人们更详细地了解吸烟所致疾病的风险，图形警示能发挥更有效的作用。[16, 17] 证据表明图形健康警示能传递更丰富的信息，在帮助吸烟者戒烟和防止青少年尝试吸烟方面有更强势的作用。《公约》第 11 条《实施准则》已经指出，包含文字和图片的健康警示比纯文本警示更加有效，[4] 是年轻人和文化程度低的人获得健康信息的重要途径。[18]

第四，一半的警语信息为大多数中国人不能理解的英文。一项调查显示，

73.2% 的中国成人不能把 "Smoking is harmful to your health" 正确地翻译成中文，89.9% 的吸烟者也不能正确地翻译 "Quitting smoking early is good for your health"。[19] 这条规定，也完全违背《公约》第 11 条 "警语必须使用本国主要语言" 的要求，是蓄意不让这些警语发挥警示作用。

第五，《国内烟盒标识规定》允许警语底色可采用原商标相同的背景颜色，健康警语并没有与包装底色区别开来，形不成视觉冲击力。弱化的警告与漂亮的包装和突显的品牌综合起来，大大降低了警语的作用，从而降低了吸烟者从这些健康信息中受到教育，考虑或采取行动的可能性。

第六，《国内烟盒标识规定》要求卷烟包装应按照国家标准标注焦油量、烟气烟碱量及烟气一氧化碳量等烟气成分和释放物的信息。这条规定导致人们很容易认为低焦油卷烟的危害比一般的卷烟危害小。

这种做法倒是和国家烟草专卖局出版的《双对》研究报告中建议的 "警语内容绝不可危言耸听" "达到 30% 即可"，"警语不能采取黑框白底黑字的形式，警语底色最好应与原包装色统一" 非常契合。[6]

2011 年 8 月中国烟草总公司发布了《关于进一步加大卷烟包装警语标识力度的通知》。[20] 调整后的卷烟包装的健康警语依然维持原来的警语内容，依然无烟草导致的具体健康危害，仍然没有采用图形警示。变化部分，仅仅加大了警语的字号（卷烟条、盒包装上的字体高度不小于 6.5 毫米和 4 毫米）；撤销了英文警语，量化了警语区与背景色的色差值。

2016 年 9 月国家烟草专卖局和国家质检总局再次共同发布了《中华人民共和国境内卷烟包装标识的规定》。[21] 该规定的文字警语增加了一组，共三组轮换：

第一组：吸烟有害健康请勿在禁烟场所吸烟。

第二组：尽早戒烟有益健康戒烟可减少对健康的危害。

第三组：劝阻青少年吸烟禁止中小学生吸烟。

调整后的警语字号加大（条、盒包装上的字体高度应不小于 7.0 毫米和 4.5 毫米），覆盖面积增到 35%，警语区背景的色差值略有提高。但警语依然没有指出吸烟的具体的健康危害，也没有图形警示。

《公约》生效后，中国政府发布了三次《国内烟盒标识规定》，国内烟盒标识规定仍然完全不符合《公约》第 11 条及其《实施准则》的要求。虽然，警语从侧面调整到正面，字号从 2 毫米加大到 4.5 毫米，健康警语面积从 30% 增加到了 35%，但是烟盒上的健康警示语没有实质性的变化：依然没有说明烟草使用的有害后果，更没有揭示烟害的图片，也没有限制使用烟草成分和释放物的定量或定性说明。

### 3.《烟草控制规划（2012–2015）》与卷烟包装标识上的健康危害警示

由于烟草业干扰，直到《公约》生效 6 年后的 2012 年 12 月，我国才有了第一个由履约协调领导小组主持制定的《烟草控制规划（2012-2015）》（以下简称《规划》）（制订历时 2 年半）。在漫长的制订过程中，分歧最大的、最激烈的是烟草制品包装的健康警示问题。不幸的是，最终在工信部的支持下，国家烟草专卖局（即中国烟草总公司）依然主导了这一关键政策的制定。

《规划》中关于"要不断强化卷烟包装标识健康危害警示"，包含了三方面的内容：①加强卷烟包装标识管理，全面评估《中华人民共和国境内卷烟包装标识的规定》的实施效果。②完善烟草危害警示内容和形式。增加说明烟草危害健康具体后果的警语，并标明警告主体或依据，提高健康警语的权威性和有效性。③提高健康危害警示效果。按照"大而明确、醒目和清晰"的要求，通过扩大警语占用面积、加大警语字体、增强颜色对比度等，切实提高烟草危害警示效果。逐步实施卷烟包装印制戒烟服务热线等相关信息，积极提供戒烟咨询和帮助。[22]

初初一看，《规划》似乎是要积极主动地改进烟盒上的健康警语，但实际上《规划》避而不谈《公约》第 11 条《实施准则》，只字不提健康警语要包括哪些烟草所致的具体健康危害，只字不提何时采用图形警示以及如何禁止烟盒包装上的误导信息。《规划》的具体体现就是 2016 年更新的《国内烟盒包装标识规定》，这个规定依然违背了《公约》精神，这在前一节我们已经分析了。所以专家们批评这是一个在烟草业严重干扰下制定的规划，是敷衍、应付和背信《公约》要求的产物，并未打算真正贯彻执行。

## 三、中国和其他国家烟盒上的健康警语

### 1. 中国烟盒上的健康警示

如前所示，2008 年《国内烟盒标识规定》实施以后，分别在 2011 年和 2016 年又进行了两次调整。我们以"中南海"烟盒包装为例，观察 2008 年到 2016 年烟盒上的健康警语的变化情况（图 10-2）。从图 10-2 可见，2011 和 2016 年的烟盒背面的英文版健康警语确实去掉了，警语字号也确实增大了些，但最关键的是，警语的内容没有任何变动，没有提及任何烟草所致的健康危害；标注焦油含量"8mg"和"5mg"的白色和浅蓝色的烟盒，依然在误导消费者，让消费者认为这是一款低焦油的卷烟，相对于其他卷烟危害较少。而且显示的是"本公司提

示"，这与《公约》要求的显示"政府主管部门提示"形成了明显差距。烟草公司的提示的可信度自然会打很大的折扣。2010 年"全球成人烟草调查——中国报告"结果显示，大约三分之一的吸烟者都相信低焦油卷烟的危害小一些，在医生和教师中这个比例更高，分别为 55% 和 48%。[13] 这和烟盒上的错误导向显然是有关系的。

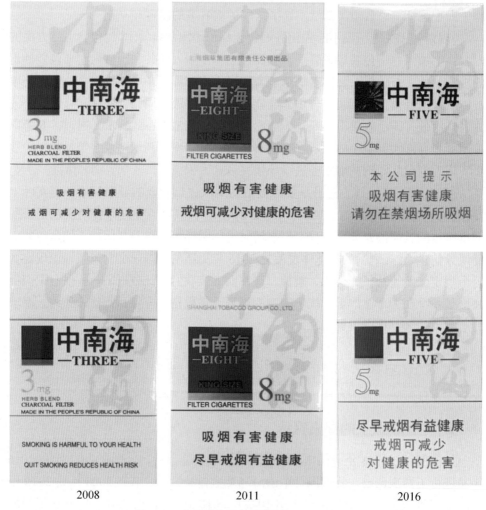

2008                    2011                    2016

图 11-2　中国烟盒上健康警语，2008~2016
来源：图片由新探健康发展研究中心李金奎拍摄提供。

2016 年中国在市场上的卷烟烟盒的见图 11-3。从图 11-3 可见，这些烟盒依然美丽，卷烟上的健康警语完全未能传达任何有关吸烟所致的具体健康危害的信息，更没有图形警示。《公约》在中国生效已经 12 年了，而从第一次出台《国内烟盒标识规定》到现在也整整 10 年了，烟盒上的健康警语居然没有任何实质性改变。中国政府一直说他们已经履行《公约》第 11 条了，这显然不符合事实。

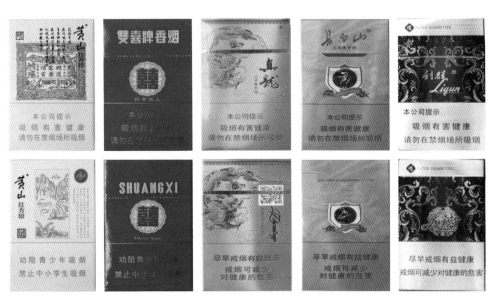

图 11-3　中国不同品牌烟盒上的健康警语，2016
来源：图片由新探健康发展研究中心李金奎拍摄提供。

## 2. 其他国家和地区的健康警语

在过去 12 年中，在履行《公约》第 11 条方面，中国基本没有任何实质性进展，但世界各国却进展迅速。很多国家增加了健康警语的尺寸，越来越多的国家使用图形警示。为了应对烟草业的各种反对策略，实施平装烟盒已经成为未来的方向。

除中国外，所有国家烟盒上的健康警语都明确指出了烟草所致的具体健康危害。虽然日本和中国一样，属于《公约》第 11 条执行较差的国家，没有图形警示，警示语面积也只占烟盒的三分之一，但是 2005 年后日本烟盒上的健康警语均指出了烟草危害健康具体后果，如"吸烟导致肺癌；根据流行病学估计，吸烟者死于肺癌的概率比不吸烟者高出二至四倍"；"吸烟会增加心肌梗死的风险；根据流行病学估计，吸烟者死于心肌梗死的概率比不吸烟者高出约 1.7 倍"；"吸烟会增加中风的风险；根据流行病学估计，吸烟者死于中风的概率比不吸烟者高出约 1.7 倍";在烟盒背面警语有,"孕期吸烟是早产和胎儿生长受损的原因;孕妇吸烟者患低出生体重幼儿的概率比不吸烟的孕妇高出二倍;孕妇吸烟者患早产的概率比不吸烟的孕妇高出三倍",等 10 多条警语。[23] 日本的健康警语可以说达到了《公约》对警示语的最基本要求。

截至 2016 年底,国际上履行《公约》第 11 条方面有极大的进展。已经有 94 个国家 / 司法管辖区放置在烟盒正面和背面的健康警语的平均面积达到 50% 及以上,其中 50 个国家达到 60% 及以上,尼泊尔的健康警示语的覆盖面积高达 90%。[24] 目前采用图形警示包装措施的国家 / 司法管辖区已达 105 个,覆盖世界人口的 58%。[25]

香港、澳门和台湾地区的健康警语均使用了图形警示,明确指出了健康危害。例如,根据香港法令,第 371B 章《吸烟(公众卫生)(公告)令》,[26] 在港销售的载有 20 支或多于 20 支卷烟、雪茄烟,必须显示各种吸烟所致健康问题的图形健康忠告,该图形须至少覆盖烟盒前后面面积的 50%。这些警语按官方语言发布,并配以图形。2016 年 6 月香港特区政府通过卷烟包装扩大使用警示图片的规定,明确卷烟包装必须将警示图文面积扩大至 85%,并要求轮流使用 12 种警示语 [27],如,"香港特区政府忠告市民:'吸烟引致肺癌','吸烟足以致命','吸烟导致阳痿'"等 7 条警语轮换使用。又如澳门,2012 年通过法律,2013 年正式实施。法律规定健康警语覆盖面积必须超过烟盒前面和背面的 50%。警语的文字一面使用中文,一面使用葡萄牙文。使用了"吸烟引致口腔癌"等 6 种健康警示图片;同时烟盒上禁止使用"淡味"和"柔和"等错误信息 [28]。

在中国的所有邻国,尼泊尔、印度、泰国、老挝、缅甸、越南、韩国和蒙古、俄罗斯、哈萨克斯坦、吉尔吉斯斯坦、塔吉克斯坦等国家,除日本外,他们的法律均要求使用图形警示,指明吸烟和二手烟带来的健康危害。[29] "金砖五国"(巴西、俄罗斯、印度、中国和南非)中,已有巴西(2001)、印度(2009)和俄罗斯(2013)三国在其烟盒上采用了图形健康警示,其图文警示面积分别占 85%、65% 和 50%。南非正在积极努力,修订其 2009 年 8 月生效的烟草制品控制法案,以实施图形健康警示,向公众展示吸烟的健康后果。[30] 在中国大陆,履行《公约》10 年以来,在烟盒包装上的健康警示连最基本的标准均未达到,且无放置图形警示的任何迹象。

为了有效遏制烟草企业利用烟盒作为促销烟草制品、误导公众的工具,增加健康警语的效力,降低烟草制品的吸引力,《公约》的《实施指南》推荐使用平装烟包。2016 年 5 月 31 日世界无烟日,世界卫生组织宣布了一项举措:推行平装烟盒。[31] 烟草制品的平装是指除以标准颜色和字体显示品牌名称和产品名称外,限制或禁止在包装上使用其他标识、颜色、品牌形象或推销文字的措施。平装烟包的效果得到了大量证据的支持。[32] 2012 年 12 月 1 日，澳大利亚的平装烟盒已经在零售商层面全面实施。2015 年，爱尔兰、大不列颠及北爱尔兰联合王国和法国都通过了自 2016 年 5 月起实行平装的法律。匈牙利将在 2018 实施，14 个国家正在积极准备推行平装烟包立法。[25]

中国过去 12 年在改进烟盒包装，放置健康警示方面原地踏步，而世界各国烟盒上的健康警语面积越来越大，越来越多的国家使用图形警示和推行平装烟包，中国和世界的差距也越来越大了。

## 四、中国烟盒健康警语效果评估

中国政府一直认为，制定和实施《中华人民共和国境内卷烟包装标识的规定》是履行《公约》的最大的行动。[33] 但是许多研究都表明中国按该规定执行的纯文字健康警示效果不佳，实际是按照烟草业的需求，反对公约的一项行动。

### 1. 对中国烟盒上健康警语有效性研究

2009 年，一项由加拿大滑铁卢大学领衔的烟草控制政策评估项目（ITC），通过与其他国家的健康警示图形及文字警示进行比较来评估中国在 2008 年的新的健康警语的效果。该研究在中国 4 个城市（北京、上海、昆明和银川）进行，包括来自 4 个城市的 1169 名调查对象（吸烟者、非吸烟者及年轻人），要求这些被调查者回顾 10 组警语，①目前中国覆盖境内烟盒正面与背面 30% 面积的文字健康警语（2008 年 10 月在中国执行）；② 2008 年以前位于烟盒侧面的文字警语；③四幅具有图文警示的烟盒，分别来自加拿大（吸烟导致肺癌，配上肺癌图片），新加坡（吸烟引发口腔疾病，配上黄牙的图片）、中国香港（吸出因引起外周血液疾病，配上坏疽图片）和欧盟（吸烟堵塞动脉，导致心脏病发作和中风，配上动脉阻塞图片）覆盖烟盒正面或背面 50%；④四幅上述国家和地区删除图形的文字健康警告。这些健康警语是否会触动戒烟意愿或阻止年轻人尝试吸烟，参与者根据自己的感受给出意见。根据参与者给出的答案，对上述 10 种健康警语的有效性进行评价和排名。[34] 评价结果表明，无论男性还是女性，无论在吸烟者、非吸烟者或年轻人中，在任何一个城市，中国的健康警告一致被评为最无效的，中国 2008 年新引入的健康警语评分仅比旧警语略高；图片警示均排名在前，是最有效的，指明具体健康危害的文字警语排在中间。评估结果表明，中国 2008 年 10 月推出的烟盒上的健康警语，由于没有说明具体健康危害，其有效性低于其他国家的文字健康警语，更远远低于采用图形的健康警示（图 11-4）。

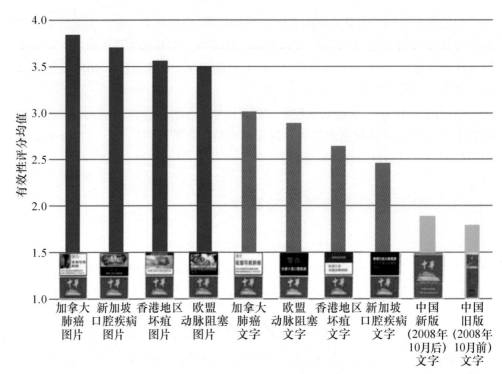

图 11-4    不同健康警示的有效性评分均值："每个警示在促使吸烟者戒烟方面有多大效果？"（所有调查对象）

来源：引自参考文献 35，图 20，36 页

## 2. 对中国烟盒警示的行为影响的研究

在中国七个城市中针对 18 岁以上的吸烟者及非吸烟者开展的 ITC 中国前瞻性队列研究，采用面对面调查的方式收集数据。ITC 调查问卷当中有一系列的问题都是针对健康警示的效果评估，其中一些问题涉及相关行为，如，"健康警语在多大程度上使你考虑到吸烟对健康的危害？"，"烟盒上的健康警语在多大程度上使你想戒烟？"和"在过去一个月内，当你打算吸烟时，你有几次因为健康警语而没有吸烟？"。ITC 调查的 20 个国家的数据显示，从使用的所有健康警示有效性指标来看，中国的健康警示传递烟草健康危害的效果都非常弱。只有 7.4%的吸烟者在"很大程度上"考虑吸烟危害，虽然 22.1% 的吸烟者至少一次因健康警语放弃吸烟，但是仅有 5.2% 的吸烟者在"很大程度上"更想戒烟。这些结果与中国 2008 年烟盒改版前的调查结果类似，表明中国烟盒上的健康警语没有什么效果，2008 年改版后的健康警语并没有增加影响力来改善人们的行为，特别是吸烟者的戒烟意愿和戒烟行为，也没有引起强烈的情绪反应。[35] 该报告也指

出了中国和马来西亚改版后的烟盒健康警语效果的明显区别。2009 年 1 月，马来西亚按照《公约》第 11 条《实施准则》的要求，在烟盒正面（40%）及背面（60%）使用了图形健康警示。结果，男性吸烟者报告健康警示使其在很大程度上考虑戒烟的比例由 6% 上升到 20%，过去一个月内男性吸烟者因健康警示至少有一次放弃吸烟的比例由 23% 上升到 56%。前面已经描述，中国在 2008 年也修改了烟盒上的健康警语，但是修订前后这两个比例的变化很小，看见警语有戒烟考虑的比例从 3% 上升到 5%，过去 1 个月至少放弃一次吸烟的比例从 15% 上升到 20%。这也进一步证明了中国的健康警语的修订几乎是无效的。[36]

"迈向无烟中国"项目是由布隆伯格控烟项目基金支持的在 20 个省的 40 个市县开展的控烟项目。为了评估实施《国内烟盒标识规定》后的烟盒健康警示效力，该项目，在 20 个省 40 个市 / 县分层、多阶段随机抽样调查 16000 余人，[37] 调查者将其他国家有图形警示的烟盒与中国国内烟盒上的健康警语的图片同时显示给受访人，询问受访人看了图片后，是否知道吸烟的危害，是否打算戒烟，是否愿意使用卷烟作为礼品送人。

结果显示：其他国家那些"明确指出了健康危害、有图片警示"的烟盒健康警示，可以使 90% 以上的人了解烟草对健康的危害，提升戒烟的可能性，并使 90% 以上的人表示不再想用烟送礼，调查对象还认为这样的烟盒包装可以大大降低将烟作为赠品、礼品的不良社会风气，抵制公款买烟的腐败行为。与之相反，看了我国烟盒上的健康警语，有 70% 的人仍不了解烟草对健康的危害，也不想戒烟，并且表示用这种包装的卷烟送礼是可以接受的。[38]

全球成人烟草调查（GATS-China）是由美国疾病控制与预防中心、世界卫生组织与各国合作开展的成人烟草使用情况的横断面调查。从 2009 年 12 月至 2010 年 3 月，中国疾病预防控制中心完成了中国的成人烟草流行病学调查（GATS China）；所有 15 岁以上的散居人群均是抽样对象。通过多阶段分层整群抽样设计，确定了 100 个县、区的 15000 人进行调查，实际完成调查人数 13354 名。调查问卷中，有两个问题是测试烟盒上的健康警语的效果："过去 30 天，你是否看到过烟盒上的健康警语？"，看到后，"过去 30 天，看到烟盒上的健康警示，是否会使你考虑戒烟？"。GATS-China 结果显示，"过去 30 天，虽然 86.7% 的吸烟者在烟盒包装上看到了吸烟有害健康的警示语，但 63.6% 的吸烟者不会考虑戒烟"，无论性别、年龄、职业和教育水平，这个比例都类似。[13] 结果表明，2008 年引入的健康警语是无效的，不能导致吸烟者增加戒烟意愿。2015 年调查，采用了相同抽样方法和相同的问卷表，在 336 个区县中调查了 16800 名 15 岁以上的人。主要测量了 2011 年改进后的健康警语。结果显示，看到了 2011 年政策修订后的烟盒上的健康警示语的吸烟者中，同样有 62.1% 不会考虑戒烟。[39]。两次调查结果没有差异，这些证据有力地表明，2008年制订的的和2011年改版后的中国烟盒健康警示均是无效的，均不能引发吸烟者的戒烟意愿，不能发挥足够的警示和教育作用。

多个证据表明，根据《国内烟盒标识规定》放置在中国烟盒上的文字健康警语，无论是2008年的，还是2011年修订的，对于改善吸烟者戒烟意愿还是增加戒烟行为，均是无效的。中国拖延执行有效的图形健康警示，将会失去很多机会来提高中国人对吸烟危害的认识和促使吸烟者戒烟，从而改善中国人的健康。

## 五、促进中国政府履行《公约》11条

自2006到现在，中国控烟进程中，争议最大、最激烈的，无疑是如何履行框架公约11条和什么是合格的健康警语这几个问题。控烟界为促进图形警示上烟盒，已经抗争了10多年。这个抗争主要分为两个方面，第一是政策倡导。反对国家烟草专卖局和国家质检总局出台的"中华人民共和国境内烟盒包装"的规定，呼吁图形警示上烟盒。第二，民众动员。多领域专家与媒体联合，告知民众国际社会是如何传播烟草危害健康的信息，促进民众支持图形警示上烟盒。

### 1. 政策倡导图形警示上烟盒

2008年，当国家烟草专卖局和国家质检总局发布《国内烟盒标识规定》时，遭到了控烟界强烈反对，9月40多位来自医学、公共卫生领域的专家和相关组织代表，认为《国内烟盒标识规定》明显违背了《公约》的基本精神，并呼吁工信部和国家质检总局，立即停止这一《规定》的执行，重新制定符合公约精神的有关规定。[40]（为什么说违反规定，本章第二部分已经做了详细分析）。从2008年至2016年，为了促进图形警示上烟盒，很多著名的公共卫生专家、医学专家，进一步联名或单独致函工信部、国务院，甚至最高领导，用多方面来源的科学证据，力陈图形警示放上烟盒的益处，请求改变现状。各方的呼吁既未得到决策者的回复，也未见到改变现状的明确指示。这种以致函的方式吁请政策改变的方式，在中国并不少见。致函者相信这些建议对自己国家的发展是有益的，也相信决策者，能够倾听人民的声音，改变某些不当的做法。但这次却让专家们失望了。

控烟界出台了系列报告，宣传《公约》对烟盒包装的要求，中国的烟盒标识规定如何违反《公约》第11条的要求，介绍各国烟盒上的图形警示，评价中国烟盒健康警语的无效。还有许多研究文章指出了中国政府的某些部门把烟草企业应对《公约》的对策作为政府的政策，表明政府被烟草利益集团绑架。这些研究为政策倡导提供了坚实的证据。

　　与此同时，中国疾病控制中心等与新闻媒体界联合，编辑系列两会特刊（图
11-5）；新探健康发展研究中心（以下简称新探）、中国预防医学会、中国控烟协
会组织座谈会，向两会代表介绍情况，推动两会代表关注中国的控烟形势，促进
图形警示上烟盒。[41]

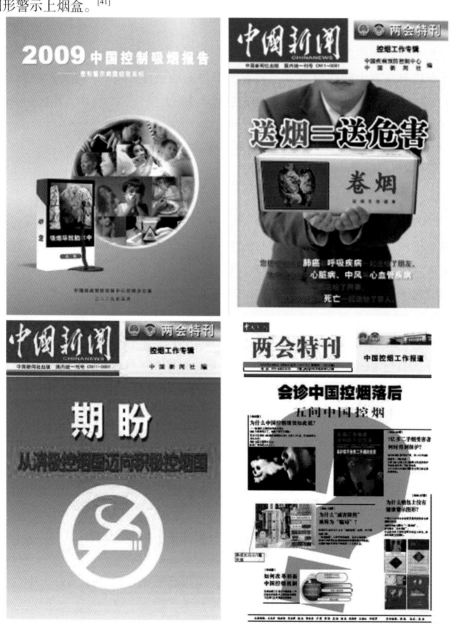

图 11-5　图形警示上烟盒系列促进报告

来源：不同年代中国所闻—两会特刊封面。

连续 10 年的"两会"上，多名人大代表和政协委员不断递交提案、议案，促进有效履行《公约》第 11 条，图形警示上烟包。代表们呼吁警惕受烟草业的商业和其他既得利益的影响。追究某些烟草企业，如"中南海"卷烟厂利用烟草包装欺骗和误导消费者的责任。[42] 代表们也不断质询工信部和国家烟草专卖局无作为，为何图片警示上烟盒无进展？[43] 但工信部和国家烟草专卖局的回复每年几乎是同样的，他们认为，中国已经达到《公约》的标准，没有违约；其次，全世界只有少数国家制定了放置图形警示的法规（125 个国家被说成是少数），第三，放置图形不符合中国传统文化，但除大陆外的所有华人地区，香港、澳门、台湾和新加坡都已有图形警示，所以在中国绝不可能在烟盒上放置图形警示 [44-46]。前面的分析已经表明，这些说法都是一些不顾事实的诡辩。

## 2. 民众动员，推进图形警示上烟包

2009 年 2 月 16 日，"迈向无烟中国"项目办公室联合新探、搜狐公益频道、视觉中国网站发起了"无烟行动·创意中国"——"警示图片上烟包"网民意见征集活动，旨在征集民意，提请政府修改现行《中华人民共和国境内卷烟包装标识的规定》的相关内容。[47] 2 周内，支持图形警示上烟盒的网民人数已经达到 140 余万。[48] 同时在互联网上开展"图形健康警示的征集活动，通过广泛的征集、公众的参与，专家的评选和授奖，使民间社会对图形警示上烟盒更具有认同感。

自 2011 年以来，由民间公益组织新探、中国医学科学院基础医学研究所、中国疾病预防控制中心控烟办公室联合推动下，"我要告诉你，因为我爱你——警示图形上烟包"控烟倡导活动在全国 30 个省的 300 多个城市开展。活动的目的是通过巡展，让中国大陆居民了解烟草使用危害健康的信息，同时了解其他国家烟盒上的健康警语的实施现状，以促进民众支持图形警示上烟盒。[49]

该行动的新颖之处是利用世界各国正在使用的烟盒上的图形警示，制作成一套图片警示系列展版。例如，其中一个展板，使用了马来西亚的烟盒包装上的警示图文：吸烟导致口腔癌。另一张展板来自毛里求斯和加拿大烟盒，显示吸烟导致肺癌，以及因肺癌早死的遗憾。还有一张展板，借用香港烟盒的图片，有吸烟前后皮肤变化的妇女肖像，伴随一句忠告：吸烟会加速皮肤老化。这个烟盒图形展示不仅形象地告知公众，吸烟所致的健康危害，提高了吸烟危害健康知识的可信度（图 11-6）。更重要的是，看到这些具有感染力的图片，增加了公众要求图形警示上烟盒的迫切性。

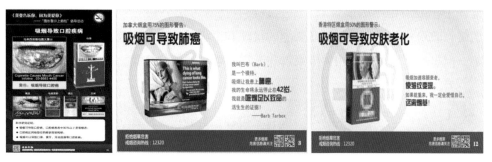

图 11-6　我要告诉你，因为我爱你：来自不同国家的烟盒图形警示展
来源：新探健康发展研究中心提供。

2011～2012 年巡展期间现场 11002 人问卷调查统计分析结果表明：参加活动的公众观看后对烟草危害的认识有大幅提高，对吸烟和二手烟危害的认知率高达 90%。对警示图形上烟包的平均支持率达到 85.5%。[50] 另一项由上海复旦大学主持的对上海 2300 名参观者调查获得了类似的结果。[51] 76.7% 受访者支持警示图形印上烟包，其中大学生和医务人员的支持率在 90% 以上，农民工中的支持率也达 79.1%。这项活动获得了极大的成功。直至 2017 年，该展览还在许多城市继续巡展。

### 3.　来自国际社会的批评

中国烟草业如此明目张胆绑架政府，抵制《公约》第 11 条的执行，受到了国际社会的批评。

2008 年 11 月 17 日，世界卫生组织《烟草控制框架公约》第三次缔约方会议在南非德班举行。中国代表发言反对《公约》第 11 条《实施准则》。[52] 他们认为，推荐使用明确清晰的警示图片就是扩大了缔约方的义务。会上中国代表团发言说，"使用图形警示标识，……涉及到文化和民族感情。在中国生产的所有卷烟上的图案有名山大川，也有美丽的风景和历史名胜。……假如放上这些难看的图片，会伤害中国人民的感情"。[53] 这样荒唐的发言引起会场一片嘲笑。也由于中国代表团在该会议上公然嘲笑《公约》第 11 条《实施准则》，把借美丽的烟盒营销卷烟置于自己人民的健康之上，2008 年 11 月 19 日，中国代表团被出席大会的非政府组织全球公约联盟授予"脏烟灰缸奖"。[54] 多家媒体报道了国际社会对中国在缔约方会议上反对实施《公约》第 11 条《实施准则》的蛮横不讲理态度和荒唐言论进行了批评。[55] 在很多博客、微信等新媒体上也有大量的评论，批评中国政府拒绝图形警示上烟盒，没有优先考虑公众的健康等等。很多专家期盼，政府相关部门面对如此激烈的批评和巨大的压力，应该会修订烟盒包装规定，但事实上，中国的相关决策者并未有所触动，依然故我。

> **BOX11.1 脏烟灰缸奖**
>
> 　　是由全球烟草控制框架公约联盟设立的一个页面奖项。全球《公约》联盟是以遏制烟草使用对健康、社会经济和环境带来的极具破坏性的影响，促进无烟世界为目标的全球性非政府组织。参加会议的非政府组织代表根据各国政府代表团或领导人在"烟草控制框架公约"会议上的表现，集体评选，授予在控烟工作中有拙劣表现的代表团和领导人。

## 六、总结

本章对中国履行《公约》第 11 条的国内政策，烟盒包装健康警示标识的现状，效果评估，以及民间社会的推动做了全面的描述。

中国烟盒包装健康警示完全未达到《公约》第 11 条的要求，第一，中国的文字健康警语未指明具体健康危害；其次，烟盒上依然显示烟草成分和释放物的定量说明，如焦油、尼古丁和一氧化碳，暗示一些卷烟是"柔和""淡味"的，其危害性低于其他品牌。第三，未放置图形警示。作为一个重要的、传播面广的、有效的和低成本的烟草控制工具，放置大面积图形警语，甚至平装烟盒在全球已经形成了一种巨大的趋势。从 2001 年只有加拿大一个国家在烟盒上使用图形警示，到 2015 年，已经有 105 个国家使用图形警示，包括一些还未批准加入《公约》的国家。[25] 这个趋势还在继续增加。除中国大陆外以华人为主的地区或国家，香港、澳门、以及台湾地区和新加坡，都放上了图形警示语，中国已经远远落在全世界的后面。

但是，截至到目前为止，还看不到改进的迹象。2017 年人大会议期间，全国人大代表、烟草专卖局段铁力副局长，依然强硬地回答，在烟盒上印警示图片不符合中国的文化传统，目前也没有印制的打算，中国是按照世界卫生组织《烟草控制框架公约》履约的，并没有违约。[56]

过去 12 年时间内，尽管围绕着图形警示上烟盒而进行的控烟运动获得了人们的大力支持，但是还是不得不遗憾地说，迄今为止，还没有取得实质性进展。为什么这样一个最具成本效益的干预措施就不能在中国实施呢？

唯一反对这个措施的，就是中国的烟草业，烟草业认为，这个措施触动了他们的根本利益。他们预计，假如包装按《公约》第 11 条要求做出巨大改变，将可能导致中国的高档卷烟从礼品形式的转移消费领域快速减少或退出，从而导致高档卷烟的价格，烟草业的主要利润来源回落，导致烟草业的总盈利下降。

在其他国家，烟草业也是极尽全力反对执行《公约》第 11 条。例如烟草业从法律上对一些国家的平装包装（标准化包装）立法提出了挑战。但是，除了一些还没有做出判决的诉讼外，迄今为止烟草业提出的所有法律诉讼都以失败告终。在澳大利亚，法院驳回了烟草业对《烟草平装包装法》提出的违宪审查诉讼。菲利普莫里斯亚洲公司声称澳大利亚的《烟草平装包装法》违反了澳大利亚与香港的双边投资协定，因而提请国际仲裁。但是，国际仲裁庭以其不具备司法管辖权为由予以驳回。菲利普莫里斯不仅输掉了针对澳大利亚平装包装法律的诉讼，还被世界贸易组织认定，要求向澳大利亚政府支付有关法律费用。[57] 在英国，烟草公司在高等法院对有关标准化包装（平装）的立法提起诉讼，也以失败告终。在判决中，法官有力地驳回了烟草业对于标准化包装可行性与有效性的质疑。[58]

为什么在中国的情况完全不同？因为国家烟草专卖局（即中国烟草总公司）主导了这一关键政策的制定和执行。要让烟草业自己来批准"图形警示上烟盒"，这种行为无异于与虎谋皮。

无论在 2008 年和 2015 年发布的《国内烟盒标识规定》，还是制定的《2012-2015 年控烟规划》中关于烟草制品的包装和标签部分，均是烟草企业为了抵制《公约》执行的对策对案的翻版。这是以国家公权力为烟草企业谋利益的典型案例。国家烟草专卖局和国家质量监督检验检疫总局在中国控烟履约的过程中，完全无视国家的长远利益和人民的健康福祉，而把烟草行业的最大利润放在了首位，滥用公权力，竭力阻挠、拖延、对抗《公约》在我国的贯彻实施，沦为烟草企业集团的代言人。

在这种背景下，控烟界应该把反对烟草业的利益绑架公权力，国家烟草专卖局离开履约协调领导小组作为斗争的焦点，并更广泛地动员民众，让更多的人呼吁图形警示上烟盒。

# 参考文献

[1] HAMMOND D, FONG G T, MCNEILL A, et al. Effectiveness of cigarette warning labels in informing smokers about the risks of smoking: findings from the International Tobacco Control(ITC)Four Country Survey [J]. Tobacco control, 2006, 15 Suppl 3(Suppl 3): iii19.

[2] THRASHER J F, HAMMOND D, FONG G T, et al. Smokers' reactions to cigarette package warnings with graphic imagery and with only text: a comparison between Mexico and Canada [J]. Salud Pública De Mexico, 2007, 49(16): S233.

[3] FCTC W. RECORDS OF COMMITTEES REPORTS OF COMMITTEES [M]. 3 ed. 南非德班, 2008.

[4] WHO. 世界卫生组织烟草控制框架公约, 第 11 条实施准则, 烟草制品的包装和标签 . 2011. http: //www.who.int/fctc/treaty_instruments/adopted/article_11/en/(accessed 25 Mar 2017).

[5] (TFI)T F I. WHO FCTC Health Warnings Database http: //www.who.int/tobacco/healthwarningsdatabase/en/index.html(accessed 25 Mar 2017).

[6] WHO《烟草控制框架公约》对案及对中国烟草影响对策研究 [M]. 北京：经济科学出版社, 2006.

[7] 姜成康 . 序言：研究满足决策的要求 [M]// 周瑞增, 陈永照 . WHO《烟草控制框架公约》对案及对中国烟草影响对策研究 . 北京；经济科学出版社 . 2006.

[8] 国家烟草专卖局科技司 . 2008 年度中国烟草总公司科学技术进步奖获奖项目汇总表 . 2009. http: //www.tobaccoinfo.com.cn/images/zhxx/szgdgg/Uploadpdf/2009/20090330.doc(accessed 25 Mar 2017).

[9] 国家烟草专卖局, 国家质量监督检查检疫总局 . 中华人民共和国境内卷烟包装标识的规定 [M]. 2008.

[10] 杨功焕 . 国际烟草控制框架公约与国内政策的差距分析 [J]. 中国卫生政策研究, 2009, 2(3): 1-9.

[11] 中国疾病预防控制中心控烟办公室 . 2009 中国控制吸烟报告：图形警示揭示真相 [M]. 北京：世界卫生组织, 2009.

[12] CHAPMAN S, LIBERMAN J. Ensuring smokers are adequately informed: reflections on consumer rights, manufacturer responsibilities, and policy implications [J]. Tobacco control, 2005, 14 Suppl 2(Suppl Ⅱ): ii8-13.

[13] 中国疾病预防控制中心 . 2010 全球成人烟草调查中国报告 [M]. 北京 : 中国三峡出版社 , 2011.

[14] 杨功焕 . 迈向无烟中国 : 基线调查报告 [M]. 北京 : 中国协和医科大学出版社 , 2008.

[15] CUNNINGHAM R. Gruesome photos on cigarette packages reduce tobacco use [J]. Bulletin of the World Health Organization, 2009, 87(8): 569.

[16] ORGANIZATION W H. Call for pictorial warnings on tobacco packs. 2009. http: //www.who. int/mediacentre/news/releases/2009/no_tobacco_day_20090529/en/(accessed 25 Mar 2017).

[17] HAMMOND D, FONG G T, MCDONALD P W, et al. Graphic Canadian cigarette warning labels and adverse outcomes: evidence from Canadian smokers [J]. American journal of public health, 2004, 94(8): 1442-1445.

[18] WHO. WHO report on the global tobacco epidemic, 2008. The MPOWER package [M]. Geneva: World Health Organization, 2008.

[19] 姜垣 , FONG G T, 李强 , 等 . 2008 年中国烟盒包装健康警示效果评估 [J]. 中国健康教育 , 2009, 25(6): 411-413.

[20] 中烟办 . 中国烟草总公司关于进一步加大卷烟包装警语标识力度的通知 . 2011. http: //www. tobacco.gov.cn/html/49/3829706_n.html(accessed 25 Mar 2017).

[21] 国家烟草专卖局 , 国家质量监督检查检疫总局 . 2016 年《中华人民共和国境内卷烟包装标识的规定》. 2016. http: //gongwen.cnrencai.com/guiding/73618.html(accessed 25 Mar 2017).

[22] 工信部联消费 . 关于印发《中国烟草控制规划 (2012-2015 年 )》的通知 . 2012. http: //www. moh.gov.cn/zwgk/wtwj/201304/4f012dc811994a80ba121936b2640085.shtml(accessed 25 Mar 2017).

[23] 维基百科 . 烟盒警告信息 ( 日本 ). https: //zh.wikipedia.org/wiki/ 烟盒警告信息 # 日本 (accessed 25 Mar 2017).

[24] FCTC W. 2016 global progress report on implementation of the WHO Framework Convention on Tobacco Control. 2017(accessed 25 Mar 2017).

[25] SOCIETY C C. CIGARETTE PACKAGE HEALTH WARNINGS, International Status Report, Fifth Edition [M]. 5 ed., 2016

[26] LAW H K. Smoking(Public Health)(Notices)Order [M]. 1982.

[27] 李晨赫 . 香港规定 : 卷烟包装警示图文面积扩大至 85%, 中青在线 , 2017 年 9 月 9 日 . http: // news.sina.com.cn/2017-09-09/doc-ifyktzim9068808. shtml( 获得于 2018 年 4 月 30 日 ).

[28] KIDS T F. 健康警语信息 , 澳门 . 2013. http: //global.tobaccofreekids.org/files/pdfs/zh/WL_country_ Macau_zh.pdf(accessed 25 Mar 2017).

[29] KIDS T F. Pictorial Health Warning Labels by Country/Jurisdiction by WHO Region. http: // global.tobaccofreekids.org/en/solutions/international_issues/warning_labels/#pictorial.

[30] DROPE J. Tobacco control in Africa: people, politics and policies [M]. London: Anthem Press, 2011.

[31] ORGANIZATION W H. World No Tobacco Day 2016: Get ready for plain packaging. 2016(accessed 25 Mar 2017).

[32] HAMMOND D. Standardized Packaging of Tobacco Products: Evidence Review. 2014. http: // health.gov.ie/wp-content/uploads/2014/06/2014-Ireland-Plain-Pack-Main-Report-Final-Report-July-26.pdf(accessed 31 Mar 2018).

[33] 国家烟草专卖局 . 履约不松懈措施再加强　落实更到位——解读《中华人民共和国境内卷烟包装标识的规定》. 2016. http: //www.tobacco.gov.cn/html/27/2703/4942826_n.html(accessed 25 Mar 2017).

[34] FONG G T, HAMMOND D, YUAN J, et al. Perceptions of tobacco health warnings in China compared with picture and text-only health warnings from other countries: an experimental study [J]. Tobacco control, 2010, 19 Suppl 2(Suppl_2): i69.

[35] WPRO W, 滑铁卢大学 , 国际烟草控制政策评估项目和及新探健康发展研究中心 . 中国烟盒健康警示 : 效果评估及政策建议 [M]. 马尼拉 : 世界卫生组织西太平洋区域办事处 , 2014.

[36] GT F, L X, Y J, et al. The effectiveness of health warnings in China: Longitudinal findings from the ITC China Survey [M]. 10th APACT Meeting. Makuhari Messe, Chiba, Japan. 2013.

[37] WAN X, MA S, HOEK J, et al. Conflict of interest and FCTC implementation in China [J]. Tobacco control, 2012, 21(4): 412.

[38] 中国疾病预防控制中心控烟办公室 . 2009 中国控制吸烟报告 : 图形警示 , 揭示烟害真相 . 2009. http: //www.360doc.com/content/11/0618/08/128196_127745108.shtml(accessed 31 Mar 2018).

[39] 中国疾病预防控制中心 . 2015 年中国成人烟草流行调查报告 [M]. 北京 : 人民卫生出版社 , 2016.

[40] 孙昊牧 . 专家集体炮轰国家烟草专卖局新规 [N]. 中国烟草市场 , 2008.

[41] 白旭 , 王宾 . 中国专家就 "警示图片上烟包" 向两会代表委员提出建议 [N]. 新华网 , 2009.

[42] 支修益 . 关于 "尽快修订《中华人民共和国境内卷烟包装标识的规定》" 的建议 [M]. 2010.

[43] 张焱 . 人大代表呼吁烟包盒印警示图质疑工信部不作为 [N]. 中国经济时报 , 2012.

[44] 韩利 . 讨论 : 工信部前部长李毅中对中国履约的 "看法" [N]. 成都商报 , 2011.

[45] 新探健康发展研究中心 . 2012 年中国控烟观察 ( 民间视角 ), 揭烟草营销大骗局 . 2013. https://wenku.baidu.com/view/67ff53b2daef5ef7ba0d3c28.html(accessed 31 Mar 2018).

[46] 烟草局副局长 : 烟盒印警示图标不符合文化传统 [N]. 法制晚报快讯 , 2016.

[47] 中国烟盒警语效果差强烈呼吁印刷图片警告 [N]. 搜狐健康 , 2009.

[48] 127 万网民支持 "警示图片上烟包". 2009. http://www.bqpu.net/news/466847(accessed 25 Mar 2017).

[49] 新探健康发展研究中心 . "我要告诉你 , 因为我爱你" 图形警示上烟包倡导活动总结会在北京隆重召开 [N]. 控烟通讯 , 2011-.

[50] 协和全球控烟研究所中国分中心 , 新探健康发展研究中心 , 中国 CDC 控烟办公室 . "我要告诉你、因为我爱你" 图形警示上烟包倡导活动总结 . 2011. http://www.doc88.com/p-9703619665013.html(accessed 25 Mar 2017).

[51] 葛新 , 王静 , 杨屹 , 等 . 烟草包装对上海市居民健康警示效应调查 [J]. 中国健康教育 , 2013, 29(9): 775-778.

[52] CONFERENCE OF THE PARTIES TO THE WHO FRAMEWORK CONVENTION ON TOBACCO CONTROL THIRD SESSION. 2008.

[53] 吴宜群 . WHO《烟草控制框架公约》缔约方第三次大会观察员手记 . 2008. http://www.tcrc.org.cn/html/zy/nljs/qtgj/2668.html(accessed 31 Mar 2018).

[54] BLOG C-T C. Dirty Ashtray Award [M]. 2008.

[55] 顾钱江 . 中国控烟成世界反面教材获尴尬奖项" 烟灰缸奖" [N]. 国际先驱导报 , 2008-.

[56] 藏书胜似 . 全世界的烟盒外包装 , 大概只有中国不一样 . 2016. http://www.360doc.com/content/16/0411/19/7724115_549792169.shtml(accessed 31 Mar 2018).

[57] MARTIN P. Australia versus Philip Morris. How we took on big tobacco and won. 2016. http://www.smh.com.au/federal-politics/political-news/australia-versus-philip-morris-how-we-took-on-big-tobacco-and-won-20160517-gowwva.html(accessed 25 Mar 2017).

[58] MYERS M L. In Victory for Global Health, UK High Court Upholds Plain Tobacco Packaging Law – Innovative Strategy Spreads from Australia to Europe. 2016. https://www.global.tobaccofreekids.org/press-releases/2016_05_19_uk(accessed 25 Mar 2017).

# 第十二章

# 全面禁止烟草广告、
# 促销和赞助

郑频频　肖　琳　王　凡　杨功焕

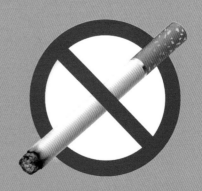

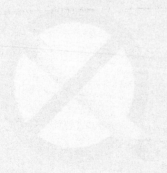

## 摘要

烟草市场营销通过鼓励吸烟者多吸烟和降低戒烟动机来增加烟草销售，刺激潜在的使用者，特别是年轻人尝试烟草，进而成为长期顾客。履行世界卫生组织《烟草控制框架公约》(以下简称《公约》) 13 条的核心就是要在公约生效 5 年内，全面禁止所有形式的烟草广告、促销和赞助。1994 颁布的《中国广告法》与公约要求相比，存在明显缺陷。但是烟草业一直阻止修改广告法，试图为烟草广告留下空间。本章总结了在中国肆虐的多种烟草广告形式，包括以隐晦形式出现在媒体上的烟草广告、户外烟草广告、在销售点的产品展示、产品推荐、品牌扩张、品牌共享、互联网和新媒体上的广告、通过卷烟包装导致的广告效应，以及生产和经销形似卷烟的糖果和玩具等。同时，烟草业经常打着社会责任的旗号，对教育、科学研究、体育、音乐、文化、社会公益和公众教育活动进行赞助，实则对烟草品牌进行营销，100 多所"烟草希望小学"就是一个典型的案例。从 2009~2015 年期间进行的各类调查显示，烟草广告和促销在主要城市尤其是青少年中比较普遍。为了促进全面禁止所有形式的烟草广告、促销和赞助，过去 10 年，控烟界开展了大量的倡导活动，揭露烟草业，促进修改《广告法》。截止到 2015 年，广告法修订成功及其他法规相继生效，大多数广告、促销和赞助形式得到禁止。

**关键词**：烟草广告、烟草促销和赞助、WHO 烟草控制框架公约、广告法、烟草业、烟草控制、中国

## 一、引言

烟草业声称，它们的广告和促销活动意图不在于扩大销售或者吸引新的使用者，而只是在现有的使用者当中对市场份额进行重新分配。[1]这显然是谎言！市场营销和促销活动会鼓励当前吸烟者吸更多的卷烟，降低他们戒烟的动力，从而提高烟草销售量，当然这也就意味着更多人会死于烟草；同时，市场营销还刺激潜在的使用者，特别是年轻人尝试烟草，进而成为长期顾客。[2]专门针对青少年和某些特定人群的烟草广告效果尤其显著。[3]

世界卫生组织指出，"烟草成瘾是一种传染性疾病——通过广告、娱乐、市场营销和赞助来进行传播。禁止烟草广告保护人们，特别是年轻人受到危害。很多人受到销售致死性产品的大量的五光十色的烟草广告的蛊惑，这些广告把吸烟与自由和时尚联系起来，导致全世界大约每天有 8 万~10 万青少年尝试烟草。"[4]

每年有数百万人死于与烟草有关的疾病，更多的人认识到烟草危害开始戒烟。烟草业意识到不断招募新烟民对烟草行业的发展和盈利至关重要。研究表

明，大多数吸烟者在 18 岁之前开始吸烟，烟草业广告、促销和赞助最主要的目标是针对年轻人。

每年，烟草业在广告、市场营销方面花费巨资。例如美国，2002 年烟草业在广告费用方面花费 120.47 亿美元（平均每日 3400 万美元）。[5] 曝光的烟草企业文件揭示，烟草公司仔细研究烟草制品潜在使用者的习惯、口味和需求，根据这些研究结果，针对目标人群发展和营销这些产品。[5]

尽管烟草行业否认，但是绝大多数独立的，经同行评议的研究表明，烟草广告导致消费增加。[6-8] 烟草广告对年轻人有强大的影响力。研究表明，烟草促销活动与青少年开始吸烟存在因果关系。研究还表明，吸引年轻人的烟草品牌的广告，会增加这些品牌的使用率，甚至总的吸烟率也是增加的。[9, 10]

对烟草广告的大量研究，达成了共识：全面禁止烟草广告、促销和赞助会降低烟草使用，而部分禁止是无效的。

2000 年，一项研究回顾了 102 个国家的数据，发现部分禁止烟草广告对于降低烟草消费是无效的，在那些全面禁止烟草广告的国家，人群吸烟率快速下降。[11] 世界卫生组织和世界银行预测，如果在全世界所有国家均执行这样的禁令，全球烟草消耗量可减少大约 7%，[12] 故建议各国应该禁止所有形式的烟草广告和促销活动。这种禁止不仅禁止对特定烟草制品的促销，也禁止对一般烟草使用的促进，只有这样才能有效防止烟草业逃避烟草广告监管。除了直接的烟草广告外，还有许多销售活动都属于烟草广告范畴，例如销售点烟草产品陈列；各种卷烟产品推荐会等；以隐晦形式出现在媒体上的烟草广告，通过各种方式将烟草制品与事件或其他产品联系在一起，即品牌延伸和品牌共享；以及通过包装和制品设计来吸引消费者，促销制品，建立和推广品牌标识特点，生产和经销形似卷烟或其他烟草制品的糖果和玩具或其他产品。[13]

同样重要的是，世界卫生组织《烟草控制框架公约》（以下简称公约）第 13 条实施准则中，关于"烟草赞助"的定义涵盖了"任何形式的捐赠"，即对任何活动、事件或个人的金钱或其他形式的赞助。其目的、效果或可能的效果在于直接或间接地推销烟草制品或促进烟草使用，且无论该赞助是否被承认或宣传。

烟草公司借"赞助活动"将自己塑造成优秀的企业公民，在为社会做出贡献，或者通过其他方式促进他们的商业行为中的"社会责任"因素，借此促销烟草制品，扩大吸烟者队伍。最常见的赞助覆盖了教育、科学研究、体育、音乐和文化活动，以及各种公益活动和公众教育等。

《公约》第 13 条首先描述了这个共识："各缔约方认识到，全面禁止广告、促销和赞助，将减少烟草制品的消费。"《公约》13 条对缔约方要求的核心就是要在公约生效 5 年内，全面禁止烟草广告、促销和赞助（TAPS），该禁令必须包括该国领土内的跨国烟草广告。本章我们回顾了中国的烟草广告、促销和赞助活动的现状，以及公约生效以来，促进和阻碍全面禁止烟草广告、促销和赞助的斗争过程和取得的成就。[14]

## 二、履行《公约》13 条：全面还是部分禁止烟草广告、促销和赞助

《公约》13 条是一个有时限性的条款，要求每一缔约方应在公约生效 5 年内，全面禁止所有的烟草广告、促销和赞助活动。《公约》于 2006 年 1 月 8 日在中国生效，但中国政府并没有启动修改 1995 年颁布的中华人民共和国广告法。一直到 2014，中国依然只在五种媒体（广播、电影、电视的禁止，报纸和期刊）和四个场所（等候室、影剧院、会议厅、体育场所和健身房）禁止烟草广告。

### 1.　与禁止烟草广告、促销和赞助相关的国内法律法规

上世纪 80 年代初，中国已经开始认识到烟草的危害，烟草控制在中国逐步兴起。1987 年 12 月 1 日国务院颁布了《中华人民共和国广告管理条例》，首次以行政法规的形式规定"禁止利用广播、电视、报刊为卷烟做广告"。[15]1992 年国家工商行政管理总局（简称国家工商总局）发出《关于坚决制止利用广播、电视、报纸、期刊刊播烟草广告的通知》。[16]1994 年全国人大常委会颁布的第一部《中华人民共和国广告法》中对烟草广告做出了明确规定，禁止利用广播、电影、电视、报纸、期刊发布烟草广告，禁止在各类等候室、影剧院、会议厅堂和体育比赛场馆等公共场所设置烟草广告，烟草广告中必须标明"吸烟有害健康"。[17]为了贯彻执行《广告法》，国家工商总局于 1995 年 12 月 20 日公布了《烟草广告管理暂行办法》，凡是以烟草企业名称或卷烟商标名称的名义举行的赞助广告活动，必须经省以上工商行政管理机关审查批准。[18]

这些规定在当时的环境下确实是有进步意义的，但是这些法规与中国已经批准的世界卫生组织《烟草控制框架公约》相比，存在明显的不足。第一，对烟草广告、促销和赞助的危害性没有充分阐释，对广告的传播特点也没有认识，法律的立意就不是全面禁止所有的烟草广告，而是部分禁止，为烟草广告发布留下了空间。其次，对烟草业的营销手段也认识不清，因此很多规定都存在法律漏洞，如间接广告没有明确定义，可操作性不强。也没有明确限制促销和赞助，等等。因此国内法规无法有效遏制中国近乎猖獗的烟草广告、促销和赞助活动。

## 2. 阻碍修订国内法规，为烟草广告促销和赞助保留空间

在《WHO〈烟草控制框架公约〉对案及对中国烟草影响对策研究》（以下简称《双对》）[19]一书中，针对公约 13 条的实施，提出了一系列的对策。首先，国家烟草专卖局成员利用其为谈判团成员的名分，首先通过《公约》中文版翻译篡改公约，然后违背事实地断言国内法规已经满足公约的要求，不必修法。

《公约》13.2 条为"每一缔约方应根据其宪法或宪法原则广泛禁止所有的烟草广告、促销和赞助。……"。其中"comprehensive"的翻译在参加政府间谈判代表内部引起了激烈争论："comprehensive"的含义为"①全部的，所有的，（几乎）无所不包的，详尽的；②综合性"的，国际法中的"comprehensive"均翻译成"全面的"，但是在本公约中烟草专卖局坚持翻译为"广泛地"，旨在为烟草广告留下了一点空间。[20]这一段话的翻译，最终以烟草局意见占了上风。烟草专卖局代表承认"在世界卫生组织提供的《公约》中文文本中，该词汇均翻译为"全面"。《双对》资料翻译组成员……提出了应该使用"综合"或者"广泛"的建议，被我国政府代表团采纳，最终采用"广泛"一词。"[19]烟草专卖局为此十分得意，因为这个词的不当翻译为烟草广告的投放留下了空间。继后，烟草专卖局利用这条错译后的条款，声称 1995 年发布的广告法和禁止烟草广告实施细则已经满足《公约》的要求，无需做任何变动，甚至说一些地方的法规甚至超过了《公约》的规定。结果导致中国公约生效 10 年来，都没有强化禁止烟草广告、促销和赞助的法规。

## 三、中国形形色色的烟草广告、促销和赞助

1994 年发布的广告法已经禁止在五类媒体，如电视、广播、电影、报纸和期刊，以及四类公共场所发布烟草广告。因此在中国公约生效 5 年后，烟草业投放大量户外烟草广告，更有多种多样的间接烟草广告、赞助和促销来维持烟草制品的营销。这里我们简单回顾一下中国的烟草广告、促销和赞助的现状。

### 1. 烟草广告和促销

#### （1）以隐晦形式出现在媒体上的烟草广告

由于《广告法》禁止在广播、电影、电视、报纸、期刊上发布烟草广告，烟草企业转而使用某些伟大的、励志的、优雅的、有文化内涵的短语推销其产品，这些广告语通过文化的共情作用，把卷烟与美好的形象相关联，弱化吸烟的健康危害。这种例子很多，如："山高人为峰"本意为一个人只要肯攀登，就能成为

山巅之峰。这种励志的，有文化内涵的短语却成了红塔卷烟的广告用语。出自著名唐代诗人刘禹锡的诗"唯有牡丹真国色"成为牡丹卷烟的广告用语；"鹤舞白沙，我心飞翔"加上著名运动员的飞奔图像成为白沙烟的代表形象。[21] "爱我中华"这一充满爱国情怀的短语却成为中华牌卷烟的代言。复旦大学 2010 年开展的一项电话调查显示，在听到"爱我中华"这句广告语时，39.4% 的受访者第一反应是中华牌卷烟[22]。

电影作品中推介、暗示卷烟品牌的镜头频繁出现，而影视作品中的吸烟镜头更是大量存在，实际上这是一种对烟草的一般性推介。从 2007 年开始，中国控烟协会每年都会对热播的国产影视剧中的吸烟镜头进行监测统计。2007年热播的 30 部电影和 20 部电视剧调查显示：30 部电影中 26 部有烟草镜头，其中烟草镜头最多的一部电影中，烟草镜头总长达到 8.42 分钟，占总片长的7.14%，烟草镜头 115 个，平均每 1.03 分钟出现一次；20 部电视剧中 18 部有烟草镜头，其中烟草镜头最多的一部电视剧中，烟草镜头达到 295 个，平均每集出现 11.35 个烟草镜头。[23] 对 2009 年热播的 40 部电影和 30 部电视剧进行监测的结果显示：40 部电影中有 31 部影片有烟草镜头，占影片的 77.5%；30 部电视剧中，28 部有烟草镜头，占电视剧比例的 93%。[24] 调查研究也显示，被调查的青少年对电影中吸烟镜头的平均年暴露时间为 92 分钟，吸烟镜头暴露越多，青少年对吸烟行为的接受程度越高。[25]

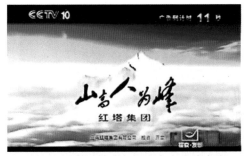 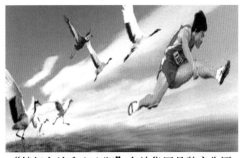

中央电视台红塔山卷烟山高人为峰广告　　　　"鹤舞白沙我心飞翔"白沙集团品牌广告语

图 12-1　媒体上以隐晦形式出现的烟草广告

在各种媒体内容中插入有关烟草制品或烟草使用的内容，成为植入广告。例如，2013 年 2 月中央电视台播出的"新闻联播'新春走基层·回家的礼物'"系列新闻报道中，央视记者与火车上采访的春节返乡者对话过程中，有将近 10 秒钟左右的时间出现了中华牌卷烟的镜头（特写镜头长达 6 秒左右）。[26]

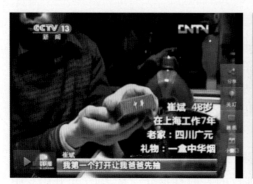
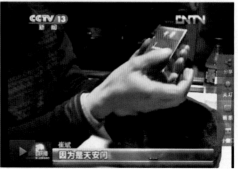

图 12-2    中央电视台植入的烟草广告

该新闻节目不仅出现了烟草制品名称、商标、包装、装潢，而且直接宣扬诸如"中华烟高级、有品位，是送礼佳品，应该支持亲人吸烟"的观念，就其客观效果而言，明显是起着烟草广告作用的宣传。

在报纸上以报道企业活动为名，宣传烟草制品及品牌也是比较常用的手法。如红河红云烟百年纪念在昆明都市日报用 8 个版面宣传。[27]

**（2）户外烟草广告**

由于 1994 年发布的广告法没有禁止户外烟草广告，因此，路边的烟草广告牌、灯箱广告、社区里的卷烟品牌展示、汽车上的流动广告屡见不鲜，在地面景观中占据突出位置。

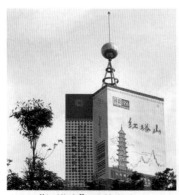
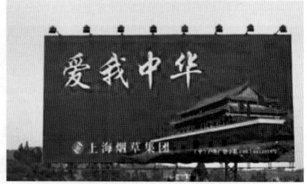

"红塔山"品牌广告　　　　　　西柏坡旅游景点的"中华"烟广告

图 12-3    户外烟草广告

**（3）各种经销和营销安排**

《公约》第 13 条及其实施准则要求，全面禁止所有的烟草广告、促销和赞助，包括在销售点的烟草制品展示。烟草制品展示削弱了禁止烟草广告、促销和赞助的烟草控制法律的有效性，使人们接触到旨在增加烟草制品销售和消费的烟草业营销策略。这里我们重点讨论销售点展示，中国烟草公司称为终端营销。

在销售点（POS）的烟草营销包括在销售点的烟草广告，促销（价格折扣、赠品和产品展示），和烟草制品的展示。中国国家烟草专卖局早就意识到"得终端者得天下"，专卖局副局长说"零售户是行业最重要的资源。如果能够牢牢掌握零售户资源，今后产品促销、品牌宣传就有了比较好的平台"。[28] 从 2010 年以来，国家烟草专卖局已经着手构建面向消费者的卷烟品牌精准营销体系，建立规范化的卷烟销售示范点。在销售点，精心设计的烟草制品展示，通过构成展示的材料、灯光、形状和颜色设计，吸引人们关注烟盒和其他制品。销售点的焦点通常是一个醒目的海报和展示案例，把商店变成一个巨大的烟草广告。同时充斥着直接烟草广告、产品打折、低焦油低危害的误导宣传，以及免费品吸等多种促销活动（图 12-4）。尤其是青少年特别容易在销售点受有利于烟草的负面信息的影响，对烟草制品和品牌形成正面的印象，而吸烟者面对销售点的各种策略，会增加他们戒烟的难度。

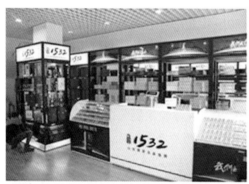
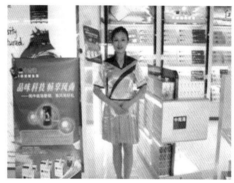
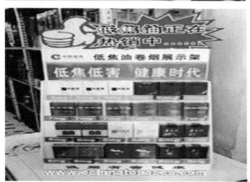
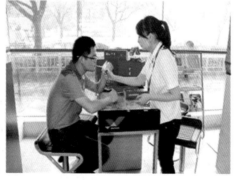

图 12-4　在卷烟销售点的烟草广告和营销

### （4）产品推介

针对不同目标人群的产品促销形式五花八门。烟草业举办规模宏大的品牌推荐会、创新产品发布会；有中国特色的是，烟草业还会邀请政府官员开展参观、考察或者出席他们的营销活动，为自己的卷烟品牌进行宣传造势（图12-5）。据不完全统计，2010～2012年省部级以上官员参与烟草业活动达46次。[27]

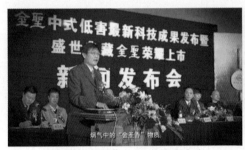 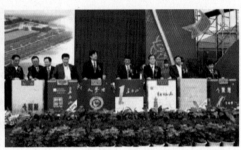

"低害新科技"金圣卷烟发布会　　　　　　　长春卷烟厂庆典

图 12-5　卷烟产品推介会

举办各种活动，把广告和营销相结合。这样的活动被媒体广泛报道的同时，也意味着他们的品牌不断受到推广，例如，2010年北京青少年发展基金会希望工程北京捐助中心与北京卷烟厂"中南海爱心基金"共同主办的"2010中南海爱心传递——蓝色风尚为爱起跑"大型活动，在北京等5个城市接力进行，宣传和推荐"中南海—蓝色风尚"。又如，2012年6月26日《法制网》报道，江西中烟工业责任有限公司在南昌市体育公园举办"金圣"黑老虎体验主题公园活动，开展了广告语征集、派发评吸烟及宣传资料、"金圣"达人照片墙等活动。另外，主办者还计划在全省11个地级市及其他县市巡回开展100场类似的体验活动，内容包括构建品牌特色宣传区、新品展示区、新产品体验区和消费者活动区等5个区域，发布卷烟产品宣传资料以及新产品展示、卷烟品吸等多种卷烟品牌宣传活动（图12-6）。[29]

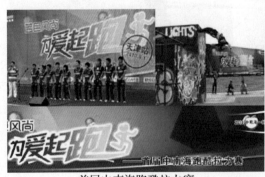 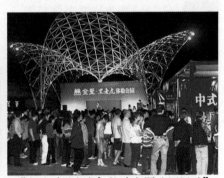

首届中南海跑酷拉力赛　　　　　　"金圣'黑老虎'体验主题公园活动"

图 12-6　烟草广告和营销整合到社会活动中

另一更为直接的促销方式是面对面的促销活动。他们采取直接向路人分发卷烟、建设卷烟品吸室，组织万人品吸活动，如金圣感恩万人品吸活动，直接诱导人们吸烟。特别是在体育比赛场所，政府会议现场，如广西梧州两会代表们品吸真龙卷烟。[27]

### （5）互联网广告和新媒体

随着新媒体时代的到来，中国微博用户突破3亿，微信用户突破8亿。由于互联网的烟草广告未纳入相应的禁令之中，处于灰色地带，成为烟草商不多的大众广告媒介选择，微博和微信平台更成为烟草企业营造吸烟文化，宣传卷烟产品的新阵地；烟草业充分利用互联网和新媒体这一烟草营销的法律盲区，利用网站、微博、微信、微电影等开展营销活动。企业网站直接推广，或借介绍相关文化及烟草相关知识来推销烟草品牌。复旦大学2012年对部分烟草业的官方微博的研究发现，几乎所有的烟草公司都创立了自己的微博，微博名称大部分就是烟草品牌名称。在传播内容上，则包括直接营销和间接营销两个部分。直接营销包括直接发布产品广告，通过举办活动吸引更多吸烟者，以及传播烟草文化进而强化吸烟行为。间接营销则是传播一些关于人生哲理、美食娱乐、职场管理等信息。看似与营销无关，实则拉近了与消费者的距离，美化烟草业和吸烟行为，增加社会对烟草使用和烟草企业的接受度。如微信营销，双喜金1906，宣传美眉主动点烟或明星吸烟来促进对卷烟的接受程度（图12-7）。[30]

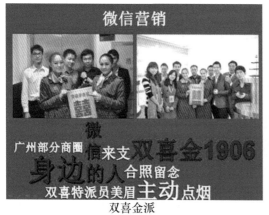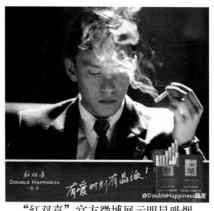

双喜金派　　　　　　　　"红双喜"官方微博展示明星吸烟

图12-7　新媒体上的烟草制品的市场营销

### （6）品牌延伸和品牌共享

通过各种方式将烟草制品与社会事件或其他产品联系在一起的做法称为品

牌延伸和品牌共享，这也是烟草业常用的烟草广告形式。把烟草品牌和标志与其他产品联系起来有大量的例子，例如红塔山酒店，红双喜中国婚博会，中华号游轮，黄金叶夹克衫，娇子行李车，等等。把烟草品牌和标志与其他事件关联在一起的例子也很多，如昆明红塔体育中心。[31] 当烟草广告被禁止后，这些非烟草制品还会继续传播烟草的品牌（图12-8）。

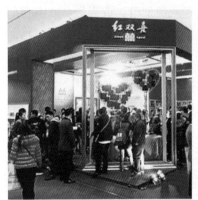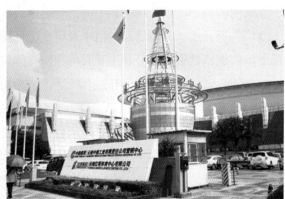

图 12-8　卷烟品牌营销和共享

### （7）卷烟包装广告

　　烟草包装是广告和促销的一个重要元素。在各国纷纷把疾病图片印上烟盒，警示烟草危害并开始推行平装的今天，中国卷烟依然延续着美丽的外表，无论从烟盒的颜色、字体、图片等都精心设计；通过烟盒设计，强化品牌形象，降低吸烟风险的认知，提高吸烟者的身份感，吸引消费者。中国的烟盒设计使用将"中华"、"中南海"、"人民大会堂"这些有政治含义的地名作为烟草的品牌，无疑增加了公众对这些卷烟的关注度。"红塔山恭贺新禧"以红色和金色为基本色，配以牡丹图片，成为畅销的节日烟和礼品烟。另外使用中国的著名景观名称作为卷烟品牌，配以该景观的图片，如"黄鹤楼"卷烟以中国公元一世纪建立的黄鹤楼命名，"黄桷树"卷烟则以东亚最大的黄桷树瀑布命名。其他一些卷烟品牌同中国文化中的图腾关联，如黄金龙、真龙、石狮、雄狮等。还有南京"金陵十二钗"以系列美女放置在烟盒上。面对如此漂亮的烟盒，很难让人意识到吸烟的健康风险（图12-9）。

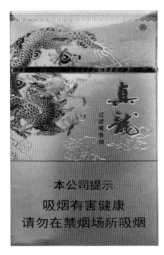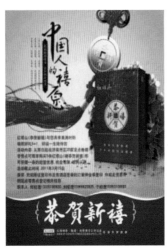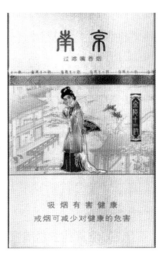

图 12-9　卷烟包装是最好的烟草广告

### （8）生产和经销形似卷烟的糖果和玩具

为吸引新一代的烟草使用者，烟草业设计了大量的活动，例如游戏机抓卷烟，在网络游戏中植入烟草元素、生产和经销形似卷烟或其他烟草制品的糖果、玩具或其他产品等（图 12-10）。[32, 33]

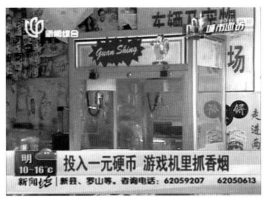

图 12-10　抓卷烟的游戏机

## 2. 赞助与企业社会责任

烟草业往往打着社会责任的旗号，参与一些赞助活动。看上去是慈善活动，实则为变相的烟草营销，推广烟草品牌、美化烟草业形象，吸引更多人，尤其是青少年，成为吸烟者。2014 和 2015 年中国控制吸烟协会"烟草促销和赞助活动的监测结果"显示，烟草的促销行为全面上升，烟草宣传更加隐匿于助学、救灾等赞助活动中。[34] 从 2013 年 1 月 1 日至 4 月 30 日，4 个月媒体报道了 149 起烟草赞助活动，涉及 22 个省 / 直辖市。其中政府表彰的活动有 9 起，占 6%。公益捐赠为 123 起，占 82.6%（扶贫助困救灾 98 起，占 65.8%；捐资助学达 25 起，占 16.8%）；参与社会活动与社会建设 26 起，占 17.4%；赞助活动最多的烟草企业为红河红云，赞助活动 5 项，金额约达 200 万。在中国由于缺少法律限制，烟草业的赞助活动比国际上报道的涉及范围更广，针对教育的赞助，闹出了"烟草希望小学"，宣称"烟草助你成才"的国际丑闻。下面分为教育赞助、科研赞助、社会公益活动赞助、体育和娱乐活动赞助和公众教育赞助五个方面进行描述。

**（1）烟草业的教育赞助**

据中国控烟协会不完全调查，在我国以赞助教育为名，以烟草品牌冠名的希望小学超过百所，仅四川在地震灾后重建中建立了 17 所烟草希望小学，[35] 仅红云红河一家烟草企业在 2008～2013 年，就累计投入资金 5500 万元，在云南省内 13 所高校设立了"红云园丁奖、红河助学金"，还建立了红河希望小学和红云图书馆，全国共有 600 所中小学受助成立了"红云图书馆"。[36] 这类赞助很多很多，举不胜举，如果不从制度上解决，是无法遏制这类赞助。

烟草企业的捐赠，均是有附带条件的，受助学校、资助的奖学金、开展的比赛活动均要求冠以烟草企业或烟草品牌的名称，让小学生与烟草零距离地接触，感恩烟草业，间接培养未来烟民。这是烟草企业进行烟草营销、树立品牌形象的重要手段。烟草业把其他公益捐款绑定到烟草业的捐赠平台，淡化烟草业的营销企图。如浙江中烟工业公司与全国 16 个省市的 17 家主流媒体及网媒，通过"让爱传递共建'利群阳光'社会公益平台"，把普通人的捐赠助学变成宣传"利群"卷烟的工具。利群阳光助学活动的资助范围覆盖浙江、山东、江苏、广东、湖南、辽宁、福建、河北、江西、四川、陕西、云南、贵州、安徽、甘肃和河南等 16 个省市。烟草业赞赏这个"利群阳光"公益模式，在公众的心目中树立起了'利群'品牌的社会公益形象，并成为了'利群'品牌稳健成长的重要推动力之一。（图 12-11）[37]

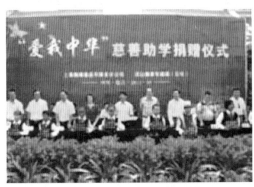
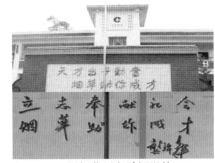

四川烟草冠名希望学校

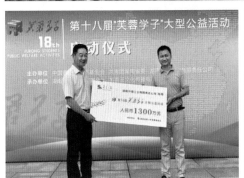
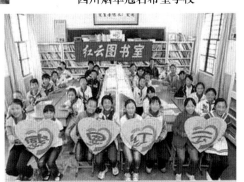

图 12-11　烟草企业赞助教育

注：图片来自"谁在营销死亡"

**（2）赞助科研活动**

　　烟草公司赞助大学和科研机构，合作开展烟草相关科学研究的现象在中国普遍存在。很多大学和科研机构参与"减害降焦"方面的研究。其原因是烟草业需要科研人员进行所谓的研究来抵制或弱化医学界关于烟草对健康研究的证据，误导和欺骗吸烟者。最突出的案例就是"烟草院士事件"。[38] 中国军事医学科学院得到烟草业资助，和烟草业的技术人员协作，使用初级的、常规的急性致死性毒性指标，且被人群研究结果否定的研究结果，故意得出"中草药卷烟、低焦卷烟对人健康危害减低"的结论，[39] 并认为中国的卷烟总体减害趋势明显的伪结论。这些虚假的证据骗取了国家科学技术成果奖，负责人获得中国工程院院士荣誉；反过来国家科技进步成果奖以及院士头衔又成了烟草业欺骗民众的工具，为烟草业的"低害低焦"卷烟的营销立下汗马功劳。[40]

**（3）赞助各种社会公益活动**

　　中国烟草总公司绑架中国妇女发展基金会，建立了金叶基金，[41] 资助"黄金叶母亲水窖""金叶医疗慈善卡"，"金叶生态基金"等等。（图 12-12）[42, 43]

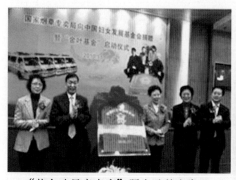
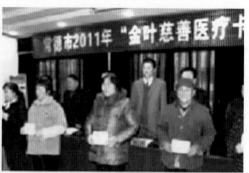

"黄金叶母亲水窖"暨金叶基金启动　　　　湖南烟草公司捐赠"金叶慈善医疗卡"

图 12-12　烟草业赞助的社会公益活动

### （4）烟草业赞助体育、音乐、文化和各种大型社会活动

烟草公司将烟草产品与健康和运动能力联系在一起，每年出资大量经费，通过赞助体育赛事、运动队和运动员，来吸引大批年轻人。尤其是大型国际赛事，被全世界主要媒体报道，借助体育赛事的整体社会接受度，形成优秀体育成绩和烟草使用有关的错误观念。一级方程式赛车世界锦标赛，简称 F1。由于该比赛一直得到烟草业的赞助，过去 F1 几乎成了烟草业的代名词。在中国市场，"红河"也是体育营销的常客。1998 年，由云南红河实业有限公司赞助，组建了"红河赛车队"，参加中国汽车拉力锦标赛，把"红河"的烟草品牌影响力发挥到了极致。[44] 国际汽联已经宣布从 2006 年赛季结束后将禁止烟草广告和烟草赞助，烟草业赞助体育的时代已经结束。但是中国烟草业在体育界的赞助一直绵延不断，如厦门烟草品牌七匹狼（通仙）冠名的烟草业赞助的"通仙杯"桥牌锦标赛、"通仙杯"全民健身运动会，[45] 深圳烟草工业有限责任公司独家冠名赞助的"好日子"迎春长跑运动会[46]，等等，多不胜举（图 12-13）。

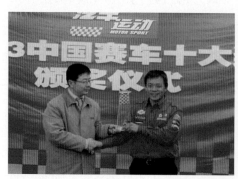
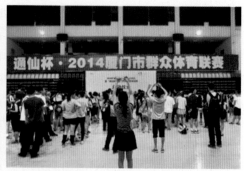

图 12-13　烟草业的体育赞助

同样，烟草业积极赞助各类音乐文化活动，一方面博得社会好感，一方面打品牌广告。中国的卷烟品牌上百种，以这些品牌冠名的音乐会、各类文娱演出比比皆是。诸如芙蓉王交响音乐会，包括了一系列文娱活动的"五叶神"文化薪火工程，大红鹰、红双喜等婚庆活动、川渝中烟赞助的"娇子之歌"，娇子世界超模美丽时尚 SHOW，[47] 等等。

烟草业特别积极地赞助大型社会活动，其目的是在各级政府中取得政治影响和话语权，弱化控烟立法。2009 年上海烟草公司赞助上海世博 2 亿元后来经过社会批评，已退款；另一个例子是中国娇子青年领袖评选。年轻人中的偶像人物，影视界、娱乐界的很多明星、科技界的创新人物、学者新秀都成为娇子青年领袖人物，他们被绑架来为烟草制品的营销站台。四川烟草有限公司董事长罗维先生致辞道出了这个活动的实质：感谢南方人物周刊和新闻界的朋友们，这个合作是我们发展娇子品牌的重要举措。[48] "神舟五号"载人飞船发射，"五叶神"烟草品牌和"神五"绑在一起，借"神五"新闻为五叶神造势。"神舟七号"载人航天飞船发射升空时，搭载甘肃烟草工业公司选送的烟草品牌飞天的"飞天画"。在无数人关注"神七"时，烟草公司的"飞天"卷烟也进入了大众的视野。[27]

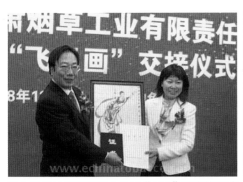

神七搭载甘肃烟草工业公司"飞天"画交接仪式　　2009年青年娇子青年领袖颁奖大会

图 12-14　烟草业的社会文化事件赞助

### （5）烟草业的"公众教育运动"

烟草业进行的所谓"公众教育运动"，尤其是针对青少年的教育运动，均是在教育过程中偷换概念，培养青少年成为未来的吸烟者。国家烟草专卖局 2001 年发文，禁止中小学生吸烟，让无烟花季更美好。[49] 实际情况却与其相反。2001 年由国家烟草专卖局、宋庆龄基金会、英美烟草公司等启动的"我们的选择——'太阳花'杯系列公益活动"，太阳花杯活动的口号是"吸烟是成年人的独立选择"。[50] 暗示青少年吸烟是成熟的标志，长大后可以吸烟。另一个例子是中国烟草总公司同河南农业大学烟草学院，利用青年学生向公众宣传"戒烟难，那就更健康地吸烟"。[51]

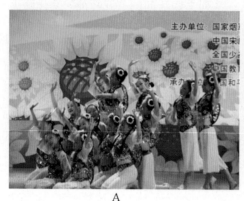 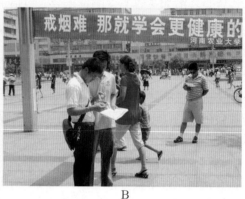

A                                    B

图 12-15    烟草业进行的公共教育运动
来源：图片 B 来自 http://roll.sohu.com/20110804/n315478811.shtml

### 3.  对一般烟草形象的促进

"烟草广告和促销"和"烟草赞助"不仅包括对特定烟草制品的促销，也包括对一般烟草使用的促进。2002 年，当《公约》正在谈判时，全国烟草行业捐资 1.8 亿人民币（2 170 万美元）建立了中国烟草博物馆。[52] 这个世界上最大的烟草博物馆里，专题设计伟大人物吸烟的故事和照片，促进和歌颂与烟草使用有关的中国文化，以及与中国烟草业的联系。[53] 更有甚者，该博物馆被授予"爱国主义教育基地"、"科普教育基地"和"上海市未成年人思想道德建设工作先进单位"等称号，吸引着大量游客，尤其是未成年人的参观。这是一个最典型的对烟草使用促进的案例。

中国烟草公司的广告、促销和赞助的策略和手段，渗透到所有媒体，把社会上所有活动都变为他们的营销机会。这些策略的使用随着市场的变化而变化，社会风尚的变化而变化。烟草业总是不断制定新的营销策略，开展各种新型的宣传活动，其目的均是保留现有客户，增加新的客户。只有全面禁止所有烟草、广告和促销才能有效遏制烟草公司的行动，降低烟草消费。

## 四、评估中国人群暴露于烟草广告、促销和赞助的情况

评价《公约》13 条的执行情况，有两种途径：一条是通过每个缔约方向《公

约》秘书处提交的履约进展报告；另一条途径是通过实际的调查，观察其实际执行情况。国际烟草控制政策评估项目（ITC 项目）是世界上首个针对烟草使用相关政策执行效果评估的国际性队列研究，总体目标是测量《公约》相关国家层面的控烟政策对社会心理以及行为的影响。在中国的 7 个城市（北京、上海、广州、沈阳、长沙、银川和昆明）进行。1~3 轮调查的覆盖时间是 2006~2009 年。[54] 全球成人烟草调查（GATS）全球青少年烟草调查（GYTS）和 2015 年中国成人烟草调查（详见监测章）分别监测了 2010 年和 2015 年这段时间的烟草广告、促销和赞助的影响。这些调查从民众的角度，也评价了过去 10 年（2006~2015）的烟草广告、促销和赞助在中国人群中的暴露和对中国人群心里和行为的影响。

## 1. 《公约》13 条的执行进展报告

《公约》履约进展报告是了解公约执行进展、挑战、需求和障碍的重要信息来源。从系列进展报告中显示，各缔约方愈来愈重视强化全面禁止烟草广告、促销和赞助的法律法规的建立和执行，特别是禁止间接烟草广告。但是各缔约方对全面禁止广告、促销和赞助的定义各不相同，很多时候并未完全涵盖《公约》13 条实施指南所要求的最关键的范围。为了评价缔约方在全面禁止烟草广告、促销的赞助方面的进展，分析每一缔约国的法律禁止烟草广告、促销和赞助的媒介，以评估《公约》13 条所取得的进展是更为合适。2016 年《公约》履行进展报告中，列出了 10 种重要的烟草广告、促销和赞助形式，包括禁止国际、国内互联网，跨国烟草广告（到本国来的和由本国到其他国家的），在媒体报道中展示吸烟形象，产品植入、品牌延伸、烟草赞助，以企业社会责任为名目的合作，在烟草销售点的展示等，这也是框架公约秘书处评价各国履行《公约》13 条的评分标准。[55]

2014 和 2016 年《公约》履约进展报告显示，超过三分之二的缔约国（2014 年和 2016 年进入分析的分别为 120 个国家和 133 个国家）报告已经实行全面禁止烟草广告、促销和赞助。110 个国家立法全面禁止国际事件的烟草赞助，或对参加者的赞助。2016 年，有 77 个缔约国禁止在卷烟销售点的产品展示。2015 年前，中国基本都未禁止这类烟草广告，故秘书处对该条例执行，只给了中国 10 分制的 2 分。[56] 2015 年 4 月中国《广告法》修订后，法规已经限制了大多数广告形式，但还未限定一般性赞助、企业社会责任为名目的合作，品牌延伸和共享，以及烟草销售点的展示等广告形式，如果按照《公约》履约进展报告所列标准，2016 年中国对《公约》13 条的执行，应能得到 6 分，从 2 分到 6 分，显然有很大的进步。

## 2. 观察到的烟草广告、促销和赞助

大城市中的烟草广告、促销和赞助现象更为普遍。根据 ITC 第三轮调查结果显示，2009 年，七城市中，39% 的成年吸烟者在过去 6 个月中注意到了烟草广告，包括电视上、广告牌、商店、报纸杂志，以及公共交通工具上，虽然这些在 1994 年发布的《广告法》已经禁止发布烟草广告。更不用说在海报上、歌舞厅、餐厅和茶馆，街头摊贩、工作场所、广播和互联网上的烟草广告就更加普遍了。此外，还有约四分之一的吸烟者注意到烟草业的促销和赞助活动。在过去 6 个月中吸烟者看到或听说过与烟草业有关的体育赛事或慈善活动，注意到了烟草促销活动，包括促销、样品品尝、低价促销，与烟草品牌和商标一致的服装等物件。80% 以上的被调查者"经常"或"偶尔"在娱乐媒体上看到有人吸烟。[57]

2010 年 GATS-China[58] 报告揭示，过去 30 天，中国 19.6% 成年人在媒体或公共场所看到了烟草广告、促销和赞助。城市地区的暴露情况较农村地区更为严重，男性的暴露情况高于女性。从年龄分布上看，低年龄组（15~24 岁）暴露情况最为严重。城市人群暴露于烟草广告、促销和赞助的比例为 24.2%，其中城市 15~24 岁年龄组男性，该比例达到 39.1%。不同的传媒介质有所不同。比例最高的是电视，为 7.4%，其次从户外广告牌和商店，分别为 4.3% 和 4.1%。体育赞助行为也达到 3.5%。

2015 年中国成人烟草使用情况调查[59] 显示，在过去 30 天内，被调查对象在销售卷烟的商店里看见烟草广告的比例为 6.3%，男性略高于女性，分别为 7.5% 和 5.1%。15~24 岁年龄组人群看到烟草广告的比例高于 24 岁及以上年龄组的人，分别为 9.3% 和 5.6%。城市显著高于农村，分别为 7.9% 和 4.7%。五年间，调查对象看到各类烟草广告和促销信息的比例均有所增长，其中，人群在销售卷烟的商店中看到烟草广告的比例从 4.8% 上升到 6.3%。

相较于成人，青少年暴露于烟草广告的情况更为严重。2009 年在太原、杭州和贵阳开展的一项针对初中、高中以及职业中学学生的调查显示，88.9% 的学生在过去 30 天内看到了烟草广告、促销和赞助。[60]2014 年"全球青少年烟草调查"通过分层随机抽样，对中国 336 个地区，1020 所初中的 3058 个班级 155117 名的初中学生中进行了调查。调查结果显示，在过去 30 天内，中国 48.5% 的初中学生报告在至少一种渠道看到过烟草广告或促销，男生高于女生，城市和农村

无差别。此外，4.6% 的学生报告自己拥有印着烟草品牌标志的物品，3.6% 的学生报告有最喜欢的烟草品牌广告。[61]

针对 6 个吸烟率最高的国家——中国、俄罗斯、印度、巴基斯坦、尼日利亚与巴西 5 ~ 6 岁儿童开展的一项关于烟草商标认知情况的调查表明，中国 86% 的儿童至少能认出一种烟草品牌，这个比例远远高于其他国家。[62]

2009 ~ 2015 年期间进行的这些调查都表明，这段时间中国人暴露于烟草广告、促销和赞助的现象十分严重，也和 2014 年《公约》进展报告对中国公约 13 条的执行情况评价是一致的。

## 五、推动履行《公约》13 条的行动

2015 年 4 月 24 日，中国通过了《广告法》的修正案。该修正案于 2015 年 9 月 1 日生效。[63] 新法律对广告的管制比过去要严格得多。修订后的广告法禁止误导性和任何变相广告，并禁止特殊药品、保健食品和烟草制品广告；同时加大对违反新法律规定处罚的力度。

《广告法》修正案第二十二条禁止在大众传播媒介或者公共场所、公共交通工具、户外发布烟草广告。禁止向未成年人发送任何形式的烟草广告。禁止利用其他商品或者服务的广告、公益广告，宣传烟草制品名称、商标、包装、装潢以及类似内容。烟草制品生产者或者销售者发布的迁址、更名、招聘等启事中，不得含有烟草制品名称、商标、包装、装潢以及类似内容。

回顾过去 10 年，在围绕促进全面禁止所有烟草广告、促销和赞助的活动，促进《广告法》修订等方面公共卫生倡导起了关键作用。

公共卫生倡导活动包括以下几个方面：第一，控烟界利用无烟日、重大研究结果传播全面禁止所有烟草广告、促销和赞助的公约精神。第二，中国控烟协会、新探健康发展研究中心（新探）等非政府组织，通过无烟广告城市，与工商部门的官员联合行动，促进现有法律的有效执行；第三，针对烟草企业的露骨的烟草广告、促销和赞助行为的典型事件进行批评，揭露烟草企业烟草广告、促销的本质。10 年来，这样的活动一件件累积起来，支持拥护全面禁止所有烟草广告、促销和赞助的声音终于压倒了烟草业的声音。下面我们按时间顺序，回顾一下这 10 年的行动。

## 1. 2003~2007

### （1）营造无烟草广告促销和赞助的社会氛围

1994 年，在当时的卫生部长陈敏章教授的支持下，中国开展了"创建无烟草广告城市"活动。2003 年 2 月 21 日，卫生部和国家工商行政管理总局联合印发了《全国无烟草广告城市认定实施办法》，重新启动了该运动[64]。在各界的配合和推动下，很多城市拆除了室外烟草广告牌。截至 2007 年，共有 29 个城市获卫生部和国家工商行政管理总局颁发的"全国无烟草广告城市"称号，[65] 禁止烟草广告、促销和赞助的活动逐步得到大众的关注。

### （2）监测影视中的吸烟镜头，倡导无烟影视

2003 年中国疾病预防控制中心（中国 CDC）对 8 部热播的电视剧和 10 部电影进行吸烟镜头监测，[66]2007 年开始中国控制吸烟协会连续 6 年对年度热播的电影和电视剧进行吸烟镜头监测，这个调查结果让人震惊，控烟界人士呼吁演艺界人士为了孩子们的健康成长，防止新一代烟民的产生，不要在银幕中吸烟，不为烟草做广告，不做任何形式的烟草宣传，倡导无烟影视。媒体对这个活动进行了报道，2007~2008 年两会代表提出了"关于限制影视剧中吸烟镜头"的提案。公共卫生的政策倡导活动已经开始。

### （3）典型案例分析：F1 赛车中万宝路广告的出局

F1 是"Formula One"的缩写，即世界一级方程式锦标赛，是由国际汽车运动联合会（FIA）举办的最高等级的年度系列场地赛车比赛，是当今世界最高水平的赛车比赛，与奥运会、世界杯足球赛并称为"世界三大体育盛事"。赛车是充满活力、年轻和国际化的比赛，在男孩和年轻男性中最为流行。自 1968 年以来，烟草商的赞助就是 F1 重要的资金来源。烟草公司通过这些体育比赛有效接触市场，开展针对青少年的营销活动。2004~2010 年，F1 大奖赛将每年在上海举办一站比赛。2004 年 9 月份举行的 F1 世界锦标赛中国大奖赛上，F1 中国大奖赛组委会已经和国家体育总局、国家工商总局、中国汽联等沟通，各个车队中的车身及赛车手服装上可以附载烟草广告。2004 年 2 月 13 日，医学界、文化界国内外 20 余位专家联名发布《致国际汽车联盟的公开信》，"反对烟草广告与赞助，呼唤无烟 F1 赛事"；中国控制吸烟协会、中国 CDC 控烟办和新探等也致信国家工商行政总局局长，请求国家工商行政总局依法对广告进行监督管理，查处违法行为。在各方的努力

下，烟草广告最终出局。仅从 Google 上搜索"上海无烟 F1 赛事"，可达 75000 多条，很显然，这场争论唤起人们对 F1 赛事烟草广告和赞助问题的关注。2004 年全国政协十届二次会议上，方积乾等委员递交《关于汽车大赛不应有烟草广告》的提案（2347 号），国家体育总局答复，组委会将严格依法办事，在赛场和媒体发布会上绝不出现违法违规的烟草广告设置，把 F1 世界锦标赛中国大奖赛办成一次健康向上的国际体育盛会。[67] 这个案例传递了一个明确的信息，烟草与体育水火不容。体育一定不能用来传递与疾病和死亡相关的信息。我们必须打破体育对于烟草和烟草赞助的依赖。

## 2. 2008～2012

### （1）营造无烟草广告促销和赞助的社会氛围

2010 年卫生部和教育部要求医院和学校不得设置烟草广告或变相烟草广告。[68] 全国爱国卫生运动委员会修订并发布了《国家卫生城市、区标准及其考核命名和监督管理办法》，明确提出命名为卫生城市的，不能有烟草广告。[69]

控烟界全力以赴地促进全面禁止烟草广告、促销和赞助，通过各种形式的报告、研讨会，及其各种宣传活动，让公众了解《公约》13 条精神，为什么需要全面禁止所有广告、促销和赞助，同时让民众看到中国烟草广告、促销和赞助活动的猖獗。2008 年和 2010 年世界无烟日，卫生部在全国范围内发起"保护下一代，全面禁止烟草广告、促销和赞助"，"两性与烟草：关注针对女性的促销行为"为主题的宣传活动。中国 CDC 2008 年和 2010 发布上述主题的控烟报告。国家卫生和计划生育委员会（国家卫计委）要求各省开展宣传活动。"拒绝烟草广告、促销和赞助倡议行动"得到各省积极响应。上海退还了烟草企业的赞助后，成功举办无烟世博会，紧接着在我国又举办无烟亚运会、无烟大运会，这都表明中国在无烟体育方面有很好的进展。

2010 年《全球成人烟草调查——中国报告》、2011 年 1 月发布的《控烟与中国未来——中外专家关于中国烟草使用和烟草控制的联合评估报告》，[70] 以及 2012 年 12 月发布的 ITC 中国项目报告（第一轮至第三轮）发现[71] 均指出了中国烟草广告、促销和赞助的严重性。但是，面对烟草业的各类捐赠，很多人依然认识不到烟草企业的真实目的。在这种背景下，清华大学法学院就全面禁止烟草广告及促销赞助活动的立法问题展开模拟听证会，引导社会舆论。烟草业实际上是以慈善赞助为名，打着"企业社会责任"的旗号，行烟草产品营销之实。新探联合中华预防医学会、中国癌症基金会等45家公益组织发起"保护公众健康，积极履行公约，拒绝烟草捐助"的倡议。[72]

**（2）监测影视中的吸烟镜头，倡导无烟影视**

2010年8月，中国控制吸烟协会又公布了对2009年热映的40部国产电影和30部国产电视剧的烟草镜头监测结果。表明，在发布会上，冯远征代表濮存昕、杨立新等41位演员发出"无烟影视倡议"，引导公众尤其是青少年远离烟草。[73]中国控制吸烟协会于2011年起设立"脏烟灰缸奖"。该奖项专门"奖励"那些夹杂了太多吸烟镜头和烟草广告的影视作品。控烟协会希望通过发放"贬义奖"方式，促进无烟影视。第一届，2011年5月，电影《让子弹飞》和电视剧《红色摇篮》获得脏烟灰缸奖。[74]2012年第二届脏烟灰缸奖授予了电影《钢的琴》和电视剧《钢铁年代》。另外，《亲密敌人》、《失恋33天》等12部电影和《咱家那些事》等3部电视剧因为没有烟草镜头，被授予"无烟影视剧奖"。[75]

民众的呼吁得到了官方的回应，2011年广电总局办公厅发出《关于严格控制电影、电视剧中吸烟镜头的通知》，明确要求电影电视中不得出现烟草的品牌标识和相关内容，及变相烟草广告等。

**（3）典型案例分析**

在2008～2012年间，促进"全面禁止所有烟草广告、促销和赞助"行动的最抢眼的是与烟草业面对面的博弈。这里介绍几个典型案例。

### 6家烟草企业被取消中华慈善奖得奖资格

2008年最引人关注的就是民政部最终取消了烟草企业中华慈善奖的得奖资格。2008年11月26日，民政部在其网站公示的"中华慈善奖"140家最具爱心内资企业获奖名单中，共有六家烟草企业。[76]烟草业的捐赠究竟是"爱心"行动还是营销战术？2008年烟草业的捐赠就是后来饱受诟病的"烟草希望小学"，这样答案自然就很清楚了。多家控烟组织以及WHO北京办公室主任都明确指出，授予烟草企业"中华慈善奖"严重违背了《公约》第5.3条。终于，中国烟草总公司等六家烟草企业未能出现在获奖名单中。

### 上海世博会退还烟草公司捐赠

2009 年 5 月 7 日，上海烟草（集团）公司向上海世博会中国国家馆捐赠人民币两亿元，这是中国馆自 2007 年 12 月启动定向捐赠以来，收到的最大金额捐款，但这一行为严重违反了《公约》及其实施准则的要求，也严重背离了上海世博会的主题，并将严重损害中国在国际舞台上的"负责任大国"的形象。[77] 中国控制吸烟协会、新探、中国 CDC 以及 20 多位知名医学和公共卫生专家，多次致函上海世博会组委会，强烈呼吁上海世博会组委会退还烟草企业捐赠。这件事在社会上引起很大的争论，很多人不理解，觉得捐款不是赞助，并不含有推销的成分，所以，接受烟草企业的捐款并不违反《公约》。[78] 事实上这个捐赠和其他的赞助并没有任何区别。基于世博理念和社会压力，2009 年 7 月，上海世博局终于终止了与烟草公司的捐赠合同。这个案例传递了一个明确的信息，烟草与体育水火不容。体育一定不能用来传递与疾病和死亡相关的信息。我们必须打破体育对于烟草和烟草赞助的依赖。

### 烟草希望小学更名

2008 年，一场 7.9 级的大地震摧毁了中国西部的四川省，大约 9 万人为此丧失了宝贵的生命，包括无数在学校上学的孩子们。在大家陷入深深的悲痛中，中国烟草公司却利用了这次机会，发展了品牌营销的战略。中国烟草公司和四川烟草公司为这些学校重建捐赠了经费，并以烟草或烟草品牌命名，称为"烟草希望小学"。数以千计的学生暴露于烟草相关宣传信息中。学校屋顶等明显的位置上矗立着烟草公司的名称以及标记，学校的照壁上刻上：天才出于勤奋，烟草助你成才。2012 年 8 月，新探向四川省工商局提出行政申请，要求对四川省广安市邻水县及四川省乐山市峨边彝族自治县"四川烟草希望学校"进行清理。经过整改，去掉了烟草广告，校名中去掉了"烟草"二字、取消了所有中国烟草标识、用"爱心"替换"烟草助你成才"中的"烟草"，学校名称更换为"地域名＋希望学校"。[79] 随后四川省工商局对 14 所"烟草学校"，采取了相同的整改措施。但以烟草的具体商标或品牌名称命名的烟草学校，例如"中国娇子希望小学"等 5 所学校并未更名。[80] 目前在中国有很多学校依然在接受烟草业的赞助（见本章第二节）。

### 终止"中南海蓝色风尚为爱起跑"品牌营销

2010 年 7 月 31 日开始，北京青少年发展基金会希望工程北京捐助中心与北京卷烟厂"中南海爱心基金"共同主办，北京卷烟厂出资的"2010 中南海一份爱心传递行动——蓝色风尚为爱起跑"大型活动。这个活动采用青少年喜爱的"跑酷"形式，选择北京、天津、大连、青岛、深圳等 5 个城市进行，每个城市选拔十名"跑酷"优胜者，给予1000 元人民币奖金。最后在云南香格里拉以中南海卷烟品牌冠名的希望学校并举行揭牌仪式。[81]"中南海蓝色风尚系列烟盒上印有一则广告——'您每消费一盒中南海香烟，就向希望工程献一份爱心！'"烟草业业内人士宣称："让'蓝色风尚'率先在北京刮起的一股蓝色风暴，进一步提升"中南海"品牌更时尚、更健康的影响力。"最终，在控烟界和法律界的抗议下，活动举办方被迫终止原定进行的活动。北京市工商局认定"蓝色风尚为爱起跑"活动的启动会场违反有关烟草广告的规定，属于违法广告，对烟草广告负责人做出行政处罚，罚款一万元。[82]

### 摘除中国烟草博物馆的爱国主义教育基地等荣誉称号

中国烟草博物馆设在上海，邻近上海卷烟厂，是亚洲最大的烟草博物馆，由全国烟草行业共同捐资捐物兴建的。中国烟草博物馆被授予"爱国主义教育基地"、"科普教育基地"和"上海市未成年人思想道德建设工作先进单位"等称号，吸引着大量游客，尤其是未成年人的参观。根据复旦大学相关调查结果：参观烟草博物馆后，青少年参观者认为吸烟非常有害的比例从 83.1% 降到 49.2%；未来肯定不吸烟的比例从82.1% 下降到 75%。[83]2012 年 8 月 21 日，《烟草博物馆在传递什么信息——"烟草文化"解析研讨会》在北京召开，剖析烟草博物馆的真相，要求取消"爱国主义教育基地"等荣誉称号，并关门整顿，清理这些误导青少年的错误信息。[84, 85]经过媒体报道，博物馆事件已经引发了社会公众的广泛关注，在 2014 年 5 月 31 日世界无烟日，烟草博物馆正面墙上的所有荣誉称号的牌子均已摘除。

### 摘除北京火车站的红塔烟草广告牌

在北京西站南广场入口，设置有云南红塔集团的巨幅广告牌。该广告牌上有企业名称的简称"红塔集团"，也有"山高人为峰"的红塔烟草集团的广告用语。广告牌上出现的"山峰"形象是红塔集团的标志，与红塔山牌卷烟烟包设计一致。广告还标有"云南红塔集团有限公司投资开发"字样。云南红塔集团有限公司是红塔烟草（集团）有限责任公司的全资子公司。依照我国《广告法》第18条规定和《烟草广告管理暂行办法》第2条，在北京西站的红塔广告牌即应属于"在国家禁止场所发布的变相烟草广告"。但是接到举报后，北京市和云南省工商行政管理局均认为，此广告为红塔集团企业形象广告，并非变相烟草广告，属于正常的企业宣传。最终未能让此广告牌摘下来。[86] 还有一些类似的案例也失败了，这表明1995年的《广告法》在制止此类烟草广告方面的无力和无奈。

这种以公益为幌子，行营销之实的案例还有很多，这些具体的案例暴露了《广告法》的缺陷，也唤醒了民众，表明上是烟草业的善意捐赠，却不知这是在抢夺青年人成为新烟民的营销策略。但仅靠一次次地举报，揭露和处罚，是不可能杜绝烟草广告、促销和赞助的。虽然2008年中华慈善奖取消了烟草业的资格，但2010年底，红塔集团、广东双喜等烟草企业又入围"中国企业社会责任榜十佳杰出企业"。因此呼吁修法提到了议事日程上。

2008～2012年的5年时间内，两会代表每年都有关于修改《中华人民共和国广告法》有关烟草广告的法条的建议和议案，其他关于限制影视剧中吸烟镜头、撤销和禁止烟草业冠名希望小学和制止烟草企业进行任何形式的赞助活动都有相应的提案和议案。

### 3.　2013～2016

#### （1）营造无烟草广告促销和赞助的社会氛围

时间进入到2013年，根据本年度世界无烟日的主题，国家卫计委要求各省开展"全面禁止烟草广告、促销和赞助"主题的宣传活动，同时中国CDC发布《2013年中国控烟报告——全面禁止烟草广告、促销和赞助》，[87] 报告指出，当今中国，"传统媒体烟草广告屡禁不止，新形式烟草广告、促销和赞助层出不穷，公众对烟草广告、促销和赞助的认识程度严重不足。消费者应对烟草公司规避广告和促销禁令的策略保持警惕。"中国 CDC、北京大学医学部、中国科学院、光明日报等 6000 多家机构近日签署了"拒绝烟草广告、促销和赞助"承诺书，不与烟草企业合作，不接受烟草企业以社会责任、公益事业或其他名义进行的任何形式的赞助，包括科学研究、奖学金等形式。[88]

新探接着发布了《谁在营销死亡》，[27] 对中国烟草业各种形式的广告、促销和赞助进行了盘点，从该报告中可以看到中国烟草业是如何施展各种伎俩，利用所有可能的机会来进行营销的。

在 2013 年 1 月 1 日至 4 月 15 日期间，中国控制吸烟协会启动了"烟草广告随手拍"活动，动员公众观察身边的烟草广告、促销和赞助活动，拍摄照片，通过微博发布到烟协网站。直接参与人数为 7346 人，覆盖粉丝数量近 400 万人次，涉及省 / 直辖市 15 个。[89] 这个活动有效地动员民众，共同监督烟草广告、促销和赞助。2014 年控烟协会继续开展了这项活动，其他如新探开展的"返乡随手拍"活动，鼓励学校师生在春节放假回家期间留意家乡不同场所及不同媒介上的各类烟草广告、烟草广告、促销和赞助，拍成照片参赛。这些活动很好地动员公众，参加到对烟草广告、促销和赞助的监督活动中来。其他新媒体活动，如 2013 年在微博上发起的"烟草广告害死人"活动，两周内突破 600 万阅读量。

《2013 年的烟草控制报告》、《谁在营销死亡》和《烟草广告随手拍》三项活动把拒绝烟草广告、促销和赞助推向了高潮（图 2-16），禁止烟草广告、促销和赞助逐渐形成全社会共识。两会代表修改《广告法》的提案也集中在全面禁止所有烟草广告、促销和赞助上。

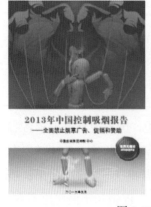 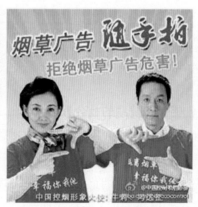 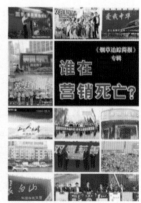

图 2-16　促进无烟烟草广告促销和赞助的社会行动

**（2）全面禁止烟草广告、促销和赞助**

原有《广告法》的规定已不能满足实际执法中的层出不穷的新问题。2013～2015年期间，中国启动了《广告法》修订工作。另外，新出台的《互联网广告管理暂行办法》和《慈善法》也都对烟草广告和赞助做出了规定。

由于《公约》签订之初，国家烟草专卖局以履约工作领导小组成员的身份干扰《公约》第十三条中文翻译，将"全面禁止烟草广告、促销和赞助"改成了"广泛禁止烟草广告、促销和赞助"，一词之差，为中国全面禁止烟草广告、促销和赞助的管理设置了障碍。修订过程中，是否应为烟草广告留下一席空间，应"广泛禁止"还是"全面禁止"成为争论的焦点，贯穿了整个修订过程（表12-1）。

**表 12-1　广告法修订进程**

| 时间节点 | 进　程 |
| --- | --- |
| 2/28/14-3/24/14 | 国务院法制办将修订草案征求意见稿上网公开征求社会意见 |
| 06/04/14 | 国务院召开常务会议讨论通过《中华人民共和国广告法（修订草案）》 |
| 08/25/14 | 修订草案提交人大提交第十二届全国人大常委会第十次会议审议 |
| 08/25/14-09/25/14 | 再次征求意见 |
| 12/22/14 | 第十二届全国人大常委会第十二次会议进行第二次审议 |
| 12/30/14-01/19/15 | 再次征求意见 |
| 04/14/15 | 第十二届全国人大常委会第十四次会议进行第三次审议，并通过了新的广告法，并将于9月1日起施行 |

1)《广告法》（修订草案征求意见稿）和（修订草案）

2013～2014年中国国家工商总局起草《中华人民共和国广告法（修订草案）（送审稿）》。2014年2月28日～3月24日，国务院法制办将《中华人民共和国广告法（修订草案）（征求意见稿）》上网公开征求社会意见。该草案虽然增加了禁止发布烟草广告的一些媒介、形式和场所，但核心是为烟草广告保留了一席之地，与《公约》要求全面禁止所有广告存在相当大的差距。

征求意见稿得到了广泛的响应，在不到1个月时间内，多封关于《广告法》修订稿的修改意见送达国务院法制办以及人大常委会法工委，希望全面禁止，而不要给烟草广告留下空间。2014年3月，中国控烟协会组织召开了公共卫生和法律专家与国家工商局、卫生计生委官员对话会，专家们分析了中国烟草广告、促销和赞助的现况，用事实证明部分禁止烟草广告是禁而不止的。会后68名控烟、法律知名专家签名，致函国务院法制办，要求禁止所有的烟草广告。继后，以中国控烟协会、新探和中国CDC的名义，也致函国务院法制办。有关学术文章指出，目前的《广告法》（征求意见稿）无法全面遏制中国的烟草广告。[90] 所有的呼吁都表达了同一意思，部分禁止烟草广告是无效的，为烟草广告留下空间是不可行的。

世界卫生组织对中国广告法修订中的烟草广告有关条款的修订表示了极大关切，祝贺中国政府采取行动，加强对烟草广告的限制的同时，向国务院法制办公室提交世卫组织的修改建议。该建议明确指出，WHO支持加强现有的限制措施，但同时敦请法制办考虑做出进一步修订，确保中国针对所有的烟草广告、促销和赞助，采用全面、可实施的禁令。全面禁止烟草广告将减少对烟草营销的暴露，从而大大降低中国儿童长大后吸烟的可能性。[91]

2014年5月28日由中国CDC发布的《2014年中国青少年烟草调查报告》；该报告揭示了初中学生有近20%的学生尝试吸烟，男生达到30%，三分之二的吸烟学生报告他们可以在学校周边零售点购买到卷烟，情况非常严重。[92] 6月5日，北京市四城区中学校附近售烟情况调查发布，该调查报告显示，调查的128所学校中，80%以上的学校100米内都有卷烟零售店。[93] 6月8日，新探举行"禁止所有的烟草广告、促销和赞助"信息交流会，指出目前广告法修订草案的缺陷，进一步提出"广告法不能给烟草广告留后门"。会后53名公共卫生、医学和法律专家签名信递交人大法工委。民众的请求对立法部门形成了一定压力。

国务院向人大提交修订案后，新一轮的政策倡导开始了。控烟专家希望说服人大代表们，促进全面禁止烟草广告、促销和赞助的条款写进广告法。中国CDC、中国控烟协会、新探和中国政法大学等联络上百名的专家致函人大法工委，使法工委感到对烟草广告的处理必须慎重。同时把《全面禁止烟草广告、促销和赞助》宣传册，邮寄给12名全国人大常委会副委员长、158名全国人大委员，使全国人大委员了解控烟界为什么如此强烈、如此执着地要求不能给烟草广告留后门。

2014年7月，公共卫生和控烟人士在微博上发起了"烟草广告害死人"的传播与讨论，两周内突破600万阅读量，近4000参与投票，96%的人赞成禁止所有的烟草广告、促销和赞助。这些活动聚合社会各界及舆论的力量，有力推动了《广告法》关于烟草广告方面修订的进程。

2）一审《广告法（修订草案）》

2014年8月21日，对《广告法》修订草案审议前4天，新探召开了"从烟草广告投诉结果看《广告法》的缺陷"的信息交流会。通过对投诉失败案例分析发现正是原来广告法的部分禁止，而不是全面禁止所有的烟草广告，导致烟草广告的无法管理。[94]

2014 年 8 月 25 日，《广告法（修订草案）》被提交第十二届全国人大常委会第十次会议，进行第一次审议。该草案较 1994 年的《广告法》有很大进步，对发布烟草广告的媒介、形式和场所作了更严格的限制，明确规定不得设置户外烟草广告。但是依然采用了列举法，为烟草广告留下空间。一审后的草案条文再次公开征求意见。

一审后，新一轮的政策推动和倡导活动开始了。9 月多家机构联合起草《广告法立法原则》；新探举办"对修订广告法的期盼"信息交流会；11 月媒体信息交流会评烟草广告法的进与退，呼吁无烟影视。提出了对《广告法》修订草案的具体修改建议，获得了媒体和社会的关注。

3）二审《广告法（修订草案）》

2014 年 12 月 22 日，《广告法（修订草案）》进入二审阶段。二审后的修订稿有很大进步，禁止了大部分广告，唯一保留了"对烟草制品专卖点的店内可以发布经国务院工商行政管理部门批准的烟草广告"这一例外。2014 年 12 月 30 日至 2015 年 1 月 19 日期间，二审草案再次公开征求意见。

该稿较一审稿虽然有所进步，但依然承认可以有烟草广告，规定可在"烟草制品专卖点"室内发布烟草广告，这个所谓"烟草制品专卖点"，包括烟草专卖店、形象店、示范店、零售店、超市、商场、食杂店、便利店、报亭等卖卷烟的柜台，这些都是普通公众能够自由进出的"公共场所"。一些人认为修改后的版本基本符合公约精神，但忽略了 540 多万个烟草零售终端，这些零售终端是烟草业发布烟草广告，甚至虚假广告的大本营。

三审在即，揭露《广告法》(修订版)"隐藏"的漏洞，加强委员们对《广告法》修订不足的认知是此轮政策倡导的核心。促进新的《广告法》禁止所有的广告、促销和赞助，此轮政策倡导集中在两个关键点：第一，不能在法规中承认可以有烟草广告，必须全面禁止；第二烟草销售终端不能有烟草广告、促销和赞助活动。

烟草广告该"禁"还是"限"，引发媒体热议。中国 CDC 和中国控烟协会推出"全面禁止烟草广告促销和赞助——保护青少年"微视频，号召公众在全国人大法工委网上投票支持全面禁止烟草广告促销和赞助，引发超过 10 万的点击量，形成支持全面禁止烟草广告的社会氛围。

新探《2014 年中国控烟观察—民间视角》报告发布会，指出如果允许 540
万售烟点做广告，将是一场灾难，55 位专家联名致函人大法工委，再一次强调
广告法不能给烟草广告留空间。

人大代表在《广告法》制定中充分发挥了参政议政的权力，多位代表建议，
广告法三审中应明确规定禁止所有烟草广告、促销和赞助，不给 540 万烟草专卖
点做广告以免"开闸放水"。[95]

4）三审通过《广告法》修订版

2015 年 4 月 24 日，第十二届全国人大常委会第十四次会议通过了广告法的
修订，并将于 9 月 1 日起施行。修订后的广告法，基本实现了全面禁止烟草广
告，更接近《公约》13 条的精神。

**（3）《互联网广告管理暂行办法》**

为了规范互联网广告活动，国家工商行政管理总局根据广告法及其相关行
政法规，制定了《互联网广告管理暂行办法》。[96] 该法规 2016 年 7 月 4 日颁布，
自 2016 年 9 月 1 日起施行。《互联网广告管理暂行办法》明确指出，"互联网广
告"是指通过各类互联网网站、网页、互联网等应用程序等媒介，电子邮箱以及
自媒体、论坛、即时通讯工具、软件等互联网媒介资源，以文字、图片、音频、
视频或者其他形式，直接或者间接地推销商品或者服务的商业广告。根据前述规
定，目前比较常见的通过微博、微信、论坛、手机 APP 等形式发布的互联网广
告已明确被纳入监管范围。广告经营者、广告主或广告代言人很有可能同时被定
性为互联网广告发布者。禁止利用互联网发布烟草广告，所以，在上述情况下出
现的任何烟草广告都是违法的。

**（4）慈善法修订**

慈善法于 2016 年 3 月 16 日，十二届全国人大四次会议通过。[97] 慈善法是
社会领域的重要法律，是慈善制度的基础性、综合性法律。总则中清晰明确了
"慈善活动"的定义，也就是指自然人、法人和其他组织以捐赠财产或者提供服
务等方式，在扶贫、济困、扶老、救孤、恤病、助残、优抚，救助自然灾害等突
发事件造成的损害，以及促进教科文卫体事业发展、保护环境等领域自愿开展的
公益活动。

2015 年制定《慈善法》时，公共卫生和法律领域专家、学者及控烟工作者
多有建言，希望《慈善法》应同世界卫生组织《烟草控制框架公约》采取一致的

立场，禁止所有烟草慈善捐赠及其他所谓烟草"企业社会责任"活动，并规定相应的法律责任。2016 年由全国人大审议通过的《慈善法》第四十条第二款规定："任何组织和个人不得利用慈善捐赠违反法律规定宣传烟草制品，不得利用慈善捐赠以任何方式宣传法律禁止宣传的产品和事项。"这是一个很大的进步。同时，也需要进行大量工作，让全社会理解烟草业的所谓捐赠不能与宣传烟草制品关联，如不能使用"金叶基金""中南海基金"等用烟草或烟草品牌命名捐赠基金。这些也还需要在实施细则中进一步细化。

## 六、结束语

通过本章的描述，过去 10 年中国在促进全面禁止烟草广告、促销和赞助的行动和取得的进步令人印象深刻。与禁止烟草广告、促销和赞助相关的《广告法修订案》、《互联网广告管理暂行办法》和《慈善法》等法律法规终于相继出台。

影视节目中的吸烟镜头有所减少。2015 年 30 部国产电影中，有烟草镜头的影片为 22 部，占比较 2007 年下降了 15 个百分点；在 22 部有烟草镜头的电影中，平均每部电影有烟草镜头 11.5 个，较 2007 年下降了五成。在 30 部国产电视剧中；12 部有烟草镜头，共有烟草镜头 225 个，平均每集烟草镜头的数量为 0.4 个，较 2007 年下降了九成多。[98]

但未来还需要进一步促进新《广告法》的有效实施。《2016 年中国控烟观察——民间视角报告》[99]和《新广告法实施一周年禁止烟草广告执法观察报告》[100]表明还存在许多待解决的问题。在没有相关法律解释和部门规章的情况下，广告监管部门对相关条文的理解不统一，不同执法者执法不一致，执行率较低。尤其网络烟草广告泛滥，如百度、新浪微博、微信等。在微信、微博等社交媒体的烟草营销依然让人忧虑。

这一切都说明，中国在履行《公约》第 13 条及其实施准则要求缔约方广泛禁止所有的烟草广告、促销和赞助的方面，仍有漫漫长路要走。

## 参考文献

[1] H S. Tobacco advertising and promotion [M]//JHA P, CHALOUPKA F J. Tobacco Control in Developing Countries. Oxford：Oxford University Press. 2000: págs. 113-120.

[2] BASIL M D, BASIL D Z, SCHOOLER C. Cigarette advertising to counter New Year's resolutions

[J]. Journal of Health Communication, 2000, 5(2): 161-174.

[3] C S, M P, R A, et al. Effect of tobacco advertising on tobacco consumption: a discussion document reviewing the evidence [M]. London: Economic and Operational Research Division, Department of Health, 1992.

[4] RELEASE W P. European Union Directive Banning Tobacco Advertising Overturned: WHO Urges Concerted Response. 2000. http: //www.who.int/inf-pr-2000/en/pr2000-64.html(accessed 8 Jan 2017).

[5] (FTC)U S F T C. Cigarette Report for 2002 [J].

[6] LOVATO C, WATTS A, STEAD L F. Impact of tobacco advertising and promotion on increasing adolescent smoking behaviours [M]. John Wiley & Sons, Ltd, 2004.

[7] BRAVERMAN M T, AARø L E. Adolescent smoking and exposure to tobacco marketing under a tobacco advertising ban: findings from 2 Norwegian national samples [J]. American journal of public health, 2004, 94(7): 1230-1238.

[8] KEELER T E, HU T-W, ONG M, et al. The US National Tobacco Settlement: the effects of advertising and price changes on cigarette consumption [J]. Applied Economics, 2011, 36(15): 1623-1629.

[9] FIELDING R, CHEE Y Y, CHOI K M, et al. Declines in tobacco brand recognition and ever-smoking rates among young children following restrictions on tobacco advertisements in Hong Kong [J]. Journal of Public Health, 2004, 26(1): 24.

[10] PIERCE J P, DISTEFAN J M, JACKSON C, et al. Does tobacco marketing undermine the influence of recommended parenting in discouraging adolescents from smoking? [J]. American journal of preventive medicine, 2002, 23(2): 73-81.

[11] SAFFER H, CHALOUPKA F. The effect of tobacco advertising bans on tobacco consumption [J]. Journal of Health Economics, 2000, 19(6): 1117-1137.

[12] BANK T W. Curbing the epidemic: governments and the economics of tobacco control [J]. Tobacco control, 1999, 8(2): 196-201.

[13] WHO Framework Convention on Tobacco Control: guidelines for implementation Article 13-2013 edition. http: //www.who.int/entity/fctc/treaty_instruments/adopted/Guidelines_Article_13_English.pdf?ua=1-110k(accessed 18 Jan 2017).

[14] 世界卫生组织. 世界卫生组织烟草控制框架公约 13 条. http: //www.who.int/fctc/text_download/zh(accessed 18 Jan 2017).

[15] 国务院．广告管理条例．1987. http://www.saic.gov.cn/zw/zcfg/xzfg/198710/t19871026_215566.
html(accessed 20 Jan 2017).

[16] 中华人民共和国国家工商行政管理总局．关于坚决制止利用广播、电视、报纸、期刊刊
播烟草广告的通知，工商广字 (1992) 第 251 号．1992. http://www.chinaacc.com/new/63/
71/2006/2/wa5648182929822600211984-0.htm(accessed 20 Jan 2018).

[17] 中华人民共和国主席令 (NO.34). 中华人民共和国广告法 [M]. 1994.

[18] 中华人民共和国国家工商行政管理总局．烟草广告管理暂行办法 [M]. 国家工商行政管理局
令第 69 号．1996.

[19] WHO《烟草控制框架公约》对案及对中国烟草影响对策研究 [M]. 北京：经济科学出版社，
2006.

[20] 国家烟草局专著被指修改国际公约阻挠控烟，控烟专家质疑世界卫生组织的《烟草控制框
架公约》的中文翻译 [N]. 法制晚报，2010.

[21] 涉嫌违法发布烟草广告刘翔"鹤舞白沙"被停播 [N]. 新华网，2004.

[22] ZHENG P, GE X, QIAN H, et al. 'Zhonghua' tobacco advertisement in Shanghai: a descriptive
study [J]. Tobacco control, 2014, 23(5): 389.

[23] 中国控烟协会．"倡导无烟影视净化荧屏"媒体会在京召开 [N]. 2009.

[24] 中国控制吸烟协会调查：国产影视烟草镜头普遍 [N]. 2010.

[25] 董志隆，杨杰．影视剧吸烟镜头对青少年吸烟态度与行为的影响 [J]. 中国学校卫生，2010,
31(5): 634-636.

[26] 新探健康发展研究中心．烟草追踪专辑：我们决不放弃禁止烟草广告、促销和赞助的行动
回顾与解析．2014. http://www.tcrc.org.cn/UploadFiles/2014-09/249/2014091509531229678.
pdf(accessed 20 Jan 2018).

[27] 新探健康发展研究中心．谁在营销死亡．2013. http://tcrc.org.cn/html/zy/cbw/ycggcxhzz/
2414.html(accessed 13 July 2017).

[28] 创业邦．烟草零售终端"新门道"——零售户与消费者卷烟营销体系探讨．2011. http://
www.cyzone.cn/a/20111031/217656.html(accessed 13 July 2017).

[29] 南昌烟草广告公然现身电视报纸广告法第 18 条明确禁止江西中烟公司是无知还是无视
[N]. 法制日报，2012.

[30] 复旦大学健康传播研究所：微信公众号和终端零售点应成为烟草业营销监测的重点 [N]. 新
华社，2015.

[31] LI L, YONG H H. Tobacco advertising on the street in Kunming, China [J]. Tobacco control,

2009, 18(1): 63.

[32] 搜狐视频 . 投入一元硬币游戏机里抓香烟 . http: //tv.sohu.com/20130131/n365229198.shtml (accessed 13 July 2017).

[33] 慧聪网 . 抓烟游戏机 . http: //www.hc360.com/hots-dze/909196300.html.

[34] 中国控烟协会 . 烟草宣传 "隐身" 助学救灾 [N]. 人民网 , 2015.

[35] 17 所希望小学冠名烟草 .(accessed 24 July 2017).

[36] 红云红河集团有限责任公司 . 2013 年度社会责任报告 [J].

[37] 紫雨 . 关注 "利群阳光" 公益模式 [N]. 中国烟草在线 , 2010.

[38] HVISTENDAHL M. China. Tobacco scientist's election tars academy's image [J]. Science(New York, NY), 2012, 335(6065): 153.

[39] 朱茂祥 , 杨陟华 , 曹珍山 , 等 . 神农萃取液降低卷烟危害作用的细胞生物学评价 . 2002. http: // cpfd.cnki.com.cn/Article/CPFDTOTAL-ZGDV200408002011.htm(accessed 13 July 2017).

[40] YANG G. Marketing 'less harmful, low-tar' cigarettes is a key stratetgy of the industry to counter tobacco control in China [J]. Tobacco control, 2014, 23(2): 167.

[41] 互动百科 . 金叶基金 . http: //www.baike.com/wiki/ 金叶基金 (accessed 28 July 2017).

[42] 健康报新闻中心 . 扶贫助困救灾成烟草赞助 "重灾区" . http: //www.jkb.com.cn/news/ industryNews/2015/0417/366829.html(accessed 28 July 2017).

[43] 国家烟草专卖局 / 中国烟草总公司 . 公益事业 . http: //www.tobacco.gov.cn/html/19/1901/ 82559904_n.html(accessed 13 Aug 2017).

[44] ANON. F1 to ban cigarette ads [N]. CNN, 2001.

[45] 厦门市体育局 . 2016 年厦门市全民健身运动会第十一届 "通仙杯" 厦门桥牌锦标赛队式 赛收牌 . 2016. http: //www.xmsports.gov.cn/tyxw/201609/t20160927_1363930.htm(accessed 13 July 2017).

[46] 广东惠州举办第 35 届 "好日子" 迎春长跑活动 [N]. 中国新闻周刊 .

[47] X 娇子 2012 世界超模美丽时尚 SHOW. http: //special.scol.com.cn/12jzsjcm/(accessed 16 Nov 2017).

[48] 新浪影音娱乐 . 四川烟草有限公司董事长罗维先生致辞 . 2006. http: //ent.sina.com.cn/ s/2006-12-17/16001373165.html(accessed 25 June 2017).

[49] 国家烟草专卖局办公室关于加强 "禁止中小学生吸烟" 宣传教育工作的通知 [J]. 2001,

[50] CHARITY S C. Sunflower Cup. Beijing2011. 2011. http: //www.sfy.cn/(accessed 15 June 2017).

[51] 中国网 . 河南农业大学 "红心向党" 志愿服务团倡导正确吸烟 . 2010. http: //roll.sohu.

com/20110804/n315478811.shtml(accessed 15 June 2017).

[52] VARMA S, CHOI K, KOO M, et al. China: Tobacco Museum's "Smoky" Health Information [J]. Tobacco control, 2005, 14(1): 4.

[53] China Tobacco Museum. http: //www.tobaccomuseum.com.cn/maincontrol?url=&linkType=Abst ractCategory&id=8(accessed 15 June 2017).

[54] The International Tobacco Control Policy Evaluation Project ITC China Project Report Findings from the wave 1 to 3 surveys: 2006-2009. 2012.

[55] FCTC W. 2016 global progress report on implementation of the WHO Fraction Convention of Tobacco Control.

[56] FCTC W. Annex 3 Current status of implementation of SUBSTANTIVE ARTICLES by the Parties, by income group in 2014 global progress report [J].

[57] The International Tobacco Control Policy Evaluation Project, ITC China Project Report [M]. Beijing: China Modern Economic Publishing House, 2012.

[58] CDC C. Global Adults Tobacco Survey(GATS)China 2010 Country Report [M]. Beijing: China San Xia Press, 2011.

[59] CDC C. 2015 National Adults Tobacco Survey in China. http: //www.chinacdc.cn/zxdt/201512/ t20151228_123960.htm(accessed 15 June 2017).

[60] 肖琳，姜垣，张岩波，等. 中国三城市青少年烟草广告暴露研究 [J]. 中国慢性病预防与控制，2011, 19(2): 131-133.

[61] PREVENTION C C O D C A. 2014 Global Youth Tobacco Survey(GYTS)China Report [M]. 2015.

[62] BORZEKOWSKI D L G, COHEN J E. Young children's perceptions of health warning labels on cigarette packages: a study in six countries [J]. Journal of Public Health, 2014, 22(2): 175-185.

[63] R N O P. China, Advertising Law of the People's Republic of China. 2015. http: //www.npc.gov. cn/npc/cwhhy/12jcwh/2015-04/25/content_1934594.htm(accessed 15 June 2017).

[64] 卫生部国家工商行政管理总局. 关于印发全国无烟草广告城市认定实施办法的通知. http: //www.jincao.com/fa/07/law07.s02.htm(accessed 15 June 2017).

[65] 中国控制吸烟协会. 2007 年工作总结. http: //www.catcprc.org.cn/index.aspx?menuid=4&type= articleinfo&lanmuid=122&infoid=1837&language=cn(accessed 15 June 2017).

[66] 赵凤敏，吴广林，段蕾蕾，等. 中国近期影视剧中出现烟草镜头状况调查 [J]. 中国公共卫生，2004, 20(3): 372-372.

[67] 国家体育总局. 上海 F1 赛场绝不出现违规烟草广告. http://news.xinhuanet.com/auto/2004-06/04/content_1508116.htm(accessed 15 June 2017).

[68] 教育部, 卫生部. 关于进一步加强学校控烟工作意见. 2010. http://www.gov.cn/gzdt/2010-07/13/content_1653147.htm(accessed 15 June 2017).

[69] 全国爱卫会. 关于印发《国家卫生城市考核命名和监督管理办法 (2011 版 )》的通知. 2010. http://www.moh.gov.cn/zwgkzt/pagws1/201101/50263.shtml(accessed 15 June 2017).

[70] 控烟与中国未来——中外专家中国烟草使用和烟草控制联合评估报告 [M]. 北京 : 经济日报出版社 , 2011

[71] CDC C. University of Waterloo, ITC China Project Report Findings from the wave 1 to 3 surveys: 2006-2009.

[72] 45 家社会团体联合倡议拒绝烟草捐助 [N]. 中国网 , 2010.

[73] 濮存昕等 41 位文艺界人士倡议无烟影视 [N]. 新华网 , 2009.

[74] 百度百科. 脏烟灰缸奖. http://baike.baidu.com/item/ 脏烟灰缸奖 (accessed 15 June 2017).

[75]《钢铁年代》获脏烟灰缸奖广电总局禁令无效. 2012. http://ent.163.com/12/0630/08/85811GMH00032DGD.html(accessed 15 June 2017).

[76] 民政部. 公示 2008 年度"中华慈善奖"名单 [N].

[77] 财新. 上海世博局终止上海烟草 2 亿元捐赠. 2009. http://m.china.caixin.com/m/2009-07-20/100061250.html(accessed 15 June 2017).

[78] 世博会退还烟企捐赠 [N]. 京华时报 , 2009.

[79] 四川两所希望小学更名去掉涉烟草字样 [N]. 新京报 , 2012.

[80] 四川"中国娇子希望小学"等"烟草学校"仍未更名 [N]. 北京晨报 , 2013.

[81] 新 探 健 康 发 展 研 究 中 心 . 控 烟 通 讯 . 2010 http://www.ghi-ctp.emory.edu/documents/TTHTCNewsletter_Issue04-8-10.pdf(accessed 15 June 2017).

[82] 新探健康发展研究中心. 我们绝不放弃——禁止烟草广告、促销和赞助, 行动的回顾与解析. 2014. http://www.tcrc.org.cn/UploadFiles/2014-09/249/2014091509531229678.pdf(accessed 15 June 2017).

[83] WANG F, SUN S, YAO X, et al. The Museum as a platform for tobacco promotion in China [J]. Tobacco control, 2016, 25(1): 118.

[84] 新探健康发展研究中心. 烟草博物馆的负面导向应予终结. 2012. http://www.ghi-ctp.emory.edu/documents/TTHTCNewsletter_Issue28-08-12.pdf(accessed 15 June 2017).

[85] 中国控烟协会要求取消烟博馆爱国教育基地称号 [N]. 新京报 , 2012.

[86] 红塔集团涉嫌变相烟草广告被指违反控烟公约 [N]. 中国经济时报, 2011.

[87] 中国疾病预防控制中心. 2013 年中国控烟报告——全面禁止烟草广告、促销和赞助. http://www.chinacdc.cn/tzgg/201305/t20130531_81426.htm(accessed 15 June 2017).

[88] 中国 6000 多家机构承诺拒绝烟草广告、促销和赞助 [N]. 新华网, 2013.

[89] 中国控制吸烟协会. 烟草广告随手拍获奖作品. 2013. http://www.catcprc.org.cn/index.aspx?menuid=4&type=articleinfo&lanmuid=122&infoid=4396&language=cn(accessed 15 June 2017).

[90] 杨功焕, 杨杰, 黄金荣, et al. 对《广告法（征求意见稿）》禁止烟草广告有关条款的评议及修订建议 [J]. 中国卫生政策研究, 2014, 7(6): 69-72.

[91] 世卫组织. 中国应全面禁止烟草广告、促销和赞助. http://www.wpro.who.int/china/mediacentre/releases/2014/20140328/zh/(accessed 5 Oct 2017).

[92] 中国疾病预防控制中心. 2014 中国青少年烟草调查报告. 2014. http://www.nhfpc.gov.cn/ewebeditor/uploadfile/2014/05/20140528121514117.pdf(accessed 5 Oct 2017).

[93] 新探健康发展研究中心. "别让烟草毁了青少年的健康"信息交流会. 2014. http://www.healthtt.org.cn/Item/Show.asp?m=1&d=2827(accessed 5 Oct 2017).

[94] 新探健康发展研究中心. 我们决不放弃——"禁止烟草广告、促销和赞助"行动的回顾与解析. 2014(accessed 5 Oct 2017).

[95] 全国人大委员会. 代表热议广告法修订建议"全面禁止"烟草广告. 2015. http://www.npc.gov.cn/npc/xinwen/2015-03/12/content_1925071.htm(accessed 5 Oct 2017).

[96] 国家工商行政总局令. 互联网广告管理暂行办法. 2016. http://www.saic.gov.cn/fgs/zcfg/201612/t20161206_223031.html(accessed 5 Oct 2017).

[97] 中华人民共和国主席令. 中华人民共和国慈善法 [M]. 2016.

[98] 中国控烟协会. 国产影视剧烟草镜头明显减少 [N]. 中新社, 2016.

[99] 新探健康发展研究中心. 2016 年中国控烟观察——民间视角报告 .(accessed 5 Oct 2017).

[100] 网络成了禁烟的法外之地？ [N]. 北京晚报, 2017.

# 第十三章

# 中国烟草税与烟草经济

郑　榕

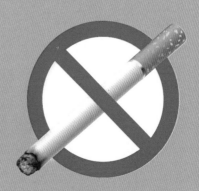

## 摘要

税收和价格政策是最有效的影响烟草制品消费的手段之一。大量证据表明提高烟草税是一项双赢政策，既能够改善公众健康，又能增加政府税收收入。因此履行世界卫生组织《烟草控制框架公约》（以下简称《公约》）第 6 条是改善居民公共健康的重要举措。然而，税收及价格政策的有效性取决于良好的税制结构设计和有效的税务管理。

中国的烟草产业为垄断行业，政府对烟草行业税利贡献的依赖严重制约了烟草税和价格的提高，阻碍了《公约》第 6 条在中国的实施及推进。2015 年的烟草消费税政策调整是一项以控烟为导向的双赢政策。2015 年烟草税的提高增加了政府收入，减少了卷烟消费，长期下去，必然会改善公众的健康。然而，值得注意的是中国的卷烟价格仍旧较低，且卷烟的支付能力逐年上涨；税占零售价格的比重远低于世界卫生组织建议的标准；卷烟消费税设置多档税率的税制结构为烟草行业提供了通过价格策略干扰"以税控烟"政策的可能性。中国在提高烟草税方面还有许多事情要做，包括：以降低卷烟支付能力为目标，持续不断地提高卷烟税与价格；大幅提高从量税并且设置最低烟价；调整简化卷烟消费税税制结构，将两档从价税率调整为一档，以减小烟草行业通过价格策略干扰税收政策有效性的空间；建立烟草税收专款专用制度，对提高的卷烟税收用途予以明确界定，包括用于支付与民生相关的公共卫生和可持续发展目标的项目。

**关键词**：烟草税、烟草控制、烟草行业、中国

## 一、引言

烟草消费严重制约着中国国民经济和健康的可持续发展。中国每年约有 100 万人死于吸烟导致的相关疾病，预计在 2020 年，死亡人数将翻番。[1, 2] 治疗吸烟所致疾病的费用占总卫生支出的 3.4%，这部分非必要支出（吸烟属于可预防风险因素）挤占了中国的医疗卫生资源，给中国医疗卫生系统带来了沉重的负担。[3] 此外，与吸烟相关的自费医疗支出使得数以百万计的中国家庭陷入贫困。[4] 自 2005 年签订世界卫生组织《烟草控制框架公约》（以下简称《公约》）以来，中国政府的履约行动十分缓慢。《公约》第 6 条要求 FCTC 缔约方有义务采取价格和税收措施来减少烟草消费。[5]《公约》第 6 条实施准则进一步建议各缔约方

应建立定期调整烟草税收的流程，定期评估烟草税收水平，确立或提高本国征税水平；此外，应考虑到需求价格弹性和收入弹性因素以及通货膨胀和家庭收入的变化，使烟草制品随时间的推移变得比较昂贵，不大买得起。[6]

本章主要从经济视角分析中国的烟草控制，尤其是对中国烟草税政策的探讨。本章节的第二部分概述了履行《公约》第6条的关键要点；第三部分主要介绍中国的烟草行业和烟草市场、中国卷烟的定价机制以及中国烟草税制；第四部分描述了对中国烟草税的研究，倡导提高烟草制品消费税的努力，以及2009年和2015年两次卷烟消费税调整，及其政策效应评估；第五部分总结了中国目前烟税提升中面临的困难与挑战，并对中国未来运用税收及价格政策控制烟草制品消费提出了政策建议。

## 二、《公约》第6条的实施要点

《公约》经历了3年多谈判，于2005年2月正式生效，它是全球烟草控制历史上的里程碑。在《公约》生效10多年以来，它迅速成为联合国史上最广泛接受的条约之一，并取得了可观的成效。[7]为了帮助各国履行《公约》的承诺，实现《公约》中减少烟草消费的目标，世界卫生组织制定了一套涵盖六项有效烟草控烟政策的工具包，每项政策用英文第一个字母标记，简称为MPOWER系列政策，"R"即代表提高烟草税。世界卫生组织同时制定了烟草制品税负的最佳水平，即税占零售价格的比重不低于70%。[7]

运用价格和税收政策来提高烟草制品的零售价格是减少烟草产品消费的最有效手段。《公约》第6条（减少烟草需求的价格和税收措施）明确指出："价格和税收措施是减少各阶层人群特别是青少年烟草消费的有效和重要手段".

　　■ 对烟草制品实施税收政策并在适宜时实施价格政策，以促进旨在减少烟草消费的卫生目标；

　　■ 酌情禁止或限制向国际旅行者销售和/或由其进口免除国内税和关税的烟草制品。[5]

为了协助缔约方实施《公约》第6条，于2014年10月18日，第6次缔约方会议通过公约第6条实施准则。该准则内容如下所示：

　　■ 决定烟草税收政策是缔约方的主权；

　　■ 有效的烟草税可显著降低烟草消费量和流行率；

　　■ 有效的烟草税是一种重要的税收来源；

▣ 烟草税具有经济效益并可减少卫生不公平现象；

▣ 烟草税收制度和行政管理应当具有效率和效益；

▣ 应防止烟草税收政策受既得利益的影响。

由于税制的复杂性等多种原因，该项政策的推进明显滞后于其他各项政策。2014年，全世界仅有覆盖10%人口的国家征收的烟草税超过卷烟零售价格的75%。

有效的运用税收政策控制烟草制品消费需要税制结构及政治环境的支持。通常来说，一个有效的税制结构不仅能够增加税收收入，同时能够保证较高的税收遵从度。复杂的烟草消费税结构为烟草行业提供了避税的机会。除此之外，价格和税收水平、卷烟支付能力，以及烟草税如何使用等问题都需要政策制定者慎重考虑。

## 1. 烟草税制设计及税务管理

设计合理的烟草税制不但能够持续增加政府收入，还能够同时改善公共健康。良好的烟草税制设计上应从以下几个方面加以考虑：

**税收类型**　各国政府对烟草及烟草制品征收税种较为繁杂，包括农业环节的烟叶税、消费税、增值税、一般销售税、进口环节关税以及其他特殊税种。其中，由于烟草制品消费税是直接针对烟草制品征收，同时提税能够直接影响价格，消费税在减少烟草消费以及改善公共健康方面效果是最好的。

**征税环节**　烟草制品消费税多在进口及生产和批发环节征收。由于生产商或进口商数量较少，因此在这一环节征收可以便于减少税务系统的管理成本，便于管理。

**从量及从价消费税**　从量消费税基于商品数量征收（例如以单包烟或烟叶重量为计税单位），从价消费税基于商品价值征收（例如以出厂价或进口价为计税单位）。从价消费税难于管理，因此为纳税人提供了逃避税的机会，同时提税会扩大高档品牌和低档品牌价格的差距，引导消费者转向消费低档品牌进而规避部分税收。相反，从量消费税能够最大化烟草消费税对公众健康的影响效果，这主要是由于从量税能够缩小高低档品牌之间的价格差距，减小了消费者品牌转换的机会。对所有烟草制品征收统一的从量消费税同时能够表明所有品牌的卷烟危害相同。尽管目前很多国家仍旧采用混合税制结构，但更多地采用从量税是国际趋势。

2014年，公约缔约方中共有119个国家（占提交报告的缔约方的92%）对烟草制品征以各种形式的消费税，其他 10 个无卷烟生产的国家仅对进口烟草制品征以进口税。大部分缔约方国家均对烟草制品征以增值税或销售税，但是增值税理论上是对所有的商品和服务征收，且采用单一税率，不影响商品的相对价格，因此该税种未被纳入烟草控制政策实施中。[8] 表 13-1 展示了各缔约方（按世卫大区划分）对卷烟的征税类型等信息。

表 13-1    2014 年征收卷烟消费税或进口税的缔约方数量和构成（按世卫大区划分）

| 世卫组织地区 | 消费税 | | | | | | 进口关税 | % | 总数 |
|---|---|---|---|---|---|---|---|---|---|
| | 从量税 | % | 从价税 | % | 从量税 & 从价税 | % | | | |
| 西太平洋 | 14 | 61 | 2 | 9 | 4 | 17 | 3 | 13 | 23 |
| 欧洲 | 9 | 19 | 0 | 0 | 38 | 79 | 1 | 2 | 48 |
| 美洲 | 7 | 39 | 4 | 22 | 6 | 33 | 1 | 6 | 18 |
| 非洲 | 7 | 30 | 11 | 49 | 3 | 13 | 2 | 8 | 23 |
| 地中海东部 | 2 | 16 | 3 | 25 | 5 | 42 | 2 | 17 | 12 |
| 东南亚 | 1 | 20 | 3 | 60 | 0 | 0 | 1 | 20 | 5 |
| 所有地区 | 40 | 31 | 23 | 18 | 56 | 43 | 10 | 8 | 129 |

来源：2014 年《公约》实施情况全球进展报告。

由上表可以看出，各缔约方对卷烟的征税类型有很大不同。例如，非洲地区的大部分国家仅对卷烟征收从价消费税；西太平洋地区的大多数缔约方仅对卷烟征收从量消费税；欧洲地区约有 80% 的缔约方同时对卷烟课以从价和从量消费税。

**简化税制**    复杂的税制结构难于管理，增加了避税的机会，同时在改善公众健康及增加政府收入方面收效甚微。一个良好的税制体系应该是一个简单统一的，对所有的烟草制品在同一环节征收相同的消费税，这一税制能够有效地增加政府收入和降低烟草消费的双重目标。

税务管理的有效性取决于高税收遵从度以及税收政策的有效性，即管理成本需低于税收收入。税务管理不仅需要技术支持，更需要合理的税制体系的支撑。税收征管部门应该清醒的认识目前的市场状况，哪些因素影响烟草市场的销量，进而影响税收收入。这些因素在税制设计的时候理应加以考虑，如此一来可以保证税制的设计是以改善公众健康和增加政府收入为导向的。

## 2.　卷烟税占零售价格比重

世界卫生组织建议烟草制品税占零售价格的比重应在 75% 以上。《世界卫生组织烟草流行报告 2017》指出，2016 年有 32 个成员国达到这一标准，其中高等收入国家 21 个、中等收入国家 10 个、低收入国家只有 1 个。[9] 另外，有 70 个国家的税负水平在 50% 至 75% 之间，其中包括中国。30 个国家的税负水平较低，低于 25%，这些国家甚至没有对烟草制品征收专门的税。如果政府不持续对烟草制品提税，那么卷烟的支付能力将会增强（即更加买得起），这会削弱其他控烟政策的实施效果，因此提高烟草税应和其他政策齐头并进。

## 3.　卷烟价格及支付能力

总体来看，高收入国家的价格及税收水平高于中等收入国家及低收入国家。2015 年，高收入国家一包卷烟的平均价格为 5.53 美元，其中消费税及其他税占价格的比重为 64.8%。低收入国家一包烟的平均价格为 2.03 美元，其中消费税及其他税占价格的比重为 45.8%。

2016 年，高收入国家的卷烟加权平均价格以购买力平价来衡量为 7.19 美元，中等收入国家为 4.31 美元，低收入国家为 3.03 美元，全球平均值为 4.87 美元。[9]

与 2012 年相比，2014 年有 86 个国家（84%）的卷烟名义价格提高，其中半数以上的国家卷烟名义价格增长高于 20%；有 13 个国家的卷烟价格保持不变；3 个国家（巴哈马群岛、巴林和南非）的卷烟价格有所下降。表 13-2 列出了 2014 年世卫各地区以美元衡量的卷烟最低和最高价格。

表 13-2　2014 年 WHO 各地区以美元衡量的一包卷烟（20 支）的最低和最高价格

| 世卫各地区 | 最低价（国家） | 最高价（国家） | 比率 | 国家数 |
| --- | --- | --- | --- | --- |
| 西太平洋 | 0.75 | 16.09 | 21.50 | 22 |
| 欧洲 | 0.55 | 16.37 | 29.50 | 47 |
| 美洲 | 1.00 | 7.80 | 7.80 | 17 |
| 非洲 | 0.35 | 5.30 | 15.00 | 20 |
| 地中海东部 | 0.77 | 2.40 | 3.20 | 10 |
| 东南亚 | 0.35 | 2.40 | 6.90 | 5 |

来源：2014 年《公约》实施情况全球进展报告。

由于烟草制品的价格增长低于人均收入以及消费者购买力的增长，因此政策制定者需要关注卷烟的支付能力。

### 4. 烟草税专款专用于健康及社会发展项目

成员国将税收专款专用的行为越来越普遍，即将烟草税收收入按比例分配给社会项目。2014 年，世界卫生组织统计发现有 30 个国家将烟草税收收入专款专用于健康项目。具体情况如下：在保加利亚，根据《健康法案》，将对烟草制品和烈酒所征收的消费税收入的 1% 用于限制吸烟和酗酒项目；哥斯达黎加于 2012 年通过一项法案，该法案规定消费税收入的 60% 用于烟草相关疾病的诊断、治疗和预防，20% 用于卫生部门履行法案中规定的各项职能，剩余的 20% 用于酒精和药物管制项目以及体育和娱乐活动；在牙买加，通过国家卫生基金，特别消费税的 5% 和烟草消费税的 20% 用于公共教育和治疗慢性非传染性疾病，包括烟草控制；老挝于 2013 年 5 月通过《烟草控制基金法令》，对每包当地和进口卷烟均征收 200 基普（约 0.02 美元）的特别税收，并将其用于卫生保健和烟草控制项目；2012 年，菲律宾通过了"罪恶税法"，该税法提高了烟草税和酒税，并规定新增税收的 85% 用于为低收入人群提供健康保险，其余的资金用于健康促进项目和扩大卫生基础设施。在印度尼西亚，对烟草消费税收入征收 10% 的附加费，该收入的一半以上被用于地区健康项目。[10]印度尼西亚，烟草消费税附加费为 10%，至少一半用于地区的健康项目。[10]2015 年，孟加拉出台了新的健康税政策，该健康税为卷烟零售价的 1%。印度已通过对烟草制品征收附加税费来资助国家项目，其中包括 2005 年引入的健康税。健康税的税收收入存入全国统一基金，并用于全民农村健康计划（在印度农村实施该计划是为了改善卫生基础设施和加强卫生体系建设）。[11]2001 年，即古吉拉特邦州发生地震后，印度设立国家灾难应急税费，其收入主要来源是烟草税费收入，作为由中央政府掌管的单一基金，用于满足国家政府救灾支出。[10]

由上可知，发展中国家通过不同的方式来实践专款专用，从提供小型社会部门分配拨款至完全资助主要项目的扩展（比如菲律宾的医疗保险）。

## 三、中国烟草专卖制度和烟草税制

### 1. 中国烟草行业管理体系

中国是世界上最大的烟草消费国和生产国，卷烟的生产和消费也都分别占到

世界总量的 1/3。[12] 中国烟草总公司的卷烟主要供应中国国内 3.16 亿的吸烟者，[13]
其在 2016 年共消费卷烟 2.3 万亿支 [14]。2014 年，中国 17 个省级烟草工业企业，
生产了 87 个品牌的卷烟。[15]2016 年，中国卷烟产量为 4710.78 万箱（一箱为
50000 支）[16]，销量为 4699.2 万箱（一箱为 50000 支），全年实现烟草工商税利
总额为 10795 亿 [14]，占政府财政收入的 6.8%[17]。2015 年之前，卷烟生产量和消
费量均呈稳定增长态势；2015 年卷烟提税后，卷烟生产量和消费量出现过去 20
年以来的首次下降；这一下降趋势在 2016 年继续保持。

　　中国烟草行业实行统一领导、垂直管理、专卖专营的管理体制。中国烟草
总公司成立于 1982 年 1 月。1983 年 9 月，国务院发布了《烟草专卖条例》，正
式提出国家烟草专卖制度。1984 年，国务院复文同意将轻工部烟草专卖局改为
国家烟草专卖局，并入中国烟草总公司，保留两个名称：中烟公司和国家烟草专
卖局，即所谓的 "一个机构，两块牌子"。[18]1991 年 6 月，人大常委会批准通过
《中华人民共和国烟草专卖法》。1997 年 7 月，国务院发布《烟草专卖法实施条
例》。这些法律法规的颁布和实施进一步完善和加强了国家烟草专卖制度。中国
烟草专卖体系的结构如图 13-1 所示。

　　中国烟草总公司是一家具有法人资格，并由中国政府授权来进行烟草专卖的
国有企业。依照《中华人民共和国烟草专卖法》，中国烟草总公司有权经营烟草
业的方方面面，主要包括：烟草种植；烟叶的收购和调拨；卷烟、雪茄和其他烟
草制品的生产和分销；以及中国烟草业的进出口业务。在中国，零售商只有获得
烟草专卖许可证，才能进行烟草经营和销售。因此，国家烟草专卖局可通过许可
证制度来制定并调控卷烟的零售价格。

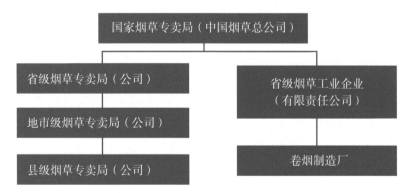

图 13-1　中国烟草专卖体系

该图由作者根据 2015 年中国烟草年鉴整理得出。

## 2. 中国卷烟定价机制

### （1）各环节卷烟价格

在专卖制度下，中国卷烟价格体系由出厂价、调拨价、批发价和零售价四部分组成。

出厂价格卷烟出厂价是卷烟第一次进入流通时的价格，包括生产成本、税和利润。在 2001 年 6 月之前，卷烟消费税是根据出厂价计税的。

调拨价格　在专卖制度下，国家烟草专卖局实行卷烟"调拨计划"，因此在这一环节的价格称之为调拨价格。调拨价格是卷烟生产企业向商业企业销售卷烟的价格。出厂价格与调拨价格的区别在于出厂价格是一个经济概念，而调拨价格是税务机关核定的出厂价格，也就是说纳税的标准价格。自 2001 年开始，调拨价格已成为消费税计税价格，因此它也是考量税收的一个关键因素。

批发价格　批发价格是商业企业向零售商销售卷烟的价格。在中国，所有的卷烟批发商均归属于国家烟草专卖局 / 中国烟草总公司，因此批发商受国家烟草专卖局 / 中国烟草总公司的直接领导和管理。

零售价格　零售价格是零售商向消费者销售卷烟的价格，且是烟草产品流通环节的最终价格。零售商从事卷烟经营业务需要获得国家烟草局 / 中国烟草总公司的卷烟零售许可，但零售商不属于国家烟草专卖局 / 中国烟草总公司。

在卷烟专卖制度下，利润率是中国卷烟定价机制的关键要素。调批毛利率（a）和批零毛利率（b）均由国家烟草专卖局制定。给定调拨价，国家烟草专卖局可以通过调整调批毛利率（a）和批零毛利率（b）来操控卷烟的批发价和零售价。

公式（1）展示了卷烟定价原理，其中 Pr 为零售价，A 为调拨价格（含消费税，不含增值税），a 是调批毛利率，b 是批零毛利率，Rtvat 是增值税税率

$$Pr = A \times (1+a) \times (1+b) \times (1+Rtvat) \qquad (1)$$

由上可知零售价等于调拨价、调批利润、批零利润与增值税之和。在卷烟定价过程中，A 为含消费税不含增值税价格，因此等式（1）中未体现消费税。众所周知，商品在所有流通环节均要征收增值税，等式的最后一项（1+Rtvat）得以确保所有流通环节增值税的征收。除此之外，城建及教育附加费随消费税和增值税一并征收，因此该税费是包含在调批利润和批零利润中的，并未在等式中得以体现。

**（2）国家烟草局／中烟公司决定卷烟价格**

在专卖制度下，国家烟草专卖局对烟草业实行统一领导、垂直管理、专卖专营的管理体制，其中包括对卷烟价格和市场体系的管理。《中华人民共和国烟草专卖法》[19]第十七条规定如下：

▇ 国务院烟草专卖行政主管部门会同国务院物价主管部门按卷烟等级选定部分牌号的卷烟作为代表品。

▇ 代表品的价格由国务院物价主管部门会同国务院烟草专卖行政主管部门制定。

▇ 卷烟的非代表品、雪茄烟和烟丝的价格由国务院烟草专卖行政主管部门或者由国务院烟草专卖行政主管部门授权省、自治区、直辖市烟草专卖行政主管部门制定，报国务院物价主管部门或者省、自治区、直辖市人民政府物价主管部门备案。

烟草专卖行政主管部门是国家烟草专卖局；国务院物价主管部门是国家发展和改革委员会（NDRC），即国家发改委定价部门。根据《烟草专卖法》，国家烟草专卖局和国家发改委均有卷烟定价权。但实际上是烟草行业（包括卷烟制造企业、烟草公司、省级烟草专卖局、国家烟草专卖局）来决定各环节的卷烟价格。通常只有在整个行业实施一篮子价格变动政策时，国家发改委才行使其卷烟价格管理权。

2015 年 4 月 24 日，全国人大对《中华人民共和国烟草专卖法》进行了第三次修订[20]，上文的第十七条被删除。此后再未有其他的法律或规定提及卷烟价格的管理权，在实际操作中则由国家烟草专卖局和中国烟草总公司独揽卷烟价格制定权。

**（3）卷烟定价机制**

在烟草专卖体制下，中国的卷烟定价机制形成了一套不同于其他商品的独特定价模式。根据等式（1），理论上首先制定的是该产品在零售市场上的目标价位，然后依照卷烟批发价格和零售价格之间的毛利率（b）倒推批发价格，并进而依据卷烟调拨价格与批发价格之间的毛利率（a）倒推调拨价格（出厂价）。批零毛利率（b）和调批毛利率（a）都由国家烟草专卖局和烟草总公司制定。因此，卷烟零售价格一旦确定，由于批零毛利率和调批毛利率是给定的，批发价格和调拨价格亦是固定的。同样，给定调拨价，国家烟草专卖局可以轻易地通过调整批零毛利率（b）和调批毛利率（a）来控制批发价和零售价。

由上文可知，零售价等于调拨价、调批利润、批零利润和增值税之和。在所有已讨论的税种里，只有烟叶税、消费税、增值税以及城建和教育附加费是流转税，即与卷烟价格直接相关。由于烟叶税在总烟草税收中占比非常小，我们在此对其不予考虑。如前文所示：在卷烟定价过程中，A 为含消费税不含增值税价格，因此等式（1）中未体现消费税；商品在所有流通环节均要征收增值税，等式的最后一项（1+Rtvat）得以确保所有流通环节增值税的征收；城建及教育附加费随消费税和增值税一并征收，因此该税费是包含在调批利润和批零利润中的，亦未在等式（1）体现。这里提到的税收并未在卷烟定价机制中体现，在此亦不对其讨论。图 13-2 展示了各环节卷烟价格是如何制定的，值得一提的是，图中所有的价格均为不含增值税价格。

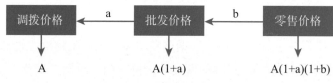

图 13-2　中国卷烟定价机制

### （4）卷烟等级和价格

为了配合卷烟定价和管理，所有卷烟根据调拨价划分为一至五档。与此同时，基于征税要求，根据调拨价格将卷烟分为甲类卷烟（A）和乙类卷烟（B）两个等级。甲类卷烟和乙类卷烟分别适用不同的消费税从价税率。表 13-3 展示了自 2009 年 5 月份以来，卷烟的价类和级别分类情况。

表 13-3　卷烟价类和级别（自 2009 年以来）

| 调拨价 / 包（元） | 级别 | 价类 |
|---|---|---|
| [10，+∞） | A | I |
| [7，10） | | II |
| [5，7） | B | III |
| [3，5） | | |
| [1.65，3） | | IV |
| （0，1.65） | | V |

来源：该表由作者根据 2010 年中国烟草年鉴整理制作。

### 3. 中国烟草税结构

中国对烟草制品征收以下税种：烟叶税、消费税、增值税、城市维护建设税和教育费附加（如表 13-4 所示）。其中，烟叶税和消费税是特定针对烟草行业征收的税种。消费税直接决定了卷烟税负的大小，因此对烟草行业有直接影响。

表 13-4 中国烟草税制结构（2015 年 5 月之后）

| 税种 | 征税环节 | 税基 | 税率 | 收入归属 |
|---|---|---|---|---|
| 烟叶税 | 农业 | 烟叶收购金额 | 20% | 100% 地方政府 |
| 增值税 | 生产、批发、零售 | 各个环节的增值额 | 17% | 75% 中央政府<br>25% 地方政府 * |
| 从量消费税 | 生产 | 每包 | 0.06 元 | 100% 中央政府 |
| 从量消费税 | 批发 | | 0.10 元 | |
| 从价消费税 | 生产、批发 | 不含增值税调拨价 | | |
| 从价消费税 | ≥ 70 元 / 条 | | 56% | |
| 从价消费税 | < 70 元 / 条 | | 36% | |
| 从价消费税 | 批发 | | 11% | |
| 城市维护建设税和教育费附加 | 生产、批发、零售 | 增值税和消费税 | 12% | 100% 地方政府 |

*2016 年之后，增值税收入归属为中央政府 50%，地方政府 50%。表格由作者基于 2016 年《税法》[21] 整理制作。

### 4. 烟草业贡献的税利

中国烟草总公司在过去的二十年贡献了约 7% 的政府财政收入，在众多行业中排名第一。[1] 2016 年，烟草总公司贡献了 10006 亿元税利，占政府财政收入的 6.8%。[2] 图 13-3 表示了 2000～2016 年烟草行业税利占政府收入的比重。

---

1　数据由作者基于政府收入及国有资本收益数据计算得出。

2　数据由作者基于 2017 年全国烟草工作会议以及国家统计局数据整理计算。

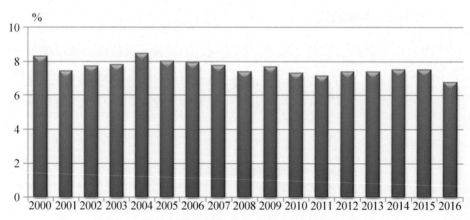

图 13-3　2000 ~ 2016 年烟草行业税利占财政收入的比重

数据由作者根据各年度全国烟草工作会议 [14] 和国家统计局 [22] 数据整理得出。

## 四、《公约》6 条在中国的实施进展

2006 年 1 月 9 日世界卫生组织《烟草控制框架公约》已经正式生效。但是，鉴于烟草业鼓吹"提税提价对经济和社会稳定会带来潜在负面影响"，所以政府对通过价格及税收手段控烟心怀顾虑。

### 1. 推进中国烟草制品提税的研究

提高烟草税的政策倡导始于 20 世纪 90 年代末期，针对提升烟草税可能对我国经济带来的影响开展了很多研究。胡德伟等人（1997）和郑榕（2009）总结了国外烟草税政策经验，为中国政府提供了提高烟草税可行性的证据。[23、24] 胡德伟等人（2002）分析了烟草税对卷烟消费以及中国经济的影响，运用经济学实证分析模型以及税收政策模拟模型研究表明，在中国提高烟草税是控烟政策中最具成本有效性的一项措施。[25、26] 毛正中等人（2005）估计了不同收入群体的卷烟需求，以及提税对烟民的影响，总结得出提高烟草税所带来的卷烟消费量的减少在低收入人群中较为明显，同时高收入人群比低收入人群承担了更多的税负，因此烟草税不是累退的。[27、28]

与此同时，世界卫生组织与中国财政部合作研究烟草税政策，将 WHO TaXSiM 模型用于分析中国烟草税结构及卷烟市场结构。WHO TaXSiM 中国模型用于模拟不同提税政策对卷烟税收及市场的影响，同时也应用于税收调整政策的

影响效果评估。

2009 年，中国政府自加入《公约》以来第一次提高卷烟消费税。然而，这次提税并没有导致卷烟零售价的变化，这意味着中国烟草总公司用利润补充了部分税收，同时也表明中国政府首次运用税收政策控烟这一举措是失败的。胡德伟等人（2010）分析了 2009 年提税政策对中国控烟的潜在影响，模拟分析了如果 2009 年提高的税收全部传导至零售价的情况下，政府税收收入的变化以及对公共卫生的影响。[29] 高松等人（2011）揭示了中国卷烟定价机制，分析说明了正是国家烟草专卖局/中烟公司掌握定价权力，控制了零售价格，导致 2009 年的消费税增长与零售价脱节。[30]

2015 年，中国颁布了自 2005 年以来第二次卷烟消费税调整政策。郑榕等人（2016）评估了 2015 年卷烟消费税调整对政府收入、公共卫生以及卷烟市场结构的影响，分析得出 2015 年的提税政策是一项双赢政策，既增加了政府收入，同时又减少了卷烟消费。[31, 32] 郑榕等人（2017）分析了中国 2001～2016 年间的卷烟支付能力，研究发现由于收入的增速高于卷烟价格，因此卷烟支付能力不断增强。同时，低档卷烟的支付能力高于其他档次卷烟。以上研究结果为中国运用税收政策控烟进而改善公共健康提供了坚实的证据，政策制定者应进一步关注减小卷烟支付能力的紧迫性。[33]

## 2.  2009 年卷烟消费税调整

2009 年 5 月，财政部、国家税务总局颁发了《关于调整烟产品消费税政策的通知》（财税〔2009〕84 号），新政策于 2009 年 5 月 1 日起开始执行。新政策增加了生产环节消费税税率，并在卷烟批发环节加征了一道税率为 5% 的从价税。此次烟草消费税调整的目的主要是为了适当增加中央财政收入，并完善中国烟产品消费税政策。以及履行世界卫生组织烟草控制框架公约所提出的运用税和价格控烟的要求。然而，此次提税背后的真实原因是为了应对 2009 年初的中国经济下行态势。但是不管怎样，此次税收调整依然被认为是中国运用价格手段控烟的开始。

2009 年卷烟消费税政策主要包括：①甲类卷烟税率由 45% 调整为 56%，乙类卷烟税率由 30% 调整为 36%，雪茄烟税率由 25% 调整为 36%；②在卷烟批发环节加征了一道税率为 5% 的从价税；③调整了甲、乙类卷烟的分类标准，甲乙类卷烟的分类标准由原来每包（20 支）调拨价 5 元（含）调整为 7 元（含）。此外，烟草专卖局还调整了二类烟和三类烟的分类标准。[34] 表 13-5 为根据卷烟调拨价将卷烟划分为六档以及提税前后分类及档位的变化。

表 13-5　中国卷烟国内市场分类和税率

| 调拨价（元／包） | 档次 | | 类别 | | 从量税（元／包） | 从价税 | | |
|---|---|---|---|---|---|---|---|---|
| | | | | | | 生产环节 | | 批发环节 |
| 年份 | 2008 | 2009 | 2008 | 2009 | 2008～2009 | 2008 | 2009 | 2009 |
| [10，+∞) | A | A | Ⅰ | Ⅰ | 0.06 | 45% | 56% | 5% |
| [7，10) | | | Ⅱ | Ⅱ | 0.06 | 45% | 56% | 5% |
| [5，7) | | | | Ⅲ | 0.06 | 45% | 36% | 5% |
| [3，5) | B | B | Ⅲ | | 0.06 | 30% | 36% | 5% |
| [1.65，3) | | | Ⅳ | Ⅳ | 0.06 | 30% | 36% | 5% |
| （0，1.65） | | | Ⅴ | Ⅴ | 0.06 | 30% | 36% | 5% |

国家烟草专卖局也相应出台了配套价格措施：国家烟草专卖局《关于调整国产卷烟调拨价格的通知》（国烟计〔2009〕180 号），这些配套措施也于 2009 年 5 月 1 日起生效。具体措施包括：①保持现行全国卷烟统一批发价格稳定[1]；②分价类统一卷烟批发毛利率。如表 13-6 所示，a09 表示的是 2009 年政策调整后生产－批发环节的利润，a08' 表示的是 2008 年烟草专卖局规定的生产－批发利润率，a08 是市场实际的利润率。b 是批发－零售环节利润率，这一数据在 2008 年和 2009 年相同，新政策未对此做出调整。

表 13-6　中国卷烟国内市场利润率

| 调拨价（元／包） | | 生产－批发利润率 | | | 批发—零售利润率（b） |
|---|---|---|---|---|---|
| | | 2009 年 5 月之前（a09） | 2009 年 5 月之后 | | |
| | | | 规定（a08'） | 实际（a08） | |
| [10，+∞) | [14.6，+∞) | 34% | 31.5% ① | 40% | 47% | 15% |
| | [10，14.6) | 29% | | | | |

---

1　烟草专卖局实际上将高档烟零售价格控制在不超过 1000 元／条，这使得平均的卷烟零售价有所下降。

续表

| 调拨价（元/包） | 生产－批发利润率 | | | 批发—零售利润率（b） |
| --- | --- | --- | --- | --- |
| | 2009年5月之前（a09） | 2009年5月之后 | | |
| | | 规定（a08'） | 实际（a08） | |
| [7，10） | 25% | 40% | 43% | 15% |
| [5，7） | 25% | 40% | 43% | 15% |
| [3，5） | 25% | 30% | 38% | 10% |
| [1.65，3） | 20% | 30% | 28% | 10% |
| （0，1.65） | 15% | 30% | 18% | 10% |

①：31.5%是估计的一类烟批发环节平均毛利率。

表中数据由作者根据《中国烟草年鉴》搜集整理。毛利率数据由作者根据 TaXSiM 中国模型[1]计算得出。

在此次卷烟消费税调整之前，国家烟草专卖局原则上规定甲类卷烟的调拨差率（即生产－批发利润率）为40%，乙类卷烟的调拨差率为30%，但多年来这一规定并没有被烟草企业严格执行。不同品牌和规格卷烟的实际调拨差率（表13-6的倒数第二列）存在很大差异。借2009年卷烟消费税调整之机，烟草专卖局分价类统一了1至5类卷烟的批发毛利率，并要求所有烟草企业严格执行新的批发毛利率标准。[35]批发—零售毛利率主要由市场决定，因此不受政策调整的影响。

在中国，消费税税基是含消费税不含增值税，因此消费税税率增长使得消费税税基也增长。实际上此次提税前后卷烟的调拨价平均增长了2.6%。[2]

值得注意的是，2009年这次提税并没有传导至批发价以及零售价。烟草专卖局通过调整毛利率控制卷烟的批发价和零售价。因此，当烟草专卖局降低调拨－批发毛利率（a）来保证批发价和零售价不发生改变，所增加的税实际上是由烟草行业的利润来承担的。本质上来讲，这次提税政策实际上是一次利润调整政策。

2009年的卷烟提税虽然没有提高卷烟价格，但为政府带来了589.87亿元的

---

1　世卫组织烟草税模拟模型：世卫组织与许多国家密切合作，审查其烟草市场的结构和动态，并协助实施更好的烟草税收政策。这方面的经验促使经济问题小组制定了《世卫组织烟草税模拟模型（TaXSiM）》，以便协助各国开展税收政策分析、影响评估和决策。该模型可用来描述特定国家或税收管辖区内当前国内消费卷烟的市场和税收情况，然后预测税收变化对最终消费价格、年消费量和政府税务收入的影响。TaXSiM 中国模型是由世界卫生组织、中华人民共和国财政部和对外经济贸易大学世界卫生组织烟草控制与经济政策合作中心共同开发。

2　来源于国家烟草专卖局和财政部未公开发布的信息。

税收增收 [1]，因此可以看作是烟草行业的利润转化为政府税收收入。这意味着中国 2009 提的税收调整没能够成功地运用价格手段控烟。

### 3. 2015 年卷烟消费税政策调整及政策效果

2015 年 5 月，中国政府对卷烟消费税再次进行了调整，内容包括：将卷烟批发环节从价税税率由 5% 提高至 11%，并按 0.005 元 / 支加征从量税（0.1 元 / 每包）。[36]（如表 13-7 所示）

烟草专卖局则同时相应调整了卷烟批发环节和零售环节的价格，内容包括：所有在销国产卷烟和进口卷烟批发价格均上调 6%；所有在销国产卷烟和进口卷烟的建议零售价格按照零售毛利率不低 10% 的原则确定；各省级局（公司）可在国家局确定的建议零售价格基础上，在确保零售毛利率不低于 10% 的前提下，根据市场情况适当调整，自主确定本地区卷烟零售指导价格。[37]2015 年卷烟消费税调整是中国自 2005 年加入《烟草控制框架协定》以来，首次在提高卷烟消费税的同时提高卷烟的批发价与零售价。这一轮的税收改革（2015 年 5 月财政部的增税和 STMA 的定价公告）对最终的卷烟价格有直接影响。

表 13-7　2015 年中国卷烟消费税政策调整

| | | 2015 年 5 月 10 日之前 | 2015 年 5 月 10 日之后 |
|---|---|---|---|
| 生产环节 | 从量税（每包） | 0.06 元 | 0.06 元 |
| | 从价税 | — | — |
| | >=7 元 / 包 | 56% | 56% |
| | <7 元 / 包 | 36% | 36% |
| 批发环节 | 从量税（每包） | 0 | 0.10 元 |
| | 从价税 | 5% | 11% |

表中数据由作者根据历年《中国烟草年鉴》和《税法》搜集整理。

#### （1）对卷烟价格的影响

如图 13-4 所示，加权平均零售价（名义价格）从 2014 年的 11.61 元 / 包增长到 2015 年的 12.81 元 / 包，增加了 10.29%。2016 年，卷烟加权平均零售价为

---

1　政府收入增加值由作者根据《中国烟草年鉴》整理数据计算得出。

13.09 元 / 包，比 2015 年增长了 2.19%，2016 年的价格持续上涨是由于烟草市场产品结构的调整，低档烟市场份额逐渐萎缩，中高档烟市场占有量持续扩张。从全球范围来看，中国的卷烟平均零售价仍然较低，平均价格低于 2 美元 / 包。图 13-4 和图 13-5 分别为 2001～2016 年卷烟名义加权平均零售价和实际加权平均零售价。卷烟的单包平均价格是所有档次卷烟的加权平均价格。2009 年，单包卷烟的平均价格增长是由于高价卷烟的市场份额的增长。实际上，每一类卷烟的价格并未发生改变。

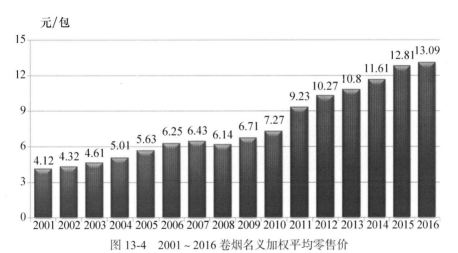

图 13-4　2001～2016 卷烟名义加权平均零售价

各年份的卷烟加权平均零售价格是由作者根据世界卫生组织 TaXSiM 中国模型计算得出。

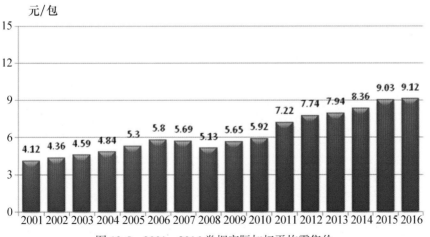

图 13-5　2001～2016 卷烟实际加权平均零售价

各年份的卷烟实际加权零售价是由名义价格和通货膨胀率（用 CPI 计算的通货膨胀率，以 2001 年为基年）计算得出。CPI 数据源自中华人民共和国国家统计局 [22]。

**（2）对卷烟税负的影响**

提税后，卷烟加权平均税占零售价格的比重增加了 4 个百分点，从 2014 年的 52% 增长到 2015 年的 56%。2016 年，税占零售价格的比重稳定在 56% 左右（如图 13-6 所示），仍旧低于世界卫生组织建议的 75% 的标准。

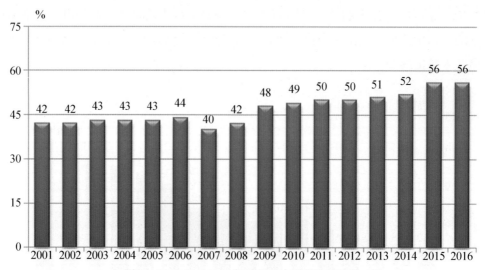

图 13-6　2001～2016 年卷烟税占零售价格比重

数据由作者根据世界卫生组织 TaXSiM 中国模型计算得出。

提税后，消费税占零售价格的比重由 2014 年的 31% 提高到 2015 年的 34%（如图 13-7 所示），这一指标也低于世界卫生组织建议的 70% 标准。

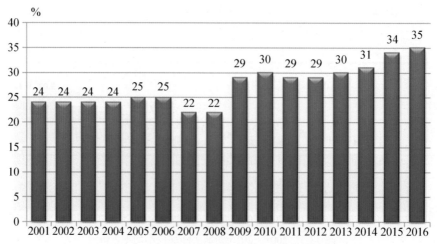

图 13-7　2001～2016 年卷烟消费税占零售价格比重

数据由作者根据世界卫生组织 TaXSiM 中国模型计算得出。

### （3）对卷烟销量的影响

如图 13-8 所示，从 2001 年开始，卷烟销量在 2015 年首次下降。烟草专卖局公布的数据显示，2015 年卷烟销量比 2014 年下降 2.36%。2016 年卷烟销量加速下滑，比 2015 年下降 5.6%。

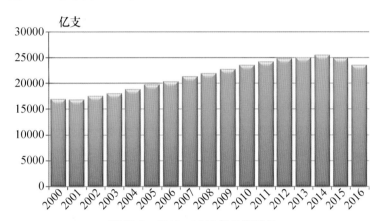

图 13-8  2000 ~ 2016 年卷烟销量

数据来源：历年《中国烟草年鉴》和"全国烟草工作会议"。数据由作者搜集整理。

### （4）对政府收入的影响

烟草行业除了上交烟草制品税收收入之外，还需上交国有资本收益、专项收益以及企业所得税给中央政府。根据烟草专卖局公布的数据显示，2015 年烟草行业上缴财政税利 10950 亿元（1684.6 亿美元），比 2014 年增加了 20%，2016 年这一数字为 10006 亿元（1539.4 亿美元），比 2014 年增加了 9%。烟草公司贡献给政府的税利收入如表 13-8 所示。烟草行业 2015 年贡献税收 8404 亿元（1292.9 亿美元），比 2014 年增长了 9%。2016 年，烟草行业贡献 8416.7 亿元（1294.9 亿美元）税收收入，与 2015 年基本持平（表 13-8）。

表 13-8  中国烟草业上缴给政府的税利收入

|  | 工商环节税（增值税、消费税、城建及教育费附加） | 利润上缴 | 上缴财政 |
| --- | --- | --- | --- |
|  | 十亿元 | 十亿元 | 十亿元 |
| 2014 | 769.82 | 86.235 | 911.0 |
| 2015 | 840.4 | 191.0 | 1095.0 |

续表

| | 工商环节税（增值税、消费税、城建及教育费附加） | 利润上缴 | 上缴财政 |
|---|---|---|---|
| 2014～2015 △ % | 9.17% | 121.49% | 20.20% |
| 2016 | 841.67 | 118.17 | 1000.6 |
| 2015～2016 △ % | 0.15% | −38.13% | −8.62% |

数据来源:《中国烟草年鉴》。

### （5）对公众健康的影响

一般认为，提高烟草税及烟草价格，降低烟草消费，必然能够降低吸烟相关的发病率及死亡率。[38]

Moore（1996）采用 1954～1988 年美国吸烟所致疾病的死亡率数据研究烟草税的提高对死亡率的影响，数据类型为混合截面时间序列数据，估计结果表明，假设税占零售价格比重为 25% 的情况下，烟草税每提高 10%，卷烟价格增加 2.5%，呼吸系统癌症死亡人数每年下降 1.5%，心血管疾病死亡人数每年下降 0.5%。[39]Warner（1986）对美国的研究结果表明，烟草价格每提高 8%，将会避免 450000 人因吸烟致死，占归因吸烟死亡人数的 3%。[40]Levy et al.（2014）运用计算机模拟中国的控烟政策所产生的各种影响，模拟环境是假设世界卫生组织烟草控制框架在中国完全实施。与现实环境相比，如果卷烟价格每包提高 75%，将会使得男、女吸烟率在 2015 年降低近 10%。到 2050 年，男性吸烟率降低 13%，女性吸烟率降低 12%。同时，每年可挽救 134 000 人，增加 1 644 000 个生命年。从 2015 至 2050 年，约可挽救共计 350 万人（3 333 000 男性，143 000 女性），增加 44 315 000 个生命年（男性 42 882 000 年，女性 1 433 000 年）。[41]

如果持续提高烟草制品的税收进而增加税收收入，消费量会继续下降，戒烟的烟民数量会增多，青少年尝试吸烟比率也会降低，从而降低人群的现在吸烟率，进而归因于烟草消费的发病率及死亡率自然会随之下降。自然，2015 年烟草制品的消费税收入的增长时间还很短，其作用效果不可能观察到。更重要的是，未来尚有诸多不可预测的因素存在，是否现在吸烟率下降，烟草消费是否达到预定目标，是否持续下降还需要继续观察。总之，2015 年烟草制品提税政策对公众健康的影响目前还不能得出明确结论。

## 五、结束语

提高烟草税是一项"双赢"政策：减少由吸烟导致的患病和死亡、增加政府税收收入。中国2015年卷烟消费税政策调整为这项"双赢"政策提供了中国证据：2015年卷烟消费税政策调整增加了政府收入、减少了卷烟消费量，同时给公共卫生带来积极影响。然而，值得注意的是中国卷烟价格仍然较低，同时卷烟支付能力不断上升，税占零售价格的比重仍旧远远低于世界卫生组织建议的标准。中国目前的卷烟消费税既从价又从量征收，从价税对高价烟和低价烟实行两档不同的税率，而且从价税和从量税不仅在生产环节征收，还在批发环节征收，这种复杂的税制结构不仅增加了征管的难度，也为烟草行业规避税收，操纵价格提供了更多的空间和可能。在中国，卷烟已变得更加便宜，在2015年的税收调整之前，在2008年至2014年间，卷烟的可负担性降低了50%。

以上证据表明，中国的提税之路道阻且长，未来的侧重点应放在定期提高烟税和烟价，降低卷烟支付能力，中期目标简化税制，更多倚重从量税，长期目标实现在单一环节对所有烟草制品征收单一税率，这既可以提高税收征管效率又能够为政府带来更多的税收收入，确保烟草税用于健康和稳定发展的目标。

2015年，联合国达成了《亚的斯亚贝巴行动纲领》，将烟草使用定性为"影响人类社会发展"的问题。该行动纲领第32条提出，针对全球非传染性疾病的沉重负担，……价格和税收手段是预防和控制烟草消费、减少疾病医疗成本的有效手段，并且成为许多国家发展筹资的收入来源。[42]在新的可持续发展目标规划下，中国不仅需要关注产业结构调整，更需制定可持续的政策发展目标。中国发布的"健康中国2030"战略规划中明确提出，到2030年吸烟率由2015年的27%降到20%，毫无疑问，持续提高烟草税是实现这一目标的必经之路。

## 参考文献

[1] WHO global report on mortality attributable to tobacco [M]. Geneva: World Health Organization, 2012.

[2] PETO R, LOPEZ A D. The future worldwide health effects of current smoking patterns [J]. Tobacco and public health: Science and policy, 2004, 281-286.

[3] SUNG H, WANG L, JIN S, et al. Economic burden of smoking in China, 2000[J]. Tobacco

control, 2006, 15(suppl 1): i5-i11.

[4] LIU B Q, JIANG J M, CHEN Z M, et al. [Relationship between smoking and risk of esophageal cancer in 103 areas in China: a large-scale case-control study incorporated into a nationwide survey of mortality] [J]. Zhonghua yi xue za zhi, 2006, 86(6): 380−385.

[5] WHO Framework Convention on Tobacco Control [M]. Geneva: World Health Organization, 2003.

[6] Guidelines for implementation of Article 6 of the WHO FCTC. 2014[M]. Geneva: World Health Organization, 2014.

[7] WHO report on the global tobacco epidemic 2015: raising taxes on tobacco [M]. World Health Organization, 2015.

[8] 2014 Global progress report on implementation of the WHO Framework Convention on Tobacco Control [M]. Geneva: World Health Organization, 2014.

[9] WHO report on the global tobacco epidemic 2017: Monitoring tobacco use and prevention policies [M]. World Health Organization, 2017.

[10] Earmarked tobacco taxes: lessons learnt from nine countries [M]. World Health Organization, 2016.

[11] New Delhi: SEARO World Health Organization, June 2011.

[12] HU TW M Z, SHI J, CHEN WD. Tobacco taxation and its potential impact in China [M]. Paris: International Union Against Tuberculosis and Lung Disease, 2008.

[13] 2015 年中国成人烟草调查报告 [M]. 中国疾病预防控制中心 , 2015.

[14] 翁心植 . 第 10 届世界烟草或健康大会在京成功召开 [J]. 心肺血管病杂志 , 1998, 01): 65−78.

[15] 国家烟草专卖局 . 中国烟草年鉴 2015[M]. 北京 : 中国经济出版社 , 2015.

[16] BENJAMIN B. Smoking and Health. A Report of the Royal College of Physicians. [Pp. 70. London: Pitman Medical Publishing Co., Ltd., 1962. 5s. 0d.] [J]. Journal of the Institute of Actuaries, 1962, 88(2): 259−261.

[17] 中华人民共和国国家统计局 . 中华人民共和国 2016 年国民经济和社会发展统计公报 [M]. 2017.

[18] 国家烟草专卖局 . 中国烟草大事记 [M]. 2001.

[19] 中华人民共和国烟草专卖法 [M]. 中华人民共和国主席令 ( 七届第 46 号 ). 中国 . 1991.

[20] 中华人民共和国烟草专卖法 (2015 年修订 )[M]. 2015.

[21] 中国注册会计师协会 . 税法 [M]. 北京 : 经济科学出版社 , 2016.

[22] 中华人民共和国国家统计局 [M].

[23] HU T-W. Cigarette taxation in China: lessons from international experiences [M]. Tobacco Control Policy Analysis In China: Economics and Health. World Scientific. 2008: 259-276.

[24] 郑榕 . 烟草税在全球控烟中的运用及中国烟草税制的改革 [J]. 税务研究 , 2009, 10): 54-58.

[25] HU T, MAO Z. Effects of cigarette tax on cigarette consumption and the Chinese economy [J]. Tobacco control, 2002, 11(2): 105-108.

[26] HU T-W, MAO Z, SHI J, et al. The role of taxation in tobacco control and its potential economic impact in China [J]. Tobacco control, 2010, 19(1): 58-64.

[27] 毛正中 , 胡德伟 , 杨功焕 . 不同收入人群的卷烟需求及提高税赋对他们的影响 [J]. 中国循证医学杂志 , 2005, 04): 291-295.

[28] 毛正中 , 胡德伟 , 杨功焕 . 对中国居民卷烟需求的新估计 [J]. 中国卫生经济 , 2005, 05): 45-47.

[29] HU T-W, MAO Z, SHI J. Recent tobacco tax rate adjustment and its potential impact on tobacco control in China [M]. BMJ Publishing Group Ltd. 2010.

[30] GAO S, ZHENG R, HU T-W. Can increases in the cigarette tax rate be linked to cigarette retail prices? Solving mysteries related to the cigarette pricing mechanism in China [J]. Tobacco control, 2011, tobaccocontrol-2011-050027.

[31] 郑榕 , 王洋 , 胡筱 . 烟草税 : 理论、制度设计与政策实践 [J]. 财经智库 , 2016, (6).

[32] HU T-W, ZHANG X, ZHENG R. China has raised the tax on cigarettes: what's next? [J]. Tobacco control, 2015, tobaccocontrol-2015-052534.

[33] ZHENG R, WANG Y, HUA X, et al. Cigarette Affordability in China, 2001-2016[J]. 2016,

[34] 国家烟草专卖局 . 国家烟草专卖局办公室关于调整卷烟分类标准的通知 [M]. 国烟办综 【220 号】. 2009.

[35] 国家烟草专卖局 . 国家烟草专卖局关于调整国产卷烟调拨价格的通知 [M]. 国烟计 【180】号 . 2009.

[36] 国家税务总局财 . 关于调整卷烟消费税的通知 [M]. 财税〔2015〕60 号 . 2015.

[37] 国家烟草专卖局 . 国家局印发通知决定 5 月 10 日起调整国产卷烟和进口卷烟价格 [M]. 2015.

[38] ORGANIZATION U S N C I A W H. The economics of tobacco and tobacco control [M]. Geneva: U.S. Department of Health and Human Services, National Institutes of Health, National Cancer Institute, World Health Organization, 2016.

[39] MOORE M J: National Bureau of Economic Research, 1995.

[40] WARNER K E. Smoking and Health Implications of a change in the federal cigarette excise tax [J]. JAMA, 1986, 255(1028-1032).

[41] LEVY D, RODRíGUEZ-BUñO R L, HU T-W, et al. The potential effects of tobacco control in China: projections from the China SimSmoke simulation model [J]. Bmj, 2014, 348(g1134.

[42] NATIONS U. Transforming our world: The 2030 agenda for sustainable development [M]. United National General Assembly. New York. 2015.

# 第十四章

# 结论与建议

杨功焕

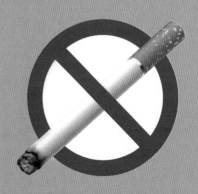

## 摘要

本章根据前面 13 章的描述和分析，显示世界卫生组织《烟草控制框架公约》（以下简称《公约》）生效 12 年来，回顾中国控烟历程，虽取得了一些重要进展，但与烟草带来的健康危害相比、与《公约》要求和国际控烟形势相比，与《"健康中国 2030"规划纲要》的控烟目标相比，步伐仍显迟缓，控烟措施落实不力。如不加快控烟进程，中国将继续为烟草流行造成的健康、经济和社会损失，付出日益沉重、甚至是无法承受的代价。

制约中国控烟运动纵深发展的原因有以下四点：一，政企合一的烟草企业利益集团夺取了中国烟草控制的部分领导权；二，经济唯上的发展理念，影响了中国各级政府官员对烟草控制意义的认识；三，GDP 至上的绩效评估导致各地烟草控制被弱化；四，政治和财政力资源影响到控烟的力度和速度。

为了实现《"健康中国 2030"规划纲要》中提出的目标，中国有八项近期要尽快落实的事项：①把有效履行《公约》，降低烟草所致死亡纳入政府绩效评估；②全国卫生健康委员会重新组建履约协调领导小组，强化履约力度；排除烟草业对控烟的干扰；③定期发布国家控烟行动计划，包括定期加税和提高烟草制品价格，戒烟帮助纳入基本医疗卫生服务和医疗保险等行动；④尽快出台国家《公共场所控制吸烟条例》，确保室内公共场所和工作场所 100% 无烟；⑤强化公共教育，图形警示上烟盒；⑥定期监测评估，报告控烟政策执行进展，尤其是烟草加税和全面禁止烟草广告、促销和赞助的进展；⑦加强控烟人力资源建设，保障控烟工作经费的持续投入；⑧扩大控烟联盟，动员公众，促进全民控烟。未来中国控烟的前景，能否去除烟草业对中国控烟的干扰，与重组的履约协调领导小组关系密切，希望国家卫生健康委员会抓住这个良机，为有效履约控烟，促进中国人民的健康做出应有的贡献。

**关键词：** 烟草控制、可持续发展、烟草业、中国

本章是《中国控烟》一书的总结。本书从三个方面描述了中国的烟草控制，第 1、2 章描述了中国在世界卫生组织《烟草控制框架公约》（以下简称《公约》）谈判的态度和立场，以及中国人群中烟草使用的流行水平及其对中国人群健康的危害，表明控烟为什么是有关中国人群健康的重要议题。第 3 ~ 7 章讨论了，在中国开展烟草控制的政治社会环境，控烟主体和反控烟的力量，以及中国烟草控

制的公共教育、法律行动和监测评估。本书的第 8～13 章分别从保护中国免受二手烟危害、支持吸烟者戒烟、烟盒包装上的健康警语、烟草制品管理和烟草业的干预、全面禁止烟草广告、促销和赞助，以及烟草税和烟草经济，阐述了这些策略在中国的进展，面临的挑战和未来的行动。从《公约》生效以来，中国的控烟在前五年进展微弱，后七年，特别是 2015 年后，烟草控制政策中有较为明显的突破。通过梳理中国控烟的进程，了解影响中国烟草控制的因素，以便于因势利导，有效地推动控烟。

## 一、中国目前控烟形势

中国目前控烟形势分析显示过去 10 年控烟有进展，但与《公约》差距依然很大，并极大地落后于全球控烟进程。2011 年，也就是《公约》在中国生效 5 周年时，中国在控烟政策推进上，几乎没有任何进展。中国疾病预防控制中心按照世界卫生组织提出的 MPOWER 政策工具包，[1] 使用 10 项定量指标，对烟草控制的 5 项主要政策：保护人们免受二手烟危害，提供戒烟帮助，警示烟草危害、全面禁止烟草广告、促销和赞助，烟草加税的执行情况进行评价。在此基础上，发表了《控烟与中国未来—中外专家对中国烟草控制联合评估报告》[2]。该报告由中国疾病预防控制中心副主任，控烟办公室主任杨功焕教授和清华大学胡鞍钢教授，联合 58 名中外专家，讨论了在中国当下社会经济发展背景下，中国烟草流行与我国经济发展的关系，及目前的进展。所有的证据都表明中国履约头 5 年，烟草控制的五项关键政策与《公约》要求存在显著差异。报告以翔实的数据证明，烟草流行是中国慢性病快速上升的主要危险因素，吸烟率居高不下；烟草流行后果严重，成为中国人群健康的"第一大杀手"；烟草业已成为中国最大的"健康危害型"产业，虽然在现阶段是"纳税大户"，但是其付出的社会成本很大。该报告指出，在 2011 年，《公约》生效 5 周年时，中国的控烟效果微弱，实际控烟履约绩效得分很低，仅为百分制的 37.3 分；而烟草业阻挠控烟工作是导致控烟效果不佳的根本原因。

同其他缔约国的进展相比，中国均处在后 20% 的位置。[3] 这种排名，和中国这样一个大国和社会经济发展状态非常不相称。

这个报告坦率和直白地指出了中国烟草控制的问题，批评了中国控烟履约不力。中央电视台及各主流媒体对此进行了大量报道。据中国人民大学公共传播研究所《公约》履约 5 周年专题监测报告显示，短短半个月，对报告发布的报道总量达到 4227 条，删去重复报道后共计 437 条，平均转载率为 9.7 次 / 条。从"中国加入控烟公约 5 年仅得 37.3 分"、"中国失约"等新闻标题及论坛、微博的相关讨论表明，中国签署《公约》5 年来的不理想表现已引发了广泛的关注，[4] 该报告起到了很好的政策倡导作用，2011 年 3 月，"全面推进公共场所禁烟"写入中国国民经济和社会经济发展第十二个五年规划纲要（简称十二五规划纲要）。

接下来的 7 年（2011-2017 年），中国的履约有一些进展，在《公约》要求执行的措施中，保护非吸烟者免受二手烟危害、全面禁止烟草广告、促销和赞助和烟草制品加税加价等政策的实施均有实质性推进。这些分别在第 8 章、第 12 和第 13 章有详细描述。当然，即使这些执行得较好的条款，依然有很多不足。

《公约》第 8 条，保护不吸烟者免受二手烟的危害，是过去 12 年来，中国履约执行最有成效的一个条款。公众对二手烟危害的认识和维护健康权的意识增强，无烟运动在医院、学校、政府机关和企业开展，国家部门和多个城市在制定禁止在公共场所和工作场所禁止吸烟的政策方面取得了重大进展。从二手烟暴露水平来看，也有明显降低。2010 年在家庭和在公共场所暴露率分别为 64.3% 和 60.6%，[5] 到 2015 年，已分别降至 46.7% 和 54.3%。[6]2014 年，已经开始制定全国性的禁止在公共场所禁止吸烟的法规，并已提交国务院法制办，但是由于国家烟草专卖局（简称 STMA）的阻挠，全国立法已经搁浅 3 年多了。[7]

中国控烟进展的第二个方面是促进《公约》13 条的执行。第 12 章作者讲述了一个在中国遏制猖獗的烟草广告、促销和赞助，破除烟草业的阻碍，成功促进全面禁止烟草广告相关法规出台的故事。正如第 12 章所展示的，烟草业篡改公约文本，以及诸如"烟草希望小学"等恶劣的赞助案例，激起了公愤。经历了艰苦卓绝的奋斗之后，《广告法》修订版、《互联网广告管理暂行办法》和《慈善法》等法律法规终于相继出台。如何有效监管和执行，特别是如何禁止烟草业以企业社会责任的名目进行赞助，以及在零售店和互联网上的烟草广告的监管依然存在巨大的挑战。

中国控烟第三方面的成就是烟草制品的加税和提价。第 13 章作者重点介绍中国烟草业和烟草市场以及解释了中国卷烟的定价机制和中国烟草税收制度的基础上，描述了中国 2009 年和 2015 年两次卷烟的消费税调整的情况，以及存在的问题和挑战。

简单来说，2009 年 5 月，中国政府对不同类别卷烟增加了税率，在批发环节增加了 5% 的从价税，并调整了卷烟的分类标准。此次调税为政府带来了 589.87 亿元的税收增收。STMA 通过调整毛利率控制卷烟的批发价和零售价，故 2009 年提税并没有传导至批发价以及零售价。实际实施过程中，卷烟的调拨价略有增长，平均上升了 2.6%。2009 年的提税并没有影响卷烟零售价格，因而未产生明显的公共卫生效益。2015 年税率调整，将卷烟批发环节从价税税率由 5% 提高至 11%，并按 0.005 元 / 支加征从量税（0.1 元 / 每包）。此外，STMA 允许其各省卷烟的零售价格至少上调 10%。至此，中国烟草制品平均税率从 2014 年的 52% 提高到 2015 年的 56%，2016 年依然维持在该水平。STMA 宣布，较之上一年度，2015 年卷烟消费量下降了 2.36%，2016 年较上一年度下降了 5.6%。作者报告了烟草税增加对卷烟消费量和政府收入的影响的初步研究结果；还需要进一步对吸烟行为的改变以及公共卫生效益进行评价。

比较 1996 ~ 2006 年卷烟支付能力相对变化的研究指出，若同时考虑到物价上涨和购买力两个方面，则自 1990 年以来，中国消费者对卷烟的支付能力提高了一倍多。[8] 那么，从 2006 年到 2016 年，特别 2015 年卷烟调税后，中国人群的卷烟支付能力又是如何变化的呢？需要持续观察卷烟涨价对中国吸烟者的卷烟支付能力的影响。中国人群烟草消费的变化，也需要更多的研究来佐证。这样我们才能更合理的估算加税政策对中国人群健康的影响，为政策制定提供依据。总之，在履行《公约》6 条中，还有许多事情要做，包括简化统一税制，防止吸烟者向向低价烟转移；定期规律提高烟草制品消费税，应对通货膨胀，不断降低烟草制品的购买力，以及促进增加的烟税用于改善医疗、健康及提供其他方面的公共卫生服务上；同时持续不断地监测分析这些变化将有助于下一轮烟草税收政策调整。由于各种因素，人群购买力一直呈上升趋势。如果不持续增加税率，2015 年加税带来的效益必然会消失。2017 年卷烟消费量已经出现回升，较上一年度上升 0.8%。[9] 这是十分值得重视的现象。

相对成绩不明显的是戒烟帮助，即《公约》第 14 条的执行。中国吸烟人数巨大，戒烟意愿和戒烟率增加，但是复吸比例大，戒烟成功率低，这些都预示存在提供戒烟服务的巨大空间。但是令人困惑的是，到戒烟门诊就诊的人很少，完全与巨大的戒烟需求不匹配。第 9 章分析了戒烟服务中存在的系列问题，包括服务能力等，发现戒烟门诊多设立在三级医院，戒烟服务未融入基本医疗卫生服务和未纳入医疗保险计划与此有很大关系。未来的卫生健康委员会需要在强化医疗改革的过程中，按照《公约》14 条和实施指南建议的要点，改变目前的做法。

《公约》第 9、10 和 11 条是由 STMA 负责的，是中国执行最差的条款，也是控烟与反控烟博弈的焦点。

第 10 章作者描述了 STMA/CNTC 如何公然阻碍《公约》第 9 条和第 10 条的履行。STMA/CNTC 在缔约方第 3 和第 4 次会议上竭力阻挠《公约》第 9、10 和 11 条《实施准则》草案通过，在国内，推行"降焦减害"，使用香料和中草药添加剂，增加卷烟的口感和吸引力。他们不仅不向公众告知卷烟制品中危害健康的产品成分和释放物，而且一直误导欺骗公众，损害了消费者的权益。

第 11 章作者对中国执行框架《公约》11 条的情况描述，表明 STMA/CNTC 完全无视《公约》11 条及其实施准则的要求，国家烟草专卖局和国家质量监督检疫总局（以下简称国家质检总局）按照烟草业《WHO〈烟草控制框架公约〉对案及对中国烟草影响对策研究》一书中的应对策略制定中国国内烟盒健康警示的规定，这样的健康警语自然无效。这是以国家公权力为烟草企业谋利益的典型案例。到 2016 年，105 个缔约国采用图形警示包装标识，覆盖世界人口的 58%，中国已经明显落后了，但截止到现在，STMA 依然强硬宣布，烟盒上绝不可能放置图形健康警示。

这三条公约的执行权掌握在 STMA/CNTC 手中，要让烟草业主动履行公约明显不可能，这无异于与虎谋皮。履约进展缓慢也是必然的结果了。

## 二、中国控烟进程缓慢的原因分析

### 1. 政企合一的烟草企业利益集团窃取了控烟的部分领导权

中国控烟落后的主要因素是烟草业窃取了控烟的部分领导权。那么，中国的烟草企业又是凭借什么做到这点的呢？本书的描述，清晰地显示，正是中国烟草业的政企合一的特点，导致 STMA/CNTC 成为履约协调领导小组的成员，掌控中国的烟草控制。这是和其他国家烟草企业显著不同的。本书第三章描述了 STMA/CNTC 完全是一个机构，两个身份。STMA/CNTC，以政府代表团成员的名义参加了烟草控制框架公约谈判，在国际会议上公开反对公约及其实施准则的制定，起到了其他烟草企业集团不能起到的破坏作用。另外，以 STMA/CNTC 及其地方分支机构，很容易与中央或地方的其他政府机构之间形成联合体，很方便地阻碍烟草控制；并通过这个相互交织，强大的网络获取最大的利润，形成一个无处不在的强大的特殊利益集团。国家烟草专卖局和国家质检总局以履行公约名义，联合发布的《国内烟盒标识规定》就是一个典型的案例。特别是在中国目前腐败成风的背景下，烟草企业很容易通过背后肮脏营销卷烟"权钱交易"达到他们的目的。这些反对烟草控制活动不仅发生在中央层面，更多时候发生在地方层面，因此完全不能低估地方层面的利益集团的作用。所幸的是，第十三届全国人民代表大会第一次会议批准了国务院机构改革方案，其中与烟草控制有关的是，工业和信息化部的牵头《烟草控制框架公约》履约工作职责化转到国家卫生健康委员会。[10] 这是一个十分好的契机，有利于改变目前这个局面。

## 2. 发展理念影响中国政府对控烟的认识和行动

STMA/CNTC 之所以能够在中国肆无忌惮的破坏控烟，与国务院批准 STMA 进入烟草控制框架公约履约工作部际协调领导小组有关。

虽然近 20 多年来，控烟已成为中国的一个热门话题。控烟的思路被引入中国，起源于中国的医学界的精英和国际专家，以成立吸烟或健康协会（已更名为中国控烟协会）为标记。确凿的科学证据证实了吸烟对中国公众健康造成的危害，中国的研究已经定量估计了烟草使用对中国人群的健康危害。本书第二章中国人群中的烟草流行和健康风险回顾了所有有关中国人群吸烟流行，以及烟草使用与健康研究的科学证据，中国是世界上最大的烟草生产和消费国。50% 以上的男性成人（15 岁及以上人群）目前仍在吸烟，自 2002 年后，吸烟率没有明显下降。所有的证据都反复证明中国每年有 100 多万人死于烟草使用，如不采取行动大幅降低吸烟率，这一数字到 2030 年将增至每年 200 万人，到 2050 年增至每年 300 万人。烟草使用是慢性病发生和死亡的最重要的危险因素，是最大的公共卫生问题和健康安全问题。问题是这个结论从上世纪 90 年代中国首次发布吸烟与健康关系的研究论文开始，反复传播了近 30 年，但依然在烟草业的税利贡献超过 1 万亿的说法面前败下阵来，吸烟导致的健康损害未成为决策者的决策依据。之所以是这种情况，显然与中国政府的矛盾态度有关：要烟草经济还是要烟草控制。

自 1979 改革开放的开始，中国开始展现出一个负责任的大国形象，希望在世界范围内发挥自己的影响力。中国支持世界卫生组织《烟草控制框架公约》的制定，尽管这个过程不是一帆风顺，但最终中国还是成为《公约》的缔约国，全球控烟运动中的一员。但另一方面，中国又是一个国有的烟草生产大国，中国政府一直疑虑烟草控制对经济的负面影响，让烟草专卖局介入烟草控制，保证控烟措施的执行不会影响中国的烟草经济。中国政府批准《公约》的目的更注重的是国际社会的认同，但在国内却在烟草控制和烟草经济中追求一种平衡。过去 10 年，中国的控烟十分艰巨，和烟草企业的博弈不断。当然，在全球控烟快速发展的压力下，公众对烟害认识逐步提高的形势下，习近平主席等高层领导的支持下，中国最近几年在烟草控制中还是有很大的进步。我们希望中国最终会按照国际规范，履行烟草控制的责任和义务。只有中国政府逐步改变经济唯上的发展理念，烟草控制才会成为疾病控制和社会治理的关注重点。

### 3. GDP 至上的绩效评估导致各级官员不关注控烟

要改变发展理念，不是一朝一夕的事情。过去 30 年来，在"发展是硬道理，没有什么比经济发展更重要"的思想指导下，中国的经济快速增长。几十年来指导中国发展唯一的思想是金钱为中心的"GDP 主义"。[11] 过去很多年，GDP 增长率是中国政府测量经济绩效的唯一指标，也是政府官员升迁的考核指标。

2015～2017 年，烟草企业连续三年为中央政府贡献了 11000 亿元的税利。2014 年，来自烟企的收入占国家总收入的 6.49%。[12] 在某些烟草种植为重要经济收入来源的省份（如云南省），来自烟草企业的收入占全省收入的比例则更高。[13] 即使有大量的证据显示烟草危害了中国的经济发展，危害了中国人民的健康，如果政府不转变思想观念，仅考虑到政府税收来源，政府领导很难把烟草控制放到重要位置。

一直到 2010 年，由于快速发展带来的近乎灾难性的环境风险和健康风险，才开始在十二五规划纲要中提出绿色发展新途径。但是多年来，中国的"经济增长优先"模式已经根深蒂固的植于中国各级政府的意识形态里，植根于政府的各项制度和绩效评估中。要改变"GDP 至上"的观念，有大量的事情需要改变，包括相关的制度、工作方式、评价标准、社会舆论等等。正如上面提到的，社会舆论和政府官员如何看待烟草带来每年 100 万人死亡还是 1 万亿税利？

### 4. 制约中国控烟运动发展的政治和财政因素

中国的控烟运动已经席卷了社会部分精英，主要集中在公共卫生、医学和法律专家、律师、记者，以及其他社会名流等。这些群体一直倡导有效履行《公约》。特别是，控烟运动和其他公共卫生运动，如结核防治、计划免疫等运动有所不同，不是由政府部门布置和安排的，而是专家、学者和专业人员的自发行动，非政府组织在烟草控制中起到了不可替代的作用。特别是，当政府部门在烟草控制中表现软弱时，非政府组织的倡导作用有效地改变形势，这些已经在本书各章有详细描述。

同时，媒体积极和控烟组织结合，共同推动《公约》的履行。在这个过程中，媒体开始从关注个人行为变化到促进政策转变，例如推动国家和地方室内公共场所禁止吸烟立法，广告法修定中全面禁止烟草广告、促销和赞助，烟草加税和加价，形警示上烟盒，等。

假如自下而上的群众运动和媒体倡导遭到限制，中国的控烟运动绝不会有今天的局面。促进非政府组织的发展和媒体的监督作用会更大限度地促进中国的烟草控制，也会给中国人民带来更多的福祉。

对控烟人士进行政治威胁一直是中国烟草业阻碍控烟运动的一个策略。国家烟草专卖局及其一些支持者指责国际组织和外国基金会援助中国的烟草控制是"借培训之名宣传西方的政治民主"或"输送西方价值观"。所幸的是，过去 20年，中国政府认同社会各界对公约执行不力的批评，并给予积极的应答。只有中国高层领导的明确的政治承诺，才能消除这种威胁。也才能真正有效促进控烟。

另外一个影响烟草控制的重大问题，就是人力和财力的短缺。国家只有少量经费用于常规烟草监测工作和健康教育。近年来，中国几乎所有大型烟草控制活动的经费，不仅是非政府组织，即使是专业机构，甚至政府部门的烟草控制活动，绝大多数来自于国际项目基金的支持。这已经成为 STMA 攻击控烟人士的借口，所有这些在第四章"国际援助和烟草控制"有详细地描述。事实上，国际基金对中国烟草控制的援助，有力地促进了中国的控烟运动。2017 年，财政部和民政部发文，将通过政府购买服务的方式来支持非政府组织的发展，[14] 这是一个利好消息，但还需要观察今后是否可能对非政府组织的烟草控制项目给予支持。没有国家来源的经费支持，烟草控制在中国不可能深入长期开展。

## 三、中国控烟要尽快完成的事项

### 1. 从中国未来的发展认识控烟，把烟草控制纳入政府绩效评估

2013 年 12 月，中共中央办公厅和国务院办公厅联合发布了一项促进公共场所无烟的通知，要求领导干部带头在公共场所禁烟。该通知还要求领导干部带头遵守现有的控烟条例，提高对吸烟危害和公共场所禁烟重要意义的认识，并在各级党政机关公务活动中禁止吸烟和提供烟草制品。[15] 此项通知不仅内容十分重

要，同时也体现了中国政府领导对烟草控制的有力承诺。国家领导人在适当时机进一步充分表达全面控烟的政治意愿和政治承诺对中国的烟草控制会更有帮助。

2016 年 8 月，习近平主席在全国卫生与健康大会上讲话，强调要把人民健康放在优先发展的战略地位，必须"将健康融入到所有政策"。[16] 这是中国政府关注民生、关注人民健康的最佳政治承诺。各级政府机构需要认识到烟草控制与中国未来的关系。烟草控制不是一个简单的公共卫生措施，是我国创新经济发展的重要组成部分。2015 年 9 月，193 个会员国在联合国大会上正式通过了"改变我们的世界：2030 年可持续发展议程"。加强执行世界卫生组织《烟草控制框架公约》列入可持续发展的指标（SDG3A）中。烟草控制是联合国可持续发展战略的重要策略，实现《"健康中国 2030"规划纲要》目标的重要组成部分。在《公约》第 7 届缔约方会议上，缔约国承认有效执行烟草控制框架公约与可持续发展目标相关。[17, 18] 中国应把可持续发展指标 3.4（SDG3.4）降低烟草所致的三分之一的慢性病早死和强化执行《公约》，纳入政府政绩的评价标准中。

## 2. 重组公约协调机构，排除控烟阻碍

本书详细描述了以工业和信息化部为首的履约协调领导小组的所作所为，清楚地表明过去 10 年，该领导小组未能承担控烟领导和协调的职责。必须①问责工业和信息化部作为履约协调领导小组的组长，并要求各部门对过去履约 10 年承担的责任向人大提交述职报告。尤其是 STMA 负责烟盒包装健康警示和烟草制品成分管制等履约任务的执行情况。②重组履约协调领导小组。按照目前国务院机构改革方案，[19] 建立以国家卫生健康委员会为组长单位，财政部、外交部为副组长单位，由中华人民共和国教育部、司法部、交通运输部、文化和旅游部、农业部、海关总署、国家税务总局、国家市场监督管理总局、国家广播电视总局等相关部门组成的履约协调领导小组，加强新的履约机制建设，明确部门的职责和约束机制；③组织制定国家控烟规划，明确国家全面控烟的总目标和具体的量化约束性指标，并监督执行；④ STMA 鉴于对烟草控制的干扰和破坏，不应再参与烟草控制政策的制定，并接受履约协调领导小组的监督。

## 3. 定期发布国家控烟行动计划

完成本书时，已到了 2018 年 4 月，中国 2016 ~ 2020 年的 5 年控烟规划还没

有出台。2012～2015 年的控烟规划的目标，即青少年吸烟率从 2010 年的 11.5% 逐步下降到 8.5% 以下，成年人吸烟率由 2010 年的 28.1% 下降到 25% 以下的目标完全没有达到。履约控烟领导小组对此并没有解释，也未被问责。中国应定期出台国家控烟规划并实施所有减少烟草需求的一揽子全面控烟措施，特别是前 5 年完全没有执行的警示烟草危害和烟草成分管制和披露，采用至少覆盖烟盒包装 50% 面积的，显示具体烟草危害内容的图形健康警示，以及把戒烟服务纳入基本医疗服务和基本医疗保险中；并进一步调整烟草制品的税率和价格，监督和促进 2015 年 9 月已生效的新《广告法》的有效执行，全面禁止烟草广告、促销和赞助。

### 4. 加快推进《公共场所控制吸烟条例》出台，确保室内公共场所和工作场所 100% 无烟

出台强有力的国家级无烟立法，是中国烟草控制工作下一步的重要行动。在北京和其他城市成功经验的基础上，出台一个与《公约》第 8 条完全相符的强有力的国家立法的时机已经成熟。由于 STMA 的阻挠，国务院 2014 年公开征求意见的国家级《公共场所控制吸烟条例（草案）》已经延误了 3 年多了，中国政府应尽快通过并全面实施，不留任何例外和漏洞。

### 5. 强化公共教育，图形警示上烟盒

控烟运动应该更紧密地与中宣部、教育部、国家广电总局和其他政府和非政府机构合作。并有效聚焦医师和其他医学专业群体以及医学院校的学生，让未来的医生更早有控烟意识。图形警示上烟盒是最符合成本效益的公共教育措施，重组后的履约领导小组应把该项政策的执行权从 STMA 中剥离，以便尽快让图形警示上烟盒。

### 6. 定期监测评估，报告控烟政策执行进展

根据已经发展的评估指标体系，依托定期的监测结果，有效地监测评估政策执行。国家应将控烟目标和评估指标作为社会经济发展规划的约束性指标，定期报告进展，尤其是烟草加税和全面禁止烟草广告、促销和赞助的进展。

### 7. 加强控烟人力资源建设，保障控烟工作经费的持续投入

为了保证控烟工作的持续性和稳定性，加强队伍建设，建立烟草控制资金投

入保障机制。要加大财政资金投入力度。要鼓励社会资金支持控烟工作。在提高烟草制品价格和调整税率的基础上，在适当时机，推行烟草税专款专用制度，应划定用于全社会医疗费用和公共卫生支出，包括烟草控制的特定部分。

## 8. 扩大控烟联盟，动员公众，促进全民控烟

中国的控烟运动已经有效地推动了控烟立法的进程。但是还需要扩大到更多的社会组织，包括中国国家和省一级的党校、中央文明办、全国妇联、中华全国总工会、中国共青团，以及中国很多除烟草企业外的大型企业集团等。形成鲜明对比的是，烟草公司和卷烟厂常常将未成年人、妇女、产业工人和解放军士兵作为营销目标群体。和这些重要支持群体建立强大联盟有可能让对抗烟草流行，并取得更大的进展。

世界卫生组织《烟草控制框架公约》是应对全球烟草流行的有力武器。绝大多数公约缔约方有效执行公约，取得骄人的成就，遏制烟草流行的战斗一定会赢得胜利。但是中国在这场促进人类健康与发展的战斗中已经落后。中国正处在社会经济和人口的快速转型期，控烟运动与国家和民众的利益均息息相关。控制烟草流行是 2030 可持续发展规划的关键部分。如果中国不能正确处理烟草控制的问题，很难真正实现绿色、可持续性发展。中国到了应该改变的时候了。

## 参考文献

[1] 世界卫生组织 . 2008 年世界卫生组织全球烟草流行报告 , MPOWER 系列政策 [M]. 日内瓦 : 世界卫生组织 , 2008.

[2] GH Y, AG H. Tobacco Control and China' Furniture — The Chinese and Foreign Expertise Joint Assessment Report on Tobacco Use and Control in China [M]. Beijing: Economic Time Press, 2011.

[3] YANG G H, LI Q, WANG C X, et al. Findings from 2010 Global Adult Tobacco Survey: Implementation of MPOWER Policy in China [J]. Biomedical and environmental sciences: BES, 2010, 23(6): 422.

[4] 中国人民大学公共传播研究所 , 2011.

[5] 中国疾病预防控制中心 . 2010 全球成人烟草调查中国报告 [M]. 北京 : 中国三峡出版社 , 2011.

[6] 中国疾病预防控制中心 . 2015 年中国成人烟草流行调查报告 [M]. 北京 : 人民卫生出版社 , 2016.

[7] 澎湃新闻 . 国家烟草专卖局局长发声 : 应避免控烟的 "绝对化扩大化" [N]. 澎湃新闻 , 2014.

[8] E B, C V W. An Analysis of Cigarette Affordability [M]. Paris；International Union Against Tuberculosis and Lung Disease. 2008.

[9] 韩彦东 , 中国烟草 2017 年发展报告 , 东方烟草报 , 2017 年 3 月 8 日 http: //www.eastobacco. com/zxbk/dyzxzx/xyxw/2018 03/t20180307-478624. html( 获得于 2018 年 4 月 25 日 ).

[10] 新华社 . 中共中央印发《深化党和国家机构改革方案》[M]. 2018.

[11] 人民日报评论员 : 始终牢记发展是第一要务 [N]. 2005.

[12] Tobacco sector contributes more to China＇s revenue [N]. China Daily 2016.

[13] HU T W. Tobacco Control Policy Analysis in China [M]. Hackensack, NJ: WORLD SCIENTIFIC, 2008.

[14] 财政部民政部关于通过政府购买服务支持社会组织培育发展的指导意见财综〔2016〕54 号 [M]. 2017.

[15] 中共中央办公厅、国务院办公厅印发《关于领导干部带头在公共场所禁烟有关事项的通知》[N]. 新华网 , 2013.

[16] 习近平在全国卫生与健康大会重要讲话引起强烈反响 [N]. 人民日报 , 2016.

[17] Sustainable Development Goal 3: ensure healthy lives and promote well-being for all at all ages [M]. Target & Indicators. 2017

[18] FCTC W. Decision: contribution of the Conference of the Parties to achieving the non-communicable disease global target on the reduction of tobacco use. 7 Session, COP of WHO FCTC [M]. Delhi. 2016

[19] 新华网 . ( 两会授权发布 ) 国务院机构改革方案 [M]. 新华网 . 2018.